现代医院管理系列丛书

现代医院评审标准解析

主　编　陈　晨
副主编　邵小莉　朱　鸿
编　委　（按姓氏笔画排序）
　　　　小多吉　王　欣　代　萍　冯晓明
　　　　加　培　朱　鸿　刘文利　次仁巴珍
　　　　次仁玉珍　米玛次仁　李晓艳　何　珊
　　　　张凯福　张海春　陈　晨　陈富禄
　　　　邵小莉　青　松　郝芸芸　原　勇
　　　　韩　琳　路岗岗　翟福东　薛军强

世界图书出版公司
西安　北京　上海　广州

图书在版编目(CIP)数据

现代医院评审标准解析/陈晨主编. —西安：世界图书出版西安有限公司，2022.8
（现代医院管理系列丛书）
ISBN 978-7-5192-9503-5

Ⅰ.①现… Ⅱ.①陈… Ⅲ.①医院–评定–评价标准–中国 Ⅳ.①R197.32-65

中国版本图书馆 CIP 数据核字（2022）第 055275 号

书　　名	现代医院评审标准解析 XIANDAI YIYUAN PINGSHEN BIAOZHUN JIEXI
主　　编	陈　晨
责任编辑	王　娜　蔡晶芬
装帧设计	新纪元文化传播
出版发行	世界图书出版西安有限公司
地　　址	西安市高新区锦业路都市之门 C 座
邮　　编	710065
电　　话	029-87214941　029-87233647（市场营销部） 029-87234767（总编室）
网　　址	http://www.wpcxa.com
邮　　箱	xast@wpcxa.com
经　　销	全国各地新华书店
印　　刷	陕西华彩本色印务有限公司
开　　本	787mm×1092mm　1/16
印　　张	19.25
字　　数	543 千字
版　　次	2022 年 8 月第 1 版
印　　次	2022 年 8 月第 1 次印刷
国际书号	ISBN 978-7-5192-9503-5
定　　价	78.00 元

（版权所有　翻印必究）
（如有印装错误，请与出版社联系）

前 言

为认真贯彻落实习近平总书记关于医疗卫生事业的重大决策和重要指示精神，贯彻、落实《国务院办公厅关于推动公立医院高质量发展的意见》（国办发〔2021〕18号）及《公立医院高质量发展促进行动（2021－2025年）》要求，根据《医疗机构管理条例》《医院评审暂行办法》《医疗质量管理办法》，按照国家卫生健康委员会（以下简称卫健委）发布的《三级医院评审标准（2020年版）》及《三级医院评审标准（2020年版）实施细则》《2021年国家医疗质量安全改进目标》《2022年国家医疗质量安全改进目标》及《2022年各专业质控工作改进目标》，促进医疗卫生事业"以治病为中心"向"以人民健康为中心"的发展方式转变，实现"健康中国战略"目标，立足全面推广福建三明医改工作经验的有利契机，坚持把"以健康为中心、以党政为主导、以医药为切口、以医保为引擎、以医院为主体"作为出发点，将"医疗、医保、医药"三医联动改革的思路贯穿其中，助推医院等级创建和高质量发展，助力各项医改工作进一步走深走实，推动医院管理更加规范化、精细化，结合JCI医院评审的理念与方法，以及各级医院的日常工作实际情况，我们组织编写了《现代医院评审标准解析》。在阿里地委、行署的正确领导下，在阿里地区卫健委的精心指导下，在阿里地区科学技术局的大力支持下，2022年西藏自治区阿里地区本级财政应用技术研究与开发高原医学类重点研发及转化专项《现代医院评审标准体系构建整理分析与研究示范》项目（ALKJ－BJCZ－2022－06）得以立项，并组织实施，为本书编撰、出版工作的顺利开展提供了组织保障和项目经费保障。

本书共包括三个部分：第一部分明确了医院责任部门，为医院做条款分工提供了参考；第二部分对医疗服务能力与质量安全监测指标数据进行了细化，明确了各项指标的定义、计算方法、计量单位、指标属性、指标导向及数据来源，对医院监测指标数据的收集、同质化评价及持续改进提供了指南，方便各级医院操作；第三部分在国家卫健委发布的医院评审标准实施细则的基础上，结合JCI医院评审的理念，以及各级医院都熟悉的2011及2018版《三级综合医院评审标准实施细则》的分层要求，做了"桥接"，增加了"衡量要素"内容，方便各级医院对实施细则的执行程度进行评价及不断完善，具有较强的可操作性。本书旨在方便各级医院充分理解并执行《三级医院评审标准（2020年版）》及《三级医院评审标准（2020年版）实施细则》，可以作为各级各类医院进行医院评审的参考资料，以促进医院规范化管理及助推医院高质量发展。本书的出版离不开阿里地委、行署的强力推动，阿里地区卫健委的精心指导，阿里地区科学技术局的大力支持，世界图书出版西安有限公司的通力协作，相关单位（部门）的密切配合，所有参与项目课题人员的辛勤付出，在此一并表示衷心的感谢！由于编者能力有限，加之编写时间比较仓促，本书难免有疏漏之处，恳请同行专家、广大读者给予批评指正，以便再版时得以修订和完善。

2022 年 8 月

目　　录

第一部分　前置要求

第二部分　医疗服务能力与质量安全监测数据

第一章　资源配置与运行数据指标 ·· 6
　　第一节　床位配置 ·· 6
　　第二节　卫生技术人员配备 ·· 7
　　第三节　相关科室资源配置 ·· 8
　　第四节　运行指标 ·· 12
　　第五节　科研指标 ·· 13

第二章　医疗服务能力与医院质量安全指标 ···································· 15
　　第一节　医疗服务能力 ··· 15
　　第二节　医院质量指标 ··· 17
　　第三节　医疗安全指标（年度获得性指标） ································ 22

第三章　重点专业质量控制指标 ·· 31
　　第一节　麻醉专业医疗质量控制指标 ···································· 31
　　第二节　重症医学专业医疗质量控制指标 ································· 36
　　第三节　急诊专业医疗质量控制指标 ···································· 40
　　第四节　临床检验专业医疗质量控制指标 ································· 43
　　第五节　病理专业医疗质量控制指标 ···································· 47
　　第六节　医院感染管理医疗质量控制指标 ································· 51
　　第七节　临床用血质量控制指标 ······································· 55
　　第八节　呼吸内科专业医疗质量控制指标 ································· 58
　　第九节　产科专业医疗质量控制指标 ···································· 64

I

第十节　神经系统疾病医疗质量控制指标 ··· 67
  第十一节　肾病专业医疗质量控制指标 ·· 91
  第十二节　护理专业医疗质量控制指标 ··· 101
  第十三节　药事管理专业医疗质量控制指标 ····································· 109

第四章　单病种（术种）质量控制指标 115
  第一节　非手术病种 ·· 115
  第二节　手术病种 ··· 117
  第三节　其他病种 ··· 121

第五章　重点医疗技术临床应用质量控制指标 123
  第一节　国家限制类医疗技术 ·· 123
  第二节　省限制类医疗技术 ·· 125
  第三节　人体器官捐献、获取与移植技术 ·· 126

第三部分　现场评价

第一章　医院功能与任务 136
  第一节　依据医院的功能任务，确定医院的发展目标和中长期发展规划 136
  第二节　坚持医院的公益性，把社会效益放在首位，履行相应的社会责任和义务 ····· 137
  第三节　促进医疗资源下沉，完成政府指令性任务 ·························· 139
  第四节　承担突发公共卫生事件和重大事故灾害的紧急医疗救援与紧急救治 ········· 141

第二章　临床服务质量与安全管理 142
  第一节　医疗质量管理体系和工作机制 ··· 142
  第二节　医疗质量安全核心制度 ··· 153
  第三节　医疗技术临床应用管理 ··· 171
  第四节　医疗安全风险防范 ·· 180
  第五节　诊疗质量保障与持续改进 ·· 185
  第六节　护理质量保障与持续改进 ·· 212
  第七节　药事管理与临床药学服务质量保障与持续改进 ···················· 223
  第八节　检查检验质量保障与持续改进 ··· 231
  第九节　输血管理与持续改进 ·· 246

第十节 医院感染管理与持续改进 ……………………………………………… 252

   第十一节 中医诊疗质量保障与持续改进 ………………………………… 260

第三章 医院管理 …………………………………………………………………… 262

　　第一节 管理职责与决策执行机制 …………………………………………… 262

　　第二节 人力资源管理 ………………………………………………………… 266

　　第三节 财务和价格管理 ……………………………………………………… 271

　　第四节 信息管理 ……………………………………………………………… 275

　　第五节 医学装备管理 ………………………………………………………… 279

　　第六节 后勤保障管理 ………………………………………………………… 285

　　第七节 应急管理 ……………………………………………………………… 291

　　第八节 科研教学与图书管理 ………………………………………………… 293

　　第九节 行风与文化建设管理 ………………………………………………… 296

第一部分

前 置 要 求

为进一步发挥医院评审工作对推动医院落实相关法律、法规、制度要求和改革政策的杠杆作用，《三级医院评审标准（2020年版）实施细则》设置了医院评审前置条款。医院在申请评审前，应向各自省、市卫生健康委员会提供前置条款符合要求的情况证明或佐证资料，由省、市卫生健康委员会向有关部门和社会公开征询参加评审的医院是否存在违反前置要求的情况，征询时间一般不少于七个工作日。申请评审的医院无违反前置要求的情形，方可向省、市卫生健康委员会提出评审申请。医院在评审周期内发生一项及以上违反前置要求的，延期一年评审。延期期间原等次取消，按照"未定等"管理。

医院在日常管理工作中，必须做到"知法守法"，根据《中华人民共和国基本医疗卫生与健康促进法》《中华人民共和国医师法》《护士条例》《中华人民共和国药品管理法》《中华人民共和国母婴保健法》《中华人民共和国献血法》《中华人民共和国传染病防治法》《中华人民共和国职业病防治法》《中华人民共和国广告法》《中华人民共和国统计法》《医疗机构管理条例》《医疗机构管理条例实施细则》《医疗机构基本标准（试行）》《医疗器械监督管理条例》《人体器官移植条例》《医疗纠纷预防和处理条例》《医疗事故处理条例》《医疗质量管理办法》《医疗技术临床应用管理办法》《麻醉药品和精神药品管理条例》《易制毒化学品管理条例》《处方管理办法》《放射诊疗管理规定》《医疗广告管理办法》《医学科研诚信和相关行为规范》等相关法律、法规要求，完善医院管理制度。将"零缺陷"质量安全管理理念落实到实际工作中，充分发挥医院质量安全管理委员会、医疗质量安全管理委员会、护理质量安全管理委员会、医院感染管理委员会、医院药事与药物治疗学管理委员会、医学装备管理委员会、医院学术委员会、医院安全管理委员会等核心委员会的作用及医务部、护理部、质量控制科、感染控制科、信息科、保卫科等医院质量安全管理核心职能部门的监管职责，对制度的落实情况进行常态化监管。针对医院现存问题，应用质量管理工具进行持续改进，保障医院与医务人员依法执业、医院环境安全、设施设备安全、患者与职工安全。

评审标准	评审要点（条）	推荐责任科室	配合科室
一、依法设置与执业	1. 医院规模和基本设置未达到《医疗机构管理条例》《医疗机构基本标准（试行）》要求的医院标准	医务部	院长办公室（院办）
	2. 2.1 违反《中华人民共和国基本医疗卫生与健康促进法》《医疗机构管理条例》，伪造、变造、买卖、出租、出借医疗机构执业许可证	医务部	院办
	2.2 医院命名不符合《医疗机构管理条例实施细则》等相关规定，未按时校验、拒不校验或有暂缓校验记录，擅自变更诊疗科目或有诊疗活动超出诊疗科目登记范围 2.3 政府举办的医疗卫生机构与其他组织投资设立非独立法人资格的医疗卫生机构 2.4 医疗卫生机构对外出租、承包医疗科室 2.5 非营利性医疗卫生机构向出资人、举办者分配或变相分配收益	医务部	—
	3. 违反《中华人民共和国医师法》《医疗机构管理条例》《护士条例》，使用非卫生技术人员从事医疗卫生技术工作	人力资源部	医务部 护理部

续表

评审标准	评审要点（条）	推荐责任科室	配合科室
一、依法设置与执业	4. 违反《中华人民共和国药品管理法》《医疗器械监督管理条例》，违规采购或使用药品、设备、器械、耗材开展诊疗活动，未经许可配置使用需要准入审批的大型医用设备	医务部	药学部 设备科
	5. 违反《中华人民共和国母婴保健法》，未取得母婴保健技术服务执业许可证而开展相关母婴保健技术	医务部	产科
	6. 违反《人体器官移植条例》，买卖人体器官或从事与买卖人体器官有关的活动，未经许可而开展人体器官获取与移植技术	医务部	—
	7. 违反《中华人民共和国献血法》，非法采集血液，非法组织他人出卖血液，出售无偿献血的血液	医务部	输血科
	8. 8.1 违反《中华人民共和国传染病防治法》，造成传染病传播、流行或其他严重后果 8.2 其他重大医疗违规事件，情节严重或造成严重后果后者属于前者 8.3 卫生健康行政部门近两年来对其进行传染病防治分类监督综合评价为重点监督单位（以两年来最近一次评价结果为准）	医务部	传染科
	9. 违反《医疗纠纷预防和处理条例》《医疗事故处理条例》，篡改、伪造、隐匿、毁灭病历资料，造成严重后果	医务部	病案科
	10. 违反《医疗技术临床应用管理办法》，将未通过技术评估与伦理审查的医疗新技术、禁止类医疗技术应用于临床，造成严重后果	医务部	—
	11. 违反《麻醉药品和精神药品管理条例》《易制毒化学品管理条例》《处方管理办法》，违规购买、储存、调剂、开具、登记、销毁麻醉药品和第一类精神药品，使用未取得处方权的人员或被取消处方权的医师开具的处方，造成严重后果	医务部	药学部
	12. 违反《放射诊疗管理规定》，未取得放射诊疗许可证而从事放射诊疗工作，造成严重后果	医务部	—
	13. 违反《中华人民共和国职业病防治法》，未依法开展职业健康检查或职业病诊断、未依法履行职业病与疑似职业病报告等法定职责，造成严重后果	预防保健科	放射科

续表

评审标准	评审要点（条）	推荐责任科室	配合科室
一、依法设置与执业	14. 违反《中华人民共和国广告法》《医疗广告管理办法》，违法、违规发布医疗广告，情节严重	医务部	—
	15. 其他重大违法、违规事件，造成严重后果或情节严重	医务部	—
二、公益性责任和行风诚信	16. 应当完成而未完成对口支援、中国援外医疗队、突发公共事件医疗救援、公共卫生任务等政府指令性工作	医务部	—
	17. 应当执行而未执行国家基本药物制度和分级诊疗政策	医务部	药学部 医联体
	18. 医院领导班子发生3起以上严重职务犯罪或严重违纪事件，或者医务人员发生3起以上违反《加强医疗卫生行风建设"九不准"》的群体性事件（≥3人/起），造成重大社会影响	纪检监察科	—
	19. 发生重大价格或收费违法事件，以及恶意骗取医保基金	财务科	医保科
	20. 违反《中华人民共和国统计法》《医疗质量管理办法》《医学科研诚信和相关行为规范》相关要求，提供和（或）报告虚假住院病案首页等医疗服务信息、统计数据、申报材料和科研成果，情节严重	纪检监察科	病案科 科研科
三、安全管理与重大事件	21. 发生定性为完全责任的一级医疗事故或直接被卫生健康行政部门判定的重大医疗事故	医务部	—
	22. 发生重大医院感染事件，造成严重后果	感染控制科	—
	23. 发生过因重大火灾、放射源泄露、有害气体泄露等被通报或处罚的重大安全事故	保卫科	—
	24. 发生瞒报、漏报重大医疗过失事件的行为	医务部	—
	25. 发生大规模医疗数据泄露或其他重大网络安全事件，造成严重后果	信息科	—

第二部分

医疗服务能力与质量安全监测数据

第一章　资源配置与运行数据指标

第一节　床　位　配　置

一、核定床位数

指标定义	即编制床位，由卫生健康行政部门核定的床位数
计算方法	以医疗机构执业许可证副本登记的床位数为准
计量单位	张
指标属性	定量指标
指标导向	监测达标
数据来源	卫生资源统计年报

二、实际开放床位数

指标定义	实有床位数，指年底固定实有床位数量
计算方法	统计正规床、简易床、监护床、超过半年加床、正在消毒和修理的床位、因扩建或大修而停用的床位数，不包括产科新生儿床、接产室待产床、库存床、观察床、临时加床和患者陪护床
计量单位	张
指标属性	定量指标
指标导向	监测达标
数据来源	卫生资源统计年报

三、平均床位使用率

指标定义	每日使用床位与实有床位的比率
计算方法	实际占用的总床日数/同期实际开放的总床日数×100%
计量单位	百分比（%）
指标属性	定量指标
指标导向	监测达标
数据来源	卫生资源统计年报

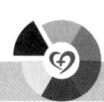

第二节　卫生技术人员配备

一、卫生技术人员数与开放床位数比

指标定义	医院卫生技术人员数与同期全院实际开放床位数之比
计算方法	医院卫生技术人员数/同期全院实际开放床位数
计量单位	比值（X∶1）
指标属性	定量指标
指标导向	监测达标
数据来源	卫生资源统计年报

二、全院护士人数与开放床位数比

指标定义	全院护士人数与同期全院实际开放床位数之比
计算方法	全院护士人数/同期全院实际开放床位数
计量单位	比值（X∶1）
指标属性	定量指标
指标导向	监测达标
数据来源	卫生资源统计年报

三、病区护士人数与开放床位数比

指标定义	病区护士人数与同期全院实际开放床位数之比
计算方法	病区护士人数/同期全院实际开放床位数
计量单位	比值（X∶1）
指标属性	定量指标
指标导向	监测达标
数据来源	卫生资源统计年报

四、医院感染管理专职人员数与开放床位数比

指标定义	医院感染管理专职人员数与同期全院实际开放床位数之比
计算方法	医院感染管理专职人员数/同期全院实际开放床位数
计量单位	比值（X∶1）
指标属性	定量指标
指标导向	监测达标
数据来源	卫生资源统计年报

第三节 相关科室资源配置

一、急诊医学科

1. 固定急诊科医师人数占急诊科在岗医师人数的比例

指标定义	在医院注册的固定在急诊科医师人数占同期医院急诊科在岗医师总人数的比例
计算方法	在医院注册的固定在急诊科医师人数/同期医院急诊科在岗医师总人数×100%
计量单位	百分比（%）
指标属性	定量指标
指标导向	监测达标
数据来源	国家医疗机构、医师、护士电子化注册系统

2. 固定急诊科护士人数占急诊科在岗护士人数的比例

指标定义	在医院注册的固定在急诊科护士人数占同期医院急诊科在岗护士总人数的比例
计算方法	在医院注册的固定在急诊科护士人数/同期医院急诊科在岗护士总人数×100%
计量单位	百分比（%）
指标属性	定量指标
指标导向	监测达标
数据来源	国家医疗机构、医师、护士电子化注册系统

二、重症医学科

1. 重症医学科开放床位数占医院开放床位数的比例

指标定义	重症医学科开放床位数占同期医院开放床位数的比例
计算方法	重症医学科开放床位数/同期医院开放床位数×100%
计量单位	百分比（%）
指标属性	定量指标
指标导向	监测达标
数据来源	卫生资源统计年报

2. 重症医学科医师人数与重症医学科开放床位数比

指标定义	医院重症医学科医师总人数与同期重症医学科实际开放床位数之比
计算方法	在医院注册的重症医学科在岗医师人数/同期重症医学科实际开放床位数
计量单位	比值（X:1）
指标属性	定量指标
指标导向	监测达标
数据来源	国家医疗机构、医师、护士电子化注册系统

3. 重症医学科护士人数与重症医学科开放床位数比

指标定义	医院重症医学科护士人数与同期重症医学科实际开放床位数之比
计算方法	在医院注册的重症医学科在岗护士人数/同期重症医学科实际开放床位数
计量单位	比值（X∶1）
指标属性	定量指标
指标导向	监测达标
数据来源	国家医疗机构、医师、护士电子化注册系统

三、麻醉科

1. 麻醉科医师人数与手术室间数比

指标定义	医院麻醉科医师人数与同期医院手术室间数之比
计算方法	在医院注册的麻醉科在岗医师人数/同期医院手术室间数
计量单位	比值（X∶1）
指标属性	定量指标
指标导向	监测比较
数据来源	国家医疗机构、医师、护士电子化注册系统

2. 麻醉科医师人数与日均全身麻醉手术台次比

指标定义	医院麻醉科医师人数与同期医院日均全身麻醉手术台次之比
计算方法	在医院注册的麻醉科在岗医师人数/同期医院日均全身麻醉手术台次数
计量单位	比值（X∶1）
指标属性	定量指标
指标导向	监测比较
数据来源	国家医疗机构、医师、护士电子化注册系统

四、中医科

1. 中医科开放床位数占医院开放床位数的比例

指标定义	中医科开放床位数占同期医院开放床位数的比例
计算方法	中医科开放床位数/同期医院开放床位数×100%
计量单位	百分比（%）
指标属性	定量指标
指标导向	监测达标
数据来源	卫生资源统计年报

2. 中医科中医类别医师人数与中医科开放床位数比

指标定义	医院中医科中医类别医师人数与同期中医科实际开放床位数之比
计算方法	在医院注册的中医科中医类别在岗医师人数/同期中医科实际开放床位数
计量单位	比值（X∶1）
指标属性	定量指标
指标导向	监测达标
数据来源	国家医疗机构、医师、护士电子化注册系统

3. 中医科护士人数与中医科开放床位数比

指标定义	医院中医科护士人数与同期中医科实际开放床位数之比
计算方法	在医院注册的中医科在岗护士人数/同期中医科实际开放床位数
计量单位	比值（X∶1）
指标属性	定量指标
指标导向	监测达标
数据来源	国家医疗机构、医师、护士电子化注册系统

五、康复医学科

1. 康复科开放床位数占医院开放床位数的比例

指标定义	康复科开放床位数占同期医院开放床位数的比例
计算方法	康复科开放床位数/同期医院开放床位数×100%
计量单位	百分比（%）
指标属性	定量指标
指标导向	监测达标
数据来源	卫生资源统计年报

2. 康复科医师人数与康复科开放床位数比

指标定义	医院康复科医师人数与同期康复科实际开放床位数之比
计算方法	在医院注册的康复科在岗医师人数/同期康复科实际开放床位数
计量单位	比值（X∶1）
指标属性	定量指标
指标导向	监测达标
数据来源	国家医疗机构、医师、护士电子化注册系统

3. 康复科康复师人数与康复科开放床位数比

指标定义	医院康复科康复师人数与同期康复科实际开放床位数之比
计算方法	康复科在岗的康复师人数/同期康复科开放床位数
计量单位	比值（X∶1）
指标属性	定量指标
指标导向	监测达标
数据来源	国家医疗机构、医师、护士电子化注册系统

4. 康复科护士人数与康复科开放床位数比

指标定义	医院康复科在岗护士人数与同期康复科实际开放床位数之比
计算方法	在医院注册的康复科在岗护士人数/同期康复科实际开放床位数
计量单位	比值（X∶1）
指标属性	定量指标
指标导向	监测达标
数据来源	国家医疗机构、医师、护士电子化注册系统

六、感染性疾病科

1. 固定感染性疾病科医师人数占感染性疾病科在岗医师人数的比例

指标定义	在医院注册的固定在感染性疾病科医师人数占同期医院感染性疾病科在岗医师总人数的比例
计算方法	在医院注册的固定在感染性疾病科医师人数/同期医院感染性疾病科在岗医师总人数×100%
计量单位	百分比（%）
指标属性	定量指标
指标导向	监测比较
数据来源	国家医疗机构、医师、护士电子化注册系统

2. 固定感染性疾病科护士人数占感染性疾病科在岗护士人数的比例

指标定义	在医院注册的固定在感染性疾病科护士人数占同期医院感染性疾病科在岗护士总人数的比例
计算方法	在医院注册的固定在感染性疾病科护士人数/同期医院感染性疾病科在岗护士总人数×100%
计量单位	百分比（%）
指标属性	定量指标
指标导向	监测比较
数据来源	国家医疗机构、医师、护士电子化注册系统

3. 感染性疾病科开放床位数占医院开放床位数的比例

指标定义	感染性疾病科开放床位数占同期医院开放床位数的比例
计算方法	感染性疾病科开放床位数/同期医院开放床位数×100%
计量单位	百分比（%）
指标属性	定量指标
指标导向	监测比较
数据来源	卫生资源统计年报

4. 可转换感染性疾病床位数占医院开放床位数的比例

指标定义	可转换感染性疾病床位数占同期医院开放床位数的比例
计算方法	可转换感染性疾病床位数/同期医院开放床位数×100%
计量单位	百分比（%）
指标属性	定量指标
指标导向	监测比较
数据来源	卫生资源统计年报

第四节 运 行 指 标

一、相关手术科室年手术人次占其出院总人次比例

指标定义	医院手术相关科室年手术人次占医院年出院总人次的比例
计算方法	医院手术相关科室年手术人次/医院年出院总人次×100%
计量单位	百分比（%）
指标属性	定量指标
指标导向	监测比较
数据来源	卫生资源统计年报

二、开放床位使用率

指标定义	每日使用床位与开放床位的比率
计算方法	实际占用的总床日数/同期实际开放的总床日数×100%
计量单位	百分比（%）
指标属性	定量指标
指标导向	监测达标
数据来源	卫生资源统计年报

三、人员支出占业务支出的比重

指标定义	年度人员经费占同期医疗活动费用的比例
计算方法	年度人员经费/同期医疗活动费用×100%
计量单位	百分比（%）
指标属性	定量指标
指标导向	监测比较
数据来源	卫生资源统计年报

第五节　科　研　指　标

一、新技术临床转化数量

1. 每百名卫生技术人员科研项目经费

指标定义	年度每百名卫生技术人员立项的科研经费总金额
计算方法	本年度科研项目立项经费总金额/同期医院卫生技术人员总数×100
计量单位	元
指标属性	定量指标
指标导向	逐步提高
数据来源	国家公立医院绩效考核管理平台

2. 每百名卫生技术人员科技成果转化金额

指标定义	年度每百名卫生技术人员科研成果转化的总金额
计算方法	本年度科技成果转化总金额/同期医院卫生技术人员总数×100
计量单位	元
指标属性	定量指标
指标导向	逐步提高
数据来源	国家公立医院绩效考核管理平台

二、取得临床相关国家专利数量

1. 每百名卫生技术人员发明专利数量

指标定义	年度每百名卫生技术人员发明专利数
计算方法	本年度医院发明专利总项数/同期医院卫生技术人员总数×100
计量单位	项
指标属性	定量指标
指标导向	逐步提高
数据来源	医院填报

2. 每百名卫生技术人员实用新型专利数量

指标定义	年度每百名卫生技术人员实用新型专利数
计算方法	本年度医院实用新型专利总项数/同期医院卫生技术人员总数×100
计量单位	项
指标属性	定量指标
指标导向	逐步提高
数据来源	医院填报记录

第二章 医疗服务能力与医院质量安全指标

第一节 医疗服务能力

一、收治病种数量［国际疾病分类编码（ICD–10 四位代码亚目数量）］

指标定义	医院收治病种数量（ICD–10 四位代码亚目数量）
计算方法	根据 ICD–10 四位代码亚目，从病案首页中统计主要诊断数量
计量单位	个
指标属性	定量指标
指标导向	监测比较
数据来源	省、市住院医疗服务绩效评价平台（病案首页）

二、住院术种数量［国际疾病分类手术码（ICD–9–CM–3）四位代码亚目数量］

指标定义	医院住院术种数量（ICD–9–CM–3 四位代码亚目数量）
计算方法	从病案首页中统计主要手术数量（ICD–9–CM–3）
计量单位	个
指标属性	定量指标
指标导向	监测比较
数据来源	省、市住院医疗服务绩效评价平台（病案首页）

三、疾病诊断相关分组（DRGs）组数

指标定义	运用 DRGs 分组器测算 DRGs 产生的 DRGs 分组数量，主要考核年度医院疾病收治范围
计算方法	医院病例数经过 DRGs 分组器的运算可以分入"k"个 DRGs，即是该医院的 DRGs 数量
计量单位	组
指标属性	定量指标
指标导向	监测比较
数据来源	省、市住院医疗服务绩效评价平台（病案首页）

四、DRGs-病例组合指数（CMI）

指标定义	运用DRGs分组器测算产生的CMI值，主要考核年度医院疾病收治难度
计算方法	参照DRGs评价标准计算方法
计量单位	无
指标属性	定量指标
指标导向	逐步提高
数据来源	省、市住院医疗服务绩效评价平台（病案首页）

五、DRGs时间消耗指数

指标定义	运用DRGs分组器测算产生的时间消耗指数，主要考核年度医院治疗疾病所花费的时间
计算方法	参照DRGs评价标准计算方法
计量单位	无
指标属性	定量指标
指标导向	逐步降低
数据来源	省、市住院医疗服务绩效评价平台（病案首页）

六、DRGs费用消耗指数

指标定义	运用DRGs分组器测算产生的费用消耗指数，主要考核年度医院治疗疾病所花费的费用
计算方法	参照DRGs评价标准计算方法
计量单位	无
指标属性	定量指标
指标导向	逐步降低
数据来源	省、市住院医疗服务绩效评价平台（病案首页）

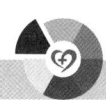

第二节 医院质量指标

一、年度国家医疗质量安全目标改进情况

1. 急性 ST 段抬高型心肌梗死（STEMI）再灌注治疗率

指标定义	发病 12 小时内的急性 STEMI 患者给予经皮冠状动脉介入治疗（PCI）或静脉溶栓治疗，首选 PCI 的患者人数占发病 12 小时内的 STEMI 患者总人数的比例
计算方法	发病 12 小时内给予静脉溶栓治疗或 PCI 的 STEMI 患者人数/同期发病 12 小时内的 STEMI 患者总人数×100%
计量单位	百分比（%）
指标属性	定量指标
指标导向	逐步提高
数据来源	国家医疗质量管理与控制信息网（NCIS）

2. 急性脑梗死再灌注治疗率

指标定义	发病 6 小时内给予静脉溶栓治疗和（或）血管内治疗的急性脑梗死患者人数占同期发病 6 小时内的急性脑梗死患者总人数的比例。
计算方法	发病 6 小时内给予静脉溶栓和（或）血管内治疗的急性脑梗死患者人数/同期发病 6 小时内的急性脑梗死患者总人数×100%
计量单位	百分比（%）
指标属性	定量指标
指标导向	逐步提高
数据来源	国家医疗质量管理与控制信息网（NCIS）

3. 肿瘤治疗前临床 TNM 分期评估率

指标定义	肿瘤治疗前开展临床 TNM 分期评估病例人数占同期住院肿瘤患者人次的比例（重点关注肺癌、胃癌、肝癌、结直肠癌、乳腺癌 5 个病种）
计算方法	住院肿瘤患者治疗前完成临床 TNM 分期评估病例人数/同期住院肿瘤患者人次×100%
计量单位	百分比（%）
指标属性	定量指标
指标导向	逐步提高
数据来源	国家医疗质量管理与控制信息网（NCIS）

4. 住院患者抗菌药物治疗前病原学送检率

指标定义	住院患者使用抗菌药物治疗前病原学检验标本送检病例数占同期使用抗菌药物治疗病例总数的比例 检验项目包括细菌培养、真菌培养，以及降钙素原检测、白介素-6检测、真菌1-3-β-D葡聚糖检测（G试验）等
计算方法	使用抗菌药物前病原学检验标本送检病例数/同期使用抗菌药物治疗病例总数×100%
计量单位	百分比（%）
指标属性	定量指标
指标导向	逐步提高
数据来源	国家医疗质量管理与控制信息网（NCIS）

5. 静脉血栓栓塞症（VTE）规范预防率

指标定义	接受VTE风险评估的出院患者人数占同期出院患者总人数的比例 实施VTE规范预防措施的出院患者人数占同期VTE风险评估为高危风险和中危风险出院患者人数的比例
计算方法	VTE风险评估率=接受VTE风险评估的出院患者人数/同期出院患者总人数×100% 采取VTE恰当预防措施比率=实施VTE规范预防措施的出院患者人数/同期VTE风险评估为高危风险和中危风险出院患者总人数×100%
计量单位	百分比（%）
指标属性	定量指标
指标导向	逐步提高
数据来源	国家医疗质量管理与控制信息网（NCIS）

6. 住院病案首页主要诊断编码诊断选择正确率

指标定义	住院病案首页中主要诊断编码正确的病案数占检查出院病案总数的比例 住院病案首页中主要诊断选择正确的病历数占检查出院病案总数的比例
计算方法	病案首页主要诊断编码正确率=病案首页中主要诊断编码正确的病案数/检查出院病案总数×100% 病案首页主要诊断选择正确率=病案首页中主要诊断选择正确的病案数/检查出院病案总数×100%
计量单位	百分比（%）
指标属性	定量指标
指标导向	逐步提高
数据来源	省、市住院医疗服务绩效评价平台（病案首页）

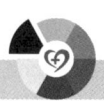

7. 医疗质量安全（不良）事件报告率

指标定义	医疗质量安全（不良）事件报告率包括床均医疗质量安全（不良）事件报告率和每百名出院人次医疗质量安全（不良）事件报告率
计算方法	床均医疗质量安全（不良）事件报告率=医疗质量安全（不良）事件报告例数/同期开放床位数×100% 每百名出院人次医疗质量安全（不良）事件报告率=医疗质量安全（不良）事件报告例数/同期出院患者人次×100
计量单位	百分比（%）
指标属性	定量指标
指标导向	监测比较
数据来源	国家、省、市医疗质量安全（不良）事件监测信息平台

8. 住院患者静脉输液使用率

指标定义	使用静脉输液的住院患者人数占同期出院患者总人数的比例 静脉输液包括静脉滴注和静脉注射。同一患者使用多种静脉输注药物（含中药注射剂），记为1例。为便于统计，使用静脉输液的住院患者人数和住院患者总人数均以出院患者的人数计算
计算方法	使用静脉输液的住院患者人数/同期出院患者总人数×100%
计量单位	百分比（%）
指标属性	定量指标
指标导向	监测比较
数据来源	省、市住院医疗服务绩效平台（病案首页）

9. 血管内导管相关血流感染发生率

指标定义	使用血管内导管住院患者中，新发血管内导管相关血流感染的发病频率
计算方法	血管内导管相关血流感染发生例次数/同期患者使用血管内导管留置总日数×1000‰
计量单位	例/千导管日（‰）
指标属性	定量指标
指标导向	逐步降低
数据来源	国家医疗质量管理与控制信息网（NCIS）

10. 阴道分娩并发症发生率

指标定义	阴道分娩并发症发生人数占同期阴道分娩产妇总人数的比例
计算方法	阴道分娩并发症发生人数/同期阴道分娩产妇总人数×100%
计量单位	百分比（%）
指标属性	定量指标
指标导向	逐步降低
数据来源	省、市住院医疗服务绩效评价平台（病案首页）

二、患者住院总死亡率

指标定义	住院总死亡患者人数占同期出院患者总人次的比例
计算方法	住院总死亡患者人数/同期出院患者总人次×100%
计量单位	百分比（%）
指标属性	定量指标
指标导向	逐步降低
数据来源	省、市住院医疗服务绩效评价平台（病案首页）

三、新生儿患者住院死亡率

指标定义	新生儿住院死亡人数占同期新生儿出院患者人数的比例
计算方法	新生儿住院死亡人数/同期新生儿出院患者人数×100%
计量单位	百分比（%）
指标属性	定量指标
指标导向	逐步降低
数据来源	省、市住院医疗服务绩效评价平台（病案首页）

四、手术患者住院死亡率

指标定义	手术患者住院死亡人数占同期手术患者出院人数的比例
计算方法	手术患者住院死亡人数/同期手术患者出院人数×100%
计量单位	百分比（%）
指标属性	定量指标
指标导向	逐步降低
数据来源	省、市住院医疗服务绩效评价平台（病案首页）

五、住院患者出院后 0~31 日非预期再住院率

指标定义	出院后 0~31 日非预期再住院患者人次占同期出院患者总人次（死亡患者除外）的比例
计算方法	出院后 0~31 日非预期再住院患者人次/同期出院患者总人次（死亡患者除外）×100%
计量单位	百分比（%）
指标属性	定量指标
指标导向	逐步降低
数据来源	省、市住院医疗服务绩效评价平台（病案首页）

六、手术患者术后 48 小时/31 日内非预期重返手术室再次手术率

1. 手术患者术后 48 小时内非预期重返手术室再次手术率

指标定义	手术患者手术后 48 小时/31 日内因各种原因导致患者需进行计划外的再次手术例数占同期出院患者手术例数的比例
计算方法	手术患者术后 48 小时/31 日内计划外的重返手术室再次手术例数/同期出院患者手术例数×100%
计量单位	百分比（%）
指标属性	定量指标
指标导向	逐步降低
数据来源	省、市住院医疗服务绩效评价平台（病案首页）

2. 手术患者术后 31 日内非预期重返手术室再次手术率

指标定义	手术患者手术后 31 日内因各种原因导致患者需进行计划外的再次手术例数占同期出院患者手术例数的比例
计算方法	手术患者术后 31 日内计划外的重返手术室再次手术例数/同期出院患者手术例数×100%
计量单位	百分比（%）
指标属性	定量指标
指标导向	逐步降低
数据来源	省、市住院医疗服务绩效评价平台（病案首页）

七、ICD 低风险病种患者住院死亡率（第一诊断为低风险病种编码的患者，可以同时存在其他诊断）

指标定义	年度医院出院患者中，低风险病种出现死亡人数占出院人次中低风险病种总人数的比例
计算方法	ICD 低风险病种住院患者死亡人数/ICD 低风险病种出院患者病例总人数×100%
计量单位	百分比（%）
指标属性	定量指标
指标导向	逐步降低
数据来源	省、市住院医疗服务绩效评价平台（病案首页），公立医院绩效考核管理平台

八、DRGs 低风险组患者住院死亡率

指标定义	年度运用 DRGs 分组器测算产生低风险组病例，其死亡率是指该组死亡的病例数占低风险组全部病例数量的比例
计算方法	DRG 低风险组死亡例数/DRG 低风险组总病例数量×100%
计量单位	百分比（%）
指标属性	定量指标
指标导向	逐步降低
数据来源	省、市住院医疗服务绩效评价平台（病案首页）

第三节 医疗安全指标（年度获得性指标）

一、手术患者术后肺栓塞发生例数和发生率

指标定义	ICD-10 编码为 I 26.9 的手术患者术后肺栓塞发生例数 手术患者术后肺栓塞发生例数占同期手术患者出院人次的比例
计算方法	手术患者术后肺栓塞发生例数/同期手术患者出院人次×100%
计量单位	例数，百分比（%）
指标属性	定量指标
指标导向	逐步降低
数据来源	省、市住院医疗服务绩效评价平台（病案首页），医院质量监测系统（HQMS）

二、手术患者术后深静脉血栓发生例数和发生率

指标定义	ICD-10 编码为 I 80.2、I 82.8 的手术患者术后深静脉血栓发生例数 手术患者术后深静脉血栓发生例数占同期手术患者出院人次的比例
计算方法	手术患者术后深静脉血栓发生例数/同期手术患者出院人次×100%
计量单位	例数，百分比（%）
指标属性	定量指标
指标导向	逐步降低
数据来源	省、市住院医疗服务绩效评价平台（病案首页），医院质量监测系统（HQMS）

三、手术患者术后败血症发生例数和发生率

指标定义	ICD-10 编码为 A 40.0 至 A 40.9、A 41.0 至 A 41.9、T 81.411 的手术患者术后败血症发生例数 手术患者术后败血症发生例数占同期手术患者出院人次的比例
计算方法	手术患者术后败血症发生例数/同期手术患者出院人次×100%
计量单位	例数，百分比（%）
指标属性	定量指标
指标导向	逐步降低
数据来源	省、市住院医疗服务绩效评价平台（病案首页），医院质量监测系统（HQMS）

四、手术患者术后出血或血肿发生例数和发生率

指标定义	ICD-10 编码为 T 81.0 的手术患者术后出血或血肿发生例数 手术患者术后出血或血肿发生例数占同期手术患者出院人次的比例
计算方法	手术患者术后出血或血肿发生例数/同期手术患者出院人次×100%
计量单位	例数，百分比（%）
指标属性	定量指标
指标导向	逐步降低
数据来源	省、市住院医疗服务绩效评价平台（病案首页），医院质量监测系统（HQMS）

五、手术患者术后伤口裂开发生例数和发生率

指标定义	ICD-10 编码为 T 81.3 的手术患者术后伤口裂开发生例数 手术患者术后伤口裂开发生例数占同期手术患者出院人次的比例
计算方法	手术患者术后伤口裂开发生例数/同期手术患者出院人次×100%
计量单位	例数，百分比（%）
指标属性	定量指标
指标导向	逐步降低
数据来源	省、市住院医疗服务绩效评价平台（病案首页），医院质量监测系统（HQMS）

六、手术患者术后猝死发生例数和发生率

指标定义	ICD-10 编码为 R 96.0、R 96.1、I 46.1 的手术患者术后猝死发生例数 手术患者术后猝死发生例数占同期手术患者出院人次的比例
计算方法	手术患者术后猝死发生例数/同期手术患者出院人次×100%
计量单位	例数,百分比(%)
指标属性	定量指标
指标导向	逐步降低
数据来源	省、市住院医疗服务绩效评价平台(病案首页),医院质量监测系统(HQMS)

七、手术患者术后呼吸衰竭发生例数和发生率

指标定义	ICD-10 编码为 J 96.0、J 96.1、J 96.9 的手术患者术后呼吸衰竭发生例数 手术患者术后呼吸衰竭发生例数占同期手术患者出院人次的比例
计算方法	手术患者术后呼吸衰竭发生例数/同期手术患者出院人次×100%
计量单位	例数,百分比(%)
指标属性	定量指标
指标导向	逐步降低
数据来源	省、市住院医疗服务绩效评价平台(病案首页),医院质量监测系统(HQMS)

八、手术患者术后生理代谢紊乱发生例数和发生率

指标定义	ICD-10 编码为 E 89.0 至 E 89.9 的手术患者术后生理代谢紊乱发生例数 手术患者术后生理代谢紊乱发生例数占同期手术患者出院人次的比例
计算方法	手术患者术后生理代谢紊乱发生例数/同期手术患者出院人次×100%
计量单位	例数,百分比(%)
指标属性	定量指标
指标导向	逐步降低
数据来源	省、市住院医疗服务绩效评价平台(病案首页),医院质量监测系统(HQMS)

九、与手术操作相关感染发生例数和发生率

指标定义	ICD-10 编码为 T 81.4 与手术操作相关感染发生例数占同期手术操作患者出院人次的比例
计算方法	与手术操作相关感染发生例数/同期手术操作患者出院人次×100%
计量单位	例数,百分比(%)
指标属性	定量指标
指标导向	逐步降低
数据来源	省、市住院医疗服务绩效评价平台(病案首页),医院质量监测系统(HQMS)

十、手术过程中异物遗留发生例数和发生率

指标定义	ICD-10 编码为 T 81.5、T 81.6 的手术患者在手术过程中异物遗留发生例数 手术过程中异物遗留发生例数占同期手术患者出院人次的比例
计算方法	手术过程中异物遗留发生例数/同期手术患者出院人次×100%
计量单位	例数，百分比（%）
指标属性	定量指标
指标导向	逐步降低
数据来源	省、市住院医疗服务绩效评价平台（病案首页），医院质量监测系统（HQMS）

十一、手术患者麻醉并发症发生例数和发生率

指标定义	ICD-10 编码为 T 88.2 至 T 88.5 的手术患者麻醉并发症发生例数 手术患者麻醉并发症发生例数占同期手术患者出院人次的比例
计算方法	手术患者麻醉并发症发生例数/同期手术患者出院人次×100%
计量单位	例数，百分比（%）
指标属性	定量指标
指标导向	逐步降低
数据来源	省、市住院医疗服务绩效评价平台（病案首页），医院质量监测系统（HQMS）

十二、手术患者肺部感染与肺功能不全发生例数和发生率

指标定义	ICD-10 编码为 J 95.1 至 J 95.9、J 98.4 的手术患者肺部感染与肺功能不全发生例数 手术患者肺部感染与肺功能不全发生例数占同期手术患者出院人次的比例
计算方法	手术患者肺部感染与肺功能不全发生例数/同期手术患者出院人次×100%
计量单位	例数，百分比（%）
指标属性	定量指标
指标导向	逐步降低
数据来源	省、市住院医疗服务绩效评价平台（病案首页），医院质量监测系统（HQMS）

十三、手术意外穿刺伤或撕裂伤发生例数和发生率

指标定义	ICD-10 编码为 T 81.2 的手术患者手术意外穿刺伤或撕裂伤发生例数 手术意外穿刺伤或撕裂伤发生例数占同期手术患者出院人次的比例
计算方法	手术意外穿刺伤或撕裂伤发生例数/同期手术患者出院人次×100%
计量单位	例数，百分比（%）
指标属性	定量指标
指标导向	逐步降低
数据来源	省、市住院医疗服务绩效评价平台（病案首页），医院质量监测系统（HQMS）

十四、手术后急性肾衰竭发生例数和发生率

指标定义	ICD-10 编码为 N 17.0 至 N 17.9、N 99.0 的手术患者术后急性肾衰竭发生例数 手术患者术后急性肾衰竭发生例数占同期手术患者出院人次的比例
计算方法	手术患者术后急性肾衰竭发生例数/同期手术患者出院人次×100%
计量单位	例数，百分比（%）
指标属性	定量指标
指标导向	逐步降低
数据来源	省、市住院医疗服务绩效评价平台（病案首页），医院质量监测系统（HQMS）

十五、各系统/器官术后并发症发生例数和发生率

指标定义	手术患者消化（ICD-10 编码为 K 91.0 至 K 91.9 的手术出院患者）、循环（I 97.0、I 97.1、I 97.8、I 97.9 的手术出院患者）、神经（G 97.0、G 97.1、G 97.2、G 97.8、G 97.9、I 60 至 I 64 的手术出院患者）、眼和附器（H 59.0、H 59.8、H 59.9 的手术出院患者）、耳和乳突（H 95.0、H 95.1、H 95.8、H 95.9 的手术出院患者）、肌肉骨骼（M 96.0 至 M 96.9 的手术出院患者）、泌尿生殖（N 98.0 至 N 98.3、N 98.8、N 98.9、N 99.0 至 N 99.9 的手术出院患者）、口腔（K 11.4、S 04.3、S 04.5、T 81.2 的手术出院患者）等系统/器官术后并发症发生例数 手术患者消化、循环、神经、眼和附器、耳和乳突、肌肉骨骼、泌尿生殖、口腔等系统/器官术后并发症发生例数占同期手术患者出院人次的比例
计算方法	手术患者消化、循环、神经、眼和附器、耳和乳突、肌肉骨骼、泌尿生殖、口腔等系统/器官术后并发症发生例数/同期手术患者出院人次×100%
计量单位	例数，百分比（%）
指标属性	定量指标
指标导向	逐步降低
数据来源	省、市住院医疗服务绩效评价平台（病案首页），医院质量监测系统（HQMS）

十六、植入物的并发症（不包括脓毒症）发生例数和发生率

指标定义	手术患者心脏和血管（ICD-10 编码为 T 82.0 至 T 82.9 的手术出院患者）、泌尿生殖道（T 83.0 至 T 83.9 的手术出院患者）、骨科（T 84.0 至 T 84.9 的手术出院患者）及其他（T 85.0 至 T 85.9 的手术出院患者）植入物的并发症（不包括脓毒症）发生例数 手术患者心脏和血管、泌尿生殖道、骨科及其他植入物的并发症（不包括脓毒症）发生例数占同期手术患者出院人次的比例
计算方法	植入物的并发症（不包括脓毒症）发生例数/同期手术患者出院人次×100%
计量单位	例数，百分比（%）
指标属性	定量指标
指标导向	逐步降低
数据来源	省、市住院医疗服务绩效评价平台（病案首页），医院质量监测系统（HQMS）

十七、移植的并发症发生例数和发生率

指标定义	ICD-10 编码为 T86.0 至 T86.9 的手术出院患者发生移植并发症的例数 择期肝、肾、胰腺、心脏及肺移植术后出现的排斥反应、严重感染、出血、吻合口漏或狭窄（血管、输尿管、胆道、气道等）、原发性移植物无功能等并发症例数占年度移植例数总和的比例
计算方法	择期移植手术患者发生移植并发症的例数/同期择期移植手术总数×100%
计量单位	例数，百分比（%）
指标属性	定量指标
指标导向	逐步降低
数据来源	省、市住院医疗服务绩效评价平台（病案首页），医院质量监测系统（HQMS）

十八、再植和截肢的并发症发生例数和发生率

指标定义	ICD-10 编码为 T87.0 至 T87.6 的再植和截肢并发症发生例数 再植和截肢并发症发生例数占同期再植和截肢患者出院人次的比例
计算方法	再植和截肢并发症发生例数/同期再植和截肢患者出院人次×100%
计量单位	例数，百分比（%）
指标属性	定量指标
指标导向	逐步降低
数据来源	省、市住院医疗服务绩效评价平台（病案首页），医院质量监测系统（HQMS）

十九、介入操作与术后患者其他并发症发生例数和发生率

指标定义	ICD-1 编码为 T81.1、T81.7、T81.8、T81.9 介入操作与术后患者其他并发症发生例数 介入操作与术后患者其他并发症发生例数占同期介入操作与手术患者出院人次的比例
计算方法	介入操作与术后患者其他并发症发生例数/同期介入操作与手术患者出院人次×100%
计量单位	例数，百分比（%）
指标属性	定量指标
指标导向	逐步降低
数据来源	省、市住院医疗服务绩效评价平台（病案首页），医院质量监测系统（HQMS）

二十、新生儿产伤发生例数和发生率

指标定义	ICD-10 编码为 P 10.0 至 P 10.9、P 11.0 至 P 11.9、P 12.0 至 P 12.9、P 13.0 至 P 13.9、P 14.0 至 P 14.9、P 15.0 至 P 15.9、A 33 发生产伤的新生儿出院患者人次 发生产伤的新生儿出院患者人次占同期活产儿人数的比例
计算方法	发生产伤的新生儿出院患者人次/同期活产儿人数×100%
计量单位	人次，百分比（%）
指标属性	定量指标
指标导向	逐步降低
数据来源	省、市住院医疗服务绩效评价平台（病案首页），医院质量监测系统（HQMS）

二十一、阴道分娩产妇产程和分娩并发症发生例数和发生率

指标定义	ICD-10 编码为 O 70.1、O 70.2、O 70.3、O 70.9、O 71.0 至 O 71.9、O 72.0、O 72.1、O 72.2、O 72.3、O 73.0、O 73.1、O 74.0 至 O 74.9、O 75.0 至 O 75.9、O 86.0 至 O 86.8、O 87.0 至 O 87.9、O 88.0 至 O 88.8、O 89.0 至 O 89.9、O 90.1 至 O 90.9、A 34 的阴道分娩产妇产程和分娩并发症发生例数 阴道分娩产妇产程和分娩并发症发生例数占同期阴道分娩出院产妇人数的比例
计算方法	阴道分娩产妇产程和分娩并发症发生例数/同期阴道分娩出院产妇人数×100%
计量单位	例数，百分比（%）
指标属性	定量指标
指标导向	逐步降低
数据来源	省、市住院医疗服务绩效评价平台（病案首页），医院质量监测系统（HQMS）

二十二、剖宫产分娩产妇产程和分娩并发症发生例数和发生率

指标定义	ICD-10 编码为 O 71.0 至 O 71.9、O 72.0 至 O 72.3、O 73.0、O 73.1、O 74.0 至 O 74.9、O 75.0 至 O 75.9、O 86.0 至 O 86.8、O 87.0 至 O 87.9、O 88.0 至 O 88.8、O 89.0 至 O 89.9、O 90.1 至 O 90.9、O 95、A 34 的剖宫产分娩产妇产程和分娩并发症发生例数 剖宫产分娩产妇产程和分娩并发症发生例数占同期剖宫产分娩产妇出院人数的比例
计算方法	剖宫产分娩产妇产程和分娩并发症发生例数/同期剖宫产分娩产妇出院人数×100%
计量单位	例数，百分比（%）
指标属性	定量指标
指标导向	逐步降低
数据来源	省、市住院医疗服务绩效评价平台（病案首页），医院质量监测系统（HQMS）

二十三、2 期及以上院内压力性损伤发生例数及发生率

指标定义	ICD-10 编码为 L 89.1、L 89.2、L 89.3、L 89.9 出院患者 2 期及以上院内压力性损伤发生例数 2 期及以上院内压力性损伤发生例数占同期出院患者人次的比例
计算方法	2 期及以上院内压力性损伤新发病例数/同期住院患者总人数×100%
计量单位	例数，百分比（%）
指标属性	定量指标
指标导向	逐步降低
数据来源	省、市住院医疗服务绩效评价平台（病案首页），医院质量监测系统（HQMS）

二十四、输注反应发生例数和发生率

指标定义	ICD-10 编码为 T 80.0、T 80.1、T 80.2、T 80.8、T 80.9 出院患者输注反应发生例次 出院患者输注反应发生例次占同期接受输注出院患者人次的比例
计算方法	发生输注反应的出院患者例次/同期接受输注的出院患者人次×100%
计量单位	例次，百分比（%）
指标属性	定量指标
指标导向	逐步降低
数据来源	省、市住院医疗服务绩效评价平台（病案首页），医院质量监测系统（HQMS）

二十五、输血反应发生例数和发生率

指标定义	ICD10 编码为 T 80.0 至 T 80.9 发生输血反应的出院患者例次 发生输血反应的出院患者例次占同期出院患者输血人次的比例
计算方法	发生输血反应的出院患者例次/同期出院患者输血人次×100%
计量单位	例次，百分比（%）
指标属性	定量指标
指标导向	逐步降低
数据来源	省、市住院医疗服务绩效评价平台（病案首页），医院质量监测系统（HQMS）

二十六、医源性气胸发生例数和发生率

指标定义	ICD-10 编码为 J 93.8、J 93.9、J 95.8、T 81.218 发生医源性气胸出院患者人次 发生医源性气胸出院患者人次占同期出院患者人次的比例
计算方法	发生医源性气胸出院患者人次/同期出院患者人次×100%
计量单位	人次，百分比（%）
指标属性	定量指标
指标导向	逐步降低
数据来源	省、市住院医疗服务绩效评价平台（病案首页），医院质量监测系统（HQMS）

二十七、住院患者医院内跌倒/坠床所致髋部骨折发生例数和发生率

指标定义	ICD-10编码为S 32.4、S 32.7、S 32.8、S 72.0至S 72.9、S 73.0、S 73.1住院患者医院内跌倒/坠床所致髋部骨折发生例数 住院患者医院内跌倒/坠床所致髋部骨折发生例数占同期住院患者跌倒、坠床发生例数的比例
计算方法	住院患者医院内跌倒坠床所致髋部骨折发生例数/同期住院患者跌倒、坠床发生例数×100%
计量单位	例数，百分比（%）
指标属性	定量指标
指标导向	逐步降低
数据来源	省、市住院医疗服务绩效评价平台（病案首页），国家医疗质量安全（不良）事件上报平台

二十八、临床用药所致的有害效应（不良事件）发生例数和发生率

指标定义	住院患者中全身性抗菌药物（ICD-10为Y 40.0至Y 40.9的出院患者）、降血糖药物（Y 42.3的出院患者）、抗肿瘤药物（Y 43.1、Y 43.3的出院患者）、抗凝剂（Y 44.2、Y 44.3、Y 44.4、Y 44.5的出院患者）、镇痛药和解热药（Y 45.0至Y 45.9的出院患者）、心血管系统用药（Y 52.0至Y 52.9的出院患者）、X线造影剂及其他诊断性制剂（Y 57.5、Y 57.6的出院患者）等临床用药所致的有害效应发生例数 住院患者中全身性抗菌药物、降血糖药物、抗肿瘤药物、抗凝剂、镇痛药和解热药、心血管系统用药、X线造影剂及其他诊断性制剂等临床用药所致的有害效应发生例数占同期出院患者人次的比例
计算方法	临床用药所致的有害效应（不良事件）发生例数/同期出院患者人次×100%
计量单位	例数，百分比（%）
指标属性	定量指标
指标导向	逐步降低
数据来源	国家医疗质量管理与控制信息网（NCIS）

二十九、血液透析所致并发症发生例数和发生率

指标定义	ICD-10编码为T 80.0、T 80.8、T 80.9、T 82.4、T 82.7住院患者血液透析所致并发症发生例数 住院患者血液透析所致并发症发生例数占同期血液透析出院患者人次的比例
计算方法	住院患者血液透析所致并发症发生例数/同期血液透析出院患者人次×100%
计量单位	例数，百分比（%）
指标属性	定量指标
指标导向	逐步降低
数据来源	国家医疗质量管理与控制信息网（NCIS），医院质量监测系统（HQMS）

第三章 重点专业质量控制指标

第一节 麻醉专业医疗质量控制指标

一、麻醉科与手术科室医师人数比

指标定义	麻醉科固定在岗（本院）医师人数与手术科室固定在岗（本院）医师总数的比例 均不包括实习学生、统招研究生、规培住院医师（外院）、进修生
计算方法	麻醉科固定在岗（本院）医师人数/手术科室固定在岗（本院）医师总数
计量单位	比值（1：X）
指标属性	定量指标
指标导向	监测比较
数据来源	国家医疗机构、医师、护士电子化注册系统

二、麻醉科医护比

指标定义	麻醉科固定在岗（本院）护士人数与麻醉科固定在岗（本院）医师人数之比 均不包括实习学生、研究生、规培住院医师（外院）、进修生
计算方法	麻醉科固定在岗（本院）护士人数/麻醉科固定在岗（本院）医师人数
计量单位	比值（1：X）
指标属性	定量指标
指标导向	监测比较
数据来源	国家医疗机构、医师、护士电子化注册系统

三、美国麻醉医师协会（ASA）分级麻醉患者比例

指标定义	各ASA分级（Ⅰ~Ⅵ级）麻醉患者比例是指该ASA分级麻醉患者占同期麻醉患者总数的比例 ASA分级标准，对于接受麻醉患者的病情危重程度进行分级
计算方法	该ASA分级麻醉患者人数/同期各ASA分级麻醉患者总人数×100%
计量单位	百分比（%）
指标属性	定量指标
指标导向	监测比较
数据来源	国家医疗质量管理与控制信息网（NCIS），省、市医疗质量控制中心

四、麻醉开始后手术取消率

指标定义	麻醉开始后手术开始前，手术取消的例数占同期麻醉总人数的比例 麻醉开始是指麻醉医师开始给予患者麻醉药物
计算方法	麻醉开始后手术开始前手术取消的例数/同期麻醉总人数×1000‰
计量单位	千分比（‰）
指标属性	定量指标
指标导向	逐步降低
数据来源	国家医疗质量管理与控制信息网（NCIS），省、市医疗质量控制中心

五、麻醉后监测治疗室（PACU）转出延迟率

指标定义	入PACU超过2小时的患者人数占同期入PACU患者总人数的比例
计算方法	入PACU超过2小时的患者人数/同期入PACU患者总人数×1000‰
计量单位	千分比（‰）
指标属性	定量指标
指标导向	逐步降低
数据来源	国家医疗质量管理与控制信息网（NCIS），省、市医疗质量控制中心

六、PACU入室低体温率

指标定义	PACU入室低体温患者人数占同期入PACU患者总人数的比例
计算方法	PACU入室低体温患者人数/同期入PACU患者总人数×1000‰
计量单位	千分比（‰）
指标属性	定量指标
指标导向	逐步降低
数据来源	国家医疗质量管理与控制信息网（NCIS），省、市医疗质量控制中心

七、非计划二次气管插管率

指标定义	非计划二次气管插管患者人数占同期术后气管插管拔除患者总人数的比例 非计划二次气管插管指患者术后气管插管拔除后6小时内，非计划再次行气管插管术。
计算方法	非计划二次气管插管患者人数/同期术后气管插管拔除患者总人数×100%
计量单位	百分比（%）
指标属性	定量指标
指标导向	逐步降低
数据来源	国家医疗质量管理与控制信息网（NCIS），省、市医疗质量控制中心

八、麻醉开始后 24 小时内死亡率

指标定义	麻醉开始后 24 小时内死亡患者人数占同期麻醉患者总人数的比例 患者死亡原因包括患者本身病情严重、手术、麻醉及其他任何因素
计算方法	麻醉开始后 24 小时内死亡患者人数/同期麻醉患者总人数×100%
计量单位	百分比（%）
指标属性	定量指标
指标导向	逐步降低
数据来源	国家医疗质量管理与控制信息网（NCIS），省、市医疗质量控制中心

九、术中自体血输注率

指标定义	手术麻醉中接受 400 ml 及以上自体血（包括自体全血及自体血红细胞）输注患者人数占同期接受 400 ml 及以上输血治疗患者总人数的比例
计算方法	手术麻醉中接受 400 ml 及以上自体血输注患者人数/同期麻醉中接受 400 ml 及以上输血治疗患者总人数×100%
计量单位	百分比（%）
指标属性	定量指标
指标导向	逐步提高
数据来源	国家医疗质量管理与控制信息网（NCIS），省、市医疗质量控制中心

十、麻醉期间严重过敏反应发生率

指标定义	麻醉期间严重过敏反应发生例数占同期麻醉总例数的比例 严重过敏反应指发生循环衰竭和/或严重气道反应（痉挛、水肿），明显皮疹，需要使用肾上腺素治疗的过敏反应。麻醉期间严重过敏反应是指麻醉期间各种原因导致的严重过敏反应
计算方法	麻醉期间严重过敏反应发生例数/同期麻醉总例数×1000‰
计量单位	千分比（‰）
指标属性	定量指标
指标导向	监测比较
数据来源	国家医疗质量管理与控制信息网（NCIS），省、市医疗质量控制中心

十一、术中心脏骤停率

指标定义	单位时间内,术中心脏骤停患者人数占同期麻醉患者总人数的比例
计算方法	术中心脏骤停患者人数/同期麻醉患者总人数×1000‰
计量单位	千分比(‰)
指标属性	定量指标
指标导向	逐步降低
数据来源	国家医疗质量管理与控制信息网(NCIS),省、市医疗质量控制中心

十二、麻醉门诊评估占比

指标定义	麻醉门诊接诊患者(不包括疼痛治疗患者)总人数占同期总麻醉例次的比例
计算方法	年度麻醉门诊接诊患者(不包括疼痛治疗患者)总人数/同期总麻醉例次×100%
计量单位	百分比(%)
指标属性	定量指标
指标导向	逐步提高
数据来源	国家医疗质量管理与控制信息网(NCIS),省、市医疗质量控制中心

十三、椎管内分娩镇痛应用率

指标定义	单位时间内,阴道分娩产妇实施椎管内分娩镇痛人数(不含术中转剖宫产产妇人数)占同期阴道分娩产妇(不含术中转剖宫产产妇人数)总人数比例
计算方法	阴道分娩产妇实施椎管内分娩镇痛人数/同期阴道分娩产妇总人数×100%
计量单位	百分比(%)
指标属性	定量指标
指标导向	逐步提高
数据来源	国家医疗质量管理与控制信息网(NCIS),省、市医疗质量控制中心

十四、麻醉科术后镇痛率

指标定义	接受麻醉科术后镇痛患者人数占同期住院手术患者麻醉总人数的比例 麻醉科术后镇痛指由麻醉科为患者提供术后针对因手术引起的急性疼痛诊疗服务,包括各种类型术后镇痛、椎管内阿片类药物、术后连续或重复阻滞
计算方法	接受麻醉科术后镇痛患者人数/同期住院手术患者麻醉总人数×100%
计量单位	百分比(%)
指标属性	定量指标
指标导向	逐步提高
数据来源	国家医疗质量管理与控制信息网(NCIS),省、市医疗质量控制中心

十五、中心静脉穿刺严重并发症发生率

指标定义	中心静脉穿刺严重并发症发生例数占同期中心静脉穿刺总例数的比例 中心静脉穿刺严重并发症是指由中心静脉穿刺置管引起的气胸、血胸、局部血肿、导管或导丝异常等，需要外科手段（含介入治疗）干预的并发症
计算方法	中心静脉穿刺严重并发症发生例数/同期中心静脉穿刺总例数×1000‰
计量单位	千分比（‰）
指标属性	定量指标
指标导向	逐步降低
数据来源	国家医疗质量管理与控制信息网（NCIS），省、市医疗质量控制中心

十六、全身麻醉气管插管拔管后声音嘶哑发生率

指标定义	全身麻醉气管插管拔管后声音嘶哑发生例数占同期全身麻醉气管插管总例数的比例 全身麻醉气管插管拔管后声音嘶哑指新发生的、在拔管后72小时内没有恢复的声音嘶哑，排除咽喉、颈部及胸部手术等原因
计算方法	全身麻醉气管插管拔管后声音嘶哑发生例数/同期全身麻醉气管插管总例数×1000‰
计量单位	千分比（‰）
指标属性	定量指标
指标导向	逐步降低
数据来源	国家医疗质量管理与控制信息网（NCIS），省、市医疗质量控制中心

十七、麻醉后新发昏迷发生率

指标定义	麻醉后新发昏迷发生例数占同期麻醉总例数的比例 麻醉后新发昏迷是指麻醉前清醒患者在麻醉手术后没有苏醒，持续昏迷超过24小时。昏迷原因可包括患者本身疾病、手术、麻醉及其他任何原因，除外因医疗目的给予的镇静患者
计算方法	麻醉后新发昏迷发生例数/同期麻醉总例数×1000‰
计量单位	千分比（‰）
指标属性	定量指标
指标导向	逐步降低
数据来源	国家医疗质量管理与控制信息网（NCIS），省、市医疗质量控制中心

第二节　重症医学专业医疗质量控制指标

一、重症监护室（ICU）患者收治率和ICU患者收治床日率

指标定义	ICU患者收治率是指ICU收治患者总人数占同期医院收治患者总人数的比例 ICU患者收治床日率指ICU收治患者总床日数占同期医院收治患者总床日数的比例 同一患者同一次住院多次转入ICU，记为"多人次"
计算方法	ICU患者收治率＝ICU收治患者总人数/同期医院收治患者总人数×100% ICU患者收治床日率＝ICU收治患者总床日数/同期医院收治患者总床日数×100%
计量单位	百分比（%）
指标属性	定量指标
指标导向	监测比较
数据来源	国家医疗质量管理与控制信息网（NCIS），省、市医疗质量控制中心

二、急性生理与慢性健康评分（APACHE Ⅱ评分）≥15分患者收治率（入ICU 24小时内）

指标定义	入ICU 24小时内，APACHEⅡ评分≥15分患者人数占同期ICU收治患者总人数的比例
计算方法	APACHE Ⅱ评分≥15分患者人数/同期ICU收治患者总人数×100%
计量单位	百分比（%）
指标属性	定量指标
指标导向	监测比较
数据来源	国家医疗质量管理与控制信息网（NCIS），省、市医疗质量控制中心

三、感染性休克3小时集束化治疗完成率

指标定义	入ICU诊断为感染性休克并全部完成3小时集束化治疗的患者人数占同期入ICU诊断为感染性休克患者总人数的比例。不包括住ICU期间后续新发生的感染性休克病例 感染性休克3小时集束化治疗指感染性休克诊断后3小时内完成：①测量乳酸浓度；②抗菌药物治疗前进行血培养；③予以广谱抗菌药物；④低血压或乳酸≥4 mmol/L给予30 ml/kg晶体液进行目标复苏
计算方法	入ICU诊断为感染性休克并全部完成3小时集束化治疗的患者人数/同期入ICU诊断为感染性休克患者总人数×100%
计量单位	百分比（%）
指标属性	定量指标
指标导向	逐步提高
数据来源	国家医疗质量管理与控制信息网（NCIS），省、市医疗质量控制中心

四、感染性休克 6 小时集束化治疗完成率

指标定义	入 ICU 诊断为感染性休克并全部完成 6 小时集束化治疗的患者人数占同期入 ICU 诊断为感染性休克患者总人数的比例。不包括住 ICU 期间后续新发生的感染性休克病例 感染性休克 6 小时集束化治疗指在 3 小时集束化治疗的基础上加上以下条件：①低血压对目标复苏效果差，立即予以升压药；②脓毒症休克或乳酸≥4 mmol/L 容量复苏后仍持续低血压，需立即测量中心静脉压（CVP）和中心性静脉氧饱和度（SCVO$_2$）；③初始乳酸高于正常患者需重复测量乳酸水平
计算方法	入 ICU 诊断为感染性休克并全部完成 6 小时集束化治疗的患者人数/同期入 ICU 诊断为感染性休克患者总人数×100%
计量单位	百分比（%）
指标属性	定量指标
指标导向	逐步提高
数据来源	国家医疗质量管理与控制信息网（NCIS），省、市医疗质量控制中心

五、ICU 抗菌药物治疗前病原学送检率

指标定义	以治疗为目的使用抗菌药物的 ICU 住院患者，使用抗菌药物前病原学检验标本送检病例数占同期使用抗菌药物治疗病例总数的比例 病原学检验标本包括各种微生物培养、降钙素原、白介素－6 等感染指标的血清学检验
计算方法	使用抗菌药物前病原学检验标本送检病例数/同期使用抗菌药物治疗病例总数×100%
计量单位	百分比（%）
指标属性	定量指标
指标导向	逐步提高
数据来源	国家医疗质量管理与控制信息网（NCIS），省、市医疗质量控制中心

六、ICU 深静脉血栓（DVT）预防率

指标定义	进行 DVT 预防的 ICU 患者人数占同期 ICU 收治患者总人数的比例 深静脉血栓预防措施包括药物预防（肝素或低分子肝素抗凝）、机械预防（肢体加压泵、梯度压力弹力袜等）及下腔静脉滤器等
计算方法	进行 DVT 预防的 ICU 患者人数/同期 ICU 收治患者总人数×100%
计量单位	百分比（%）
指标属性	定量指标
指标导向	逐步提高
数据来源	国家医疗质量管理与控制信息网（NCIS），省、市医疗质量控制中心

七、ICU 患者预计病死率

指标定义	ICU 收治患者预计病死率的总和占同期 ICU 收治患者总人数的比例 通过患者疾病危重程度（APACHE Ⅱ 评分）来预测的可能病死率
计算方法	ICU 收治患者预计病死率的总和/同期 ICU 收治患者总人数×100%
计量单位	百分比（%）
指标属性	定量指标
指标导向	监测比较
数据来源	国家医疗质量管理与控制信息网（NCIS），省、市医疗质量控制中心

八、ICU 患者标化病死指数

指标定义	通过患者疾病危重程度校准后的病死率，ICU 患者实际病死率占同期 ICU 患者预计病死率的比例
计算方法	ICU 患者实际病死率/同期 ICU 患者预计病死率×100%
计量单位	百分比（%）
指标属性	定量指标
指标导向	监测比较
数据来源	国家医疗质量管理与控制信息网（NCIS），省、市医疗质量控制中心

九、ICU 非计划气管插管拔管率

指标定义	非计划气管插管拔管例数占同期 ICU 患者气管插管拔管总人数的比例
计算方法	非计划气管插管拔管例数/同期 ICU 患者气管插管拔管总人数×100%
计量单位	百分比（%）
指标属性	定量指标
指标导向	逐步降低
数据来源	国家医疗质量管理与控制信息网（NCIS），省、市医疗质量控制中心

十、ICU 气管插管拔管后 48 小时内再插管率

指标定义	气管插管计划拔管后 48 小时内再插管例数占同期 ICU 患者气管插管拔管总例数的比例。不包括非计划气管插管拔管后再插管
计算方法	气管插管计划拔管后 48 小时内再插管例数/同期 ICU 患者气管插管拔管总例数×100%
计量单位	百分比（%）
指标属性	定量指标
指标导向	逐步降低
数据来源	国家医疗质量管理与控制信息网（NCIS），省、市医疗质量控制中心

十一、非计划转入 ICU 率

指标定义	非计划转入 ICU 患者人数占同期转入 ICU 患者总人数的比例 非计划转入 ICU 是指非早期预警转入，或在开始麻醉诱导前并无术后转入 ICU 的计划，而术中或术后决定转入 ICU。非计划转入 ICU 的原因应进行分层分析（缺乏病情恶化的预警、麻醉因素和手术因素等）
计算方法	非计划转入 ICU 患者人数/同期转入 ICU 患者总人数×100%
计量单位	百分比（%）
指标属性	定量指标
指标导向	逐步降低
数据来源	国家医疗质量管理与控制信息网（NCIS），省、市医疗质量控制中心

十二、转出 ICU 后 48 小时内重返率

指标定义	转出 ICU 后 48 小时内重返 ICU 的患者人数占同期转出 ICU 患者总人数的比例
计算方法	转出 ICU 后 48 小时内重返 ICU 的患者人数/同期转出 ICU 患者总人数×100%
计量单位	百分比（%）
指标属性	定量指标
指标导向	逐步降低
数据来源	国家医疗质量管理与控制信息网（NCIS），省、市医疗质量控制中心

十三、ICU 呼吸机相关性肺炎（VAP）发病率

指标定义	VAP 发生例数占同期 ICU 患者有创机械通气总日数的比例
计算方法	VAP 发生例数/同期 ICU 患者有创机械通气总日数×1000‰
计量单位	例/千机械通气日
指标属性	定量指标
指标导向	逐步降低
数据来源	国家医疗质量管理与控制信息网（NCIS），省、市医疗质量控制中心

十四、ICU 血管内导管相关血流感染（CRBSI）发病率

指标定义	CRBSI 发生例数占同期 ICU 患者血管内导管留置总日数的比例
计算方法	CRBSI 发生例数/同期 ICU 患者血管内导管留置总日数×1000‰
计量单位	例/千导管日
指标属性	定量指标
指标导向	逐步降低
数据来源	国家医疗质量管理与控制信息网（NCIS），省、市医疗质量控制中心

十五、ICU 导尿管相关泌尿系统感染（CAUTI）发病率

指标定义	CAUTI 发生例数占同期 ICU 患者导尿管留置总日数的比例
计算方法	CAUTI 发生例数/同期 ICU 患者导尿管留置总日数×1000‰
计量单位	例/千导尿管日
指标属性	定量指标
指标导向	逐步降低
数据来源	国家医疗质量管理与控制信息网（NCIS），省、市医疗质量控制中心

第三节 急诊专业医疗质量控制指标

一、急诊科医患比

指标定义	急诊科固定在岗（本院）医师总人数占同期急诊科接诊患者总人数（万人次）的比例
计算方法	急诊科固定在岗（本院）医师总人数/同期急诊科接诊患者总人数（万人次）×100%
计量单位	百分比（%）
指标属性	定量指标
指标导向	监测比较
数据来源	国家医疗机构、医师、护士电子化注册系统，省、市医疗质量控制中心

二、急诊科护患比

指标定义	急诊科固定在岗（本院）护士总人数占同期急诊科接诊患者总人数（万人次）的比例
计算方法	急诊科固定在岗（本院）护士总人数/同期急诊科接诊患者总人数（万人次）×100%
计量单位	百分比（%）
指标属性	定量指标
指标导向	监测比较
数据来源	国家医疗机构、医师、护士电子化注册系统，省、市医疗质量控制中心

三、急诊各级患者比例

指标定义	急诊科就诊的各级患者总人数占同期急诊科就诊患者总人数的比例 急诊患者病情分级：Ⅰ级是濒危患者，Ⅱ级是危重患者，Ⅲ级是急症患者，Ⅳ级是非急症患者
计算方法	急诊科就诊的各级患者总人数/同期急诊科就诊患者总人数×100%
计量单位	百分比（%）
指标属性	定量指标
指标导向	监测比较
数据来源	国家医疗质量管理与控制信息网（NCIS），省、市医疗质量控制中心

四、抢救室滞留时间中位数

指标定义	抢救室滞留时间指急诊抢救室患者从进入抢救室到离开抢救室（不包括死亡患者）的时间（以小时为单位） 抢救室滞留时间中位数指将急诊抢救室患者从进入抢救室到离开抢救室（不包括死亡患者）的时间由长到短排序后取其中位数
计算方法	抢救室滞留时间中位数 = $X_{(n+1)/2}$，n 为奇数 抢救室滞留时间中位数 =（$X_{n/2}$ + $X_{(n+1)/2}$）/2，n 为偶数 注：n 为急诊抢救室患者人数，X 为抢救室滞留时间
计量单位	小时
指标属性	定量指标
指标导向	逐步降低
数据来源	国家医疗质量管理与控制信息网（NCIS），省、市医疗质量控制中心

五、急性心肌梗死（STEMI）患者平均门药时间及门药时间达标率

指标定义	行溶栓药物治疗的 STEMI 患者从进入急诊科到开始溶栓药物治疗的平均时间。STEMI 患者门药时间达标指在溶栓药物时间窗（发病 12 小时）内，就诊的 STEMI 患者门药时间在 30 分钟内 STEMI 患者门药时间达标的患者人数占同期就诊时在溶栓药物时间窗内应行溶栓药物治疗的 STEMI 患者总人数的比例
计算方法	患者平均门药时间 = 行溶栓药物治疗的患者的门药时间总和/同期行溶栓药物治疗的患者总人数 患者门药时间达标率 = 患者门药时间达标的患者人数/同期就诊时在溶栓药物时间窗内应行溶栓药物治疗的患者总人数×100%
计量单位	分钟，百分比（%）
指标属性	定量指标
指标导向	监测比较、逐步提高
数据来源	国家医疗质量管理与控制信息网（NCIS），省、市医疗质量控制中心

六、急性心肌梗死（STEMI）患者平均门球时间及门球时间达标率

指标定义	行急诊 PCI 的 STEMI 患者，从进入急诊科到开始（PCI）的平均时间。STEMI 患者门球时间达标指在 PCI 时间窗（发病 12 小时）内，就诊的 STEMI 患者门球时间在 90 分钟内 STEMI 患者门球时间达标的患者人数占同期就诊时在（PCI）时间窗内应行 PCI 的 STEMI 患者总人数的比例
计算方法	STEMI 患者平均门球时间 = 行急诊 PCI 的 STEMI 患者的门球时间总和/同期行急诊 PCI 的 STEMI 患者总人数 STEMI 患者门球时间达标率 = STEMI 患者门球时间达标的患者人数/同期就诊时在 PCI 时间窗内应行急诊 PCI 治疗的 STEMI 患者总人数×100%
计量单位	分钟，百分比（%）
指标属性	定量指标
指标导向	监测比较、逐步提高
数据来源	国家医疗质量管理与控制信息网（NCIS），省、市医疗质量控制中心

七、急诊抢救室患者死亡率

指标定义	急诊抢救室患者死亡总人数占同期急诊抢救室抢救患者总人数的比例 急诊抢救室患者死亡指患者从进入急诊抢救室开始 72 小时内死亡（包括因不可逆疾病而自动出院的患者）
计算方法	急诊抢救室患者死亡总人数/同期急诊抢救室抢救患者总人数×100%
计量单位	百分比（%）
指标属性	定量指标
指标导向	逐步降低
数据来源	国家医疗质量管理与控制信息网（NCIS），省、市医疗质量控制中心

八、急诊手术患者死亡率

指标定义	急诊手术患者死亡总人数占同期急诊手术患者总人数的比例 急诊手术患者死亡指急诊患者接受急诊手术，术后 1 周内死亡，除外与手术无关的原发疾病引起的死亡
计算方法	急诊手术患者死亡总人数/同期急诊手术患者总人数×100%
计量单位	百分比（%）
指标属性	定量指标
指标导向	逐步降低
数据来源	国家医疗质量管理与控制信息网（NCIS），省、市医疗质量控制中心

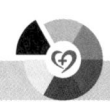

九、心肺复苏后自主呼吸循环不恢复（ROSC）成功率

指标定义	ROSC 成功总例次数占同期急诊呼吸心脏骤停患者行 CPR 总例次数的比例。同一患者 24 小时内行多次心肺复苏术，记为"1 例次" ROSC 成功指急诊呼吸心脏骤停患者在心肺复苏术（CPR）后自主呼吸循环恢复超过 24 小时
计算方法	ROSC 成功总例次数/同期急诊呼吸心脏骤停患者行 CPR 总例次数×100%
计量单位	百分比（%）
指标属性	定量指标
指标导向	逐步提高
数据来源	国家医疗质量管理与控制信息网（NCIS），省、市医疗质量控制中心

十、非计划重返抢救室率

指标定义	因相同或相关疾病，72 小时内非计划重返急诊抢救室患者总人数占同期离开急诊抢救室（出院或转其他区域）患者总人数的比例
计算方法	72 小时内非计划重返急诊抢救室患者总人数/同期离开急诊抢救室患者总人数×100%
计量单位	百分比（%）
指标属性	定量指标
指标导向	逐步降低
数据来源	国家医疗质量管理与控制信息网（NCIS），省、市医疗质量控制中心

第四节 临床检验专业医疗质量控制指标

一、标本类型错误率

指标定义	类型不符合要求的标本数占同期标本总数的比例
计算方法	类型不符合要求的标本数/同期标本总数×100%
计量单位	百分比（%）
指标属性	定量指标
指标导向	逐步降低
数据来源	国家医疗质量管理与控制信息网（NCIS），省、市医疗质量控制中心

二、标本容器错误率

指标定义	采集容器不符合要求的标本数占同期标本总数的比例
计算方法	采集容器不符合要求的标本数/同期标本总数×100%
计量单位	百分比（%）
指标属性	定量指标
指标导向	逐步降低
数据来源	国家医疗质量管理与控制信息网（NCIS），省、市医疗质量控制中心

三、标本采集量错误率

指标定义	采集量不符合要求的标本数占同期标本总数的比例
计算方法	采集量不符合要求的标本数/同期标本总数×100%
计量单位	百分比（%）
指标属性	定量指标
指标导向	逐步降低
数据来源	国家医疗质量管理与控制信息网（NCIS），省、市医疗质量控制中心

四、血培养污染率

指标定义	污染的血培养标本数占同期血培养标本总数的比例
计算方法	污染的血培养标本数/同期血培养标本总数×100%
计量单位	百分比（%）
指标属性	定量指标
指标导向	逐步降低
数据来源	国家医疗质量管理与控制信息网（NCIS），省、市医疗质量控制中心

五、抗凝标本凝集率

指标定义	凝集的标本数占同期需抗凝的标本总数的比例
计算方法	凝集的标本数/同期需抗凝的标本总数×100%
计量单位	百分比（%）
指标属性	定量指标
指标导向	逐步降低
数据来源	国家医疗质量管理与控制信息网（NCIS），省、市医疗质量控制中心

六、检验前周转时间中位数

指标定义	检验前周转时间指从标本采集到实验室接收标本的时间（以分钟为单位） 检验前周转时间中位数指将检验前周转时间由长到短排序后取其中位数
计算方法	检验前周转时间中位数 = $X_{(n+1)/2}$，n 为奇数 检验前周转时间中位数 = $(X_{n/2} + X_{(n+1)/2})/2$，$n$ 为偶数 注：n 为检验表本数，X 为检验前周转时间
计量单位	分钟
指标属性	定量指标
指标导向	逐步降低
数据来源	国家医疗质量管理与控制信息网（NCIS），省、市医疗质量控制中心

七、室内质量控制项目开展率

指标定义	开展室内质量控制的检验项目数占同期检验项目总数的比例
计算方法	开展室内质量控制的检验项目数/同期检验项目总数×100%
计量单位	百分比（%）
指标属性	定量指标
指标导向	逐步降低
数据来源	国家医疗质量管理与控制信息网（NCIS），省、市医疗质量控制中心

八、室内质量控制项目变异系数不合格率

指标定义	室内质量控制项目变异系数高于要求的检验项目数占同期对室内质量控制项目变异系数有要求的检验项目总数的比例
计算方法	室内质量控制项目变异系数高于要求的检验项目数/同期对室内质量控制项目变异系数有要求的检验项目总数×100%
计量单位	百分比（%）
指标属性	定量指标
指标导向	逐步降低
数据来源	国家医疗质量管理与控制信息网（NCIS），省、市医疗质量控制中心

九、室间质量评价项目参加率

指标定义	参加室间质量评价的检验项目数占同期特定机构（国家、省级等）已开展的室间质量评价项目总数的比例
计算方法	参加室间质量评价的检验项目数/同期对特定机构已开展的室间质量评价项目总数×100%
计量单位	百分比（%）
指标属性	定量指标
指标导向	逐步提高
数据来源	国家医疗质量管理与控制信息网（NCIS），省、市医疗质量控制中心

十、室间质量评价项目不合格率

指标定义	室间质量评价不合格的检验项目数占同期参加室间质量评价检验项目总数的比例
计算方法	室间质量评价不合格的检验项目数/同期参加室间质量评价检验项目总数×100%
计量单位	百分比（%）
指标属性	定量指标
指标导向	逐步降低
数据来源	国家医疗质量管理与控制信息网（NCIS），省、市医疗质量控制中心

十一、实验室间比对率（用于无室间质量评价计划检验项目）

指标定义	执行实验室间比对的检验项目数占同期无室间质量评价计划检验项目总数的比例
计算方法	执行实验室间比对的检验项目数/同期无室间质量评价计划检验项目总数×100%
计量单位	百分比（%）
指标属性	定量指标
指标导向	逐步提高
数据来源	国家医疗质量管理与控制信息网（NCIS），省、市医疗质量控制中心

十二、实验室内周转时间中位数

指标定义	实验室内周转时间指从实验室收到标本到发送报告的时间（以分钟为单位） 实验室内周转时间中位数指将实验室内周转时间由长到短排序后取其中位数
计算方法	实验室内周转时间中位数 = $X_{(n+1)/2}$，n 为奇数 实验室内周转时间中位 = $(X_{n/2} + X_{(n+1)/2})/2$，$n$ 为偶数 注：n 为检验表本数，X 为检验前周转时间
计量单位	百分比（%）
指标属性	定量指标
指标导向	逐步降低
数据来源	国家医疗质量管理与控制信息网（NCIS），省、市医疗质量控制中心

十三、检验报告不正确率

指标定义	实验室发出的不正确检验报告数占同期检验报告总数的比例 检验报告不正确指实验室已发出的报告，其内容与实际情况不相符，包括结果不正确、患者信息不正确、标本信息不正确等
计算方法	实验室发出的不正确检验报告数/同期检验报告总数×100%
计量单位	百分比（%）
指标属性	定量指标
指标导向	逐步降低
数据来源	国家医疗质量管理与控制信息网（NCIS），省、市医疗质量控制中心

十四、危急值通报率

指标定义	已通报的危急值检验项目数占同期需要通报的危急值检验项目总数的比例 危急值指除外检查仪器或试剂等技术原因出现的表明患者可能正处于生命危险的边缘状态，必须立刻进行记录并第一时间报告给该患者主管医师的检验结果
计算方法	已通报的危急值检验项目数/同期需要通报的危急值检验项目总数×100%
计量单位	百分比（%）
指标属性	定量指标
指标导向	逐步提高
数据来源	国家医疗质量管理与控制信息网（NCIS），省、市医疗质量控制中心

十五、危急值通报及时率

指标定义	危急值通报时间（从结果确认到与临床医生交流的时间）符合规定时间的检验项目数占同期需要危急值通报的检验项目总数的比例
计算方法	危急值通报时间符合规定的检验项目数/同期需要危急值通报的检验项目总数×100%
计量单位	百分比（%）
指标属性	定量指标
指标导向	逐步提高
数据来源	国家医疗质量管理与控制信息网（NCIS），省、市医疗质量控制中心

第五节 病理专业医疗质量控制指标

一、每百张病床病理医师数

指标定义	平均每100张实际开放病床病理医师的数量
计算方法	病理医师数/同期该医疗机构实际开放床位数×100
计量单位	人
指标属性	定量指标
指标导向	监测比较
数据来源	卫生资源统计年报，国家医疗机构、医师、护士电子化注册系统

二、每百张病床病理技术人员数

指标定义	病理技术人员指进行病理切片、染色、免疫组化及分子病理等工作的专业技术人员 每百张病床病理技术人员数指平均每 100 张实际开放病床病理技术人员的数量
计算方法	病理技术人员数/本院实际开放病床数×100
计量单位	人
指标属性	定量指标
指标导向	监测比较
数据来源	卫生资源统计年报，国家医疗机构、医师、护士电子化注册系统

三、标本规范化固定率

指标定义	规范化固定的标本数占同期标本总数的比例 标本规范化固定指病理标本及时按行业推荐方法切开，以足量 10% 中性缓冲福尔马林充分固定。有特殊要求者可使用行业规范许可的其他固定液
计算方法	规范化固定的标本数/同期标本总数×100%
计量单位	百分比（%）
指标属性	定量指标
指标导向	逐步提高
数据来源	国家医疗质量管理与控制信息网（NCIS），省、市医疗质量控制中心

四、HE 染色切片优良率

指标定义	HE 染色优良切片数占同期 HE 染色切片总数的比例 HE 染色优良切片指达到行业优良标准要求的 HE 染色切片
计算方法	HE 染色优良切片数/同期 HE 染色切片总数×100%
计量单位	百分比（%）
指标属性	定量指标
指标导向	逐步提高
数据来源	国家医疗质量管理与控制信息网（NCIS），省、市医疗质量控制中心

五、免疫组化染色切片优良率

指标定义	免疫组化染色优良切片数占同期免疫组化染色切片总数的比例 免疫组化染色优良切片指达到行业优良标准要求的免疫组化染色切片
计算方法	免疫组化染色优良切片数/同期免疫组化染色切片总数×100%
计量单位	百分比（%）
指标属性	定量指标
指标导向	逐步提高
数据来源	国家医疗质量管理与控制信息网（NCIS），省、市医疗质量控制中心

六、术中快速病理诊断及时率

指标定义	在规定时间内完成术中快速病理诊断报告的标本数占同期术中快速病理诊断标本总数的比例 规定时间指单例标本术中快速病理诊断报告在收到标本后30分钟内完成。若前一例标本术中快速病理诊断报告未完成，新标本术中快速病理诊断报告在收到标本后45分钟内完成
计算方法	在规定时间内完成术中快速病理诊断报告的标本数/同期术中快速病理诊断标本总数×100%
计量单位	百分比（%）
指标属性	定量指标
指标导向	逐步提高
数据来源	国家医疗质量管理与控制信息网（NCIS），省、市医疗质量控制中心

七、组织病理诊断及时率

指标定义	在规定时间内完成组织病理诊断报告的标本数占同期组织病理诊断标本总数的比例 规定时间指穿刺、内窥镜钳取活检的小标本，自接收标本起，≤3个工作日发出病理报告；其他类型标本自接收标本起，≤5个工作日发出病理报告；需特殊处理、特殊染色、免疫组化染色、分子检测的标本，按照有关行业标准增加相应的工作日
计算方法	在规定时间内完成组织病理诊断报告的标本数/同期组织病理诊断标本总数×100%
计量单位	百分比（%）
指标属性	定量指标
指标导向	逐步提高
数据来源	国家医疗质量管理与控制信息网（NCIS），省、市医疗质量控制中心

八、细胞病理诊断及时率

指标定义	在规定时间内完成细胞病理诊断报告的标本数占同期细胞病理诊断标本总数的比例 规定时间指自接收标本起，≤2个工作日发出细胞病理诊断报告；需特殊处理、特殊染色、免疫组化染色、分子检测的标本，按照有关行业标准增加相应的工作日
计算方法	在规定时间内完成细胞病理诊断报告的标本数/同期细胞病理诊断标本总数×100%
计量单位	百分比（%）
指标属性	定量指标
指标导向	逐步提高
数据来源	国家医疗质量管理与控制信息网（NCIS），省、市医疗质量控制中心

九、各项分子病理检测室内质量控制合格率

指标定义	各项分子病理检测室内质量控制合格病例数占同期同种类型分子病理检测病例总数的比例 分子病理检测室内质量控制合格指检测流程及结果达到行业标准要求
计算方法	各项分子病理检测室内质量控制合格病例数/同期同种类型分子病理检测病例总数×100%
计量单位	百分比（%）
指标属性	定量指标
指标导向	逐步提高
数据来源	国家医疗质量管理与控制信息网（NCIS），省、市医疗质量控制中心

十、免疫组化染色室间质量评价合格率

指标定义	免疫组化染色室间质量评价合格次数占同期免疫组化染色室间质量评价总次数的比例 免疫组化染色室间质量评价合格指参加省级以上病理质量控制中心组织的免疫组化染色室间质量评价，并达到合格标准
计算方法	免疫组化染色室间质量评价合格次数/同期免疫组化染色室间质量评价总次数×100%
计量单位	百分比（%）
指标属性	定量指标
指标导向	逐步提高
数据来源	国家医疗质量管理与控制信息网（NCIS），省、市医疗质量控制中心

十一、各项分子病理室间质量评价合格率

指标定义	各项分子病理室间质量评价合格次数占同期同种分子病理室间质量评价总次数的比例 分子病理室间质量评价合格指参加省级以上病理质量控制中心组织的分子病理室间质量评价，并达到合格标准
计算方法	分子病理室间质量评价合格次数/同期同种分子病理室间质量评价总次数×100%
计量单位	百分比（%）
指标属性	定量指标
指标导向	逐步提高
数据来源	国家医疗质量管理与控制信息网（NCIS），省、市医疗质量控制中心

十二、细胞学病理诊断质量控制符合率

指标定义	细胞学原病理诊断与抽查质量控制诊断符合的标本数占同期抽查质量控制标本总数的比例抽查标本数应占总阴性标本数至少5%
计算方法	细胞学原病理诊断与抽查质量控制诊断符合的标本数/同期抽查质量控制标本总数×100%
计量单位	百分比（%）
指标属性	定量指标
指标导向	逐步提高
数据来源	国家医疗质量管理与控制信息网（NCIS），省、市医疗质量控制中心

十三、术中快速诊断与石蜡诊断符合率

指标定义	术中快速诊断与石蜡诊断符合标本数占同期术中快速诊断标本总数的比例 术中快速诊断与石蜡诊断符合指二者在良恶性病变的定性诊断方面一致
计算方法	术中快速诊断与石蜡诊断符合标本数/同期术中快速诊断标本总数×100%
计量单位	百分比（%）
指标属性	定量指标
指标导向	逐步提高
数据来源	国家医疗质量管理与控制信息网（NCIS），省、市医疗质量控制中心

第六节 医院感染管理医疗质量控制指标

一、医院感染发病（例次）率

指标定义	住院患者中发生医院感染新发病例（例次）占同期住院患者总人数的比例 医院感染新发病例指观察期间发生的医院感染病例，即观察开始时没有发生医院感染，观察开始后直至结束时发生的医院感染病例，包括观察开始时已发生医院感染、在观察期间又发生新的医院感染的病例
计算方法	医院感染新发病例人数（例次）/同期住院患者总人数×100%
计量单位	百分比（%）
指标属性	定量指标
指标导向	逐步降低
数据来源	国家医疗质量管理与控制信息网（NCIS），省、市医疗质量控制中心

二、医院感染现患（例次）率

指标定义	确定时段或时点住院患者中，医院感染患者人数（例次）占同期住院患者总人数的比例
计算方法	医院感染患者人数（例次）/同期住院患者总人数×100%
计量单位	百分比（%）
指标属性	定量指标
指标导向	逐步降低
数据来源	国家医疗质量管理与控制信息网（NCIS），省、市医疗质量控制中心

三、医院感染病例漏报率

指标定义	应当报告而未报告的医院感染病例数占同期应报告医院感染病例总数的比例
计算方法	应当报告而未报告的医院感染病例数/同期应报告医院感染病例总数×100%
计量单位	百分比（%）
指标属性	定量指标
指标导向	逐步降低
数据来源	国家医疗质量管理与控制信息网（NCIS），省、市医疗质量控制中心

四、多重耐药菌感染发现率

指标定义	多重耐药菌感染患者人数（例次）与同期住院患者总人数的比例 多重耐药菌主要包括碳青霉烯类肠杆菌科细菌（CRE）、耐甲氧西林金黄色葡萄球菌（MRSA）、耐万古霉素肠球菌（VRE）、耐碳青霉烯鲍曼不动杆菌（CRABA）、耐碳青霉烯铜绿假单胞菌（CRPAE）
计算方法	多重耐药菌感染患者人数（例次）/同期住院患者总人数×100%
计量单位	百分比（%）
指标属性	定量指标
指标导向	逐步降低
数据来源	国家医疗质量管理与控制信息网（NCIS），省、市医疗质量控制中心

五、多重耐药菌感染检出率

指标定义	多重耐药菌检出菌株数与同期该病原体检出菌株总数的比例
计算方法	多重耐药菌感染检出菌株数/同期该病原体检出菌株总数×100%
计量单位	百分比（%）
指标属性	定量指标
指标导向	监测比较
数据来源	国家医疗质量管理与控制信息网（NCIS），省、市医疗质量控制中心

六、医务人员手卫生依从率

指标定义	受调查的医务人员实际实施手卫生次数占同期调查中应实施手卫生次数的比例
计算方法	受调查的医务人员实际实施手卫生次数/同期调查中应实施手卫生次数×100%
计量单位	百分比（%）
指标属性	定量指标
指标导向	逐步提高
数据来源	国家医疗质量管理与控制信息网（NCIS），省、市医疗质量控制中心

七、住院患者抗菌药物使用率

指标定义	住院患者中使用抗菌药物（全身给药）患者人数占同期住院患者总人数的比例
计算方法	住院患者中使用抗菌药物（全身给药）患者人数/同期住院患者总人数×100%
计量单位	百分比（%）
指标属性	定量指标
指标导向	监测达标
数据来源	国家医疗质量管理与控制信息网（NCIS），省、市医疗质量控制中心

八、抗菌药物治疗前病原学送检率

指标定义	以治疗为目的使用抗菌药物的住院患者，使用抗菌药物前病原学检验标本送检病例数占同期使用抗菌药物治疗病例总数的比例 病原学检验标本包括各种微生物培养、降钙素原、白介素-6等感染指标的血清学检验
计算方法	使用抗菌药物前病原学检验标本送检病例数/同期使用抗菌药物治疗病例总数×100%
计量单位	百分比（%）
指标属性	定量指标
指标导向	监测达标
数据来源	国家医疗质量管理与控制信息网（NCIS），省、市医疗质量控制中心

九、Ⅰ类切口手术部位感染率

指标定义	发生Ⅰ类切口手术部位感染病例数占同期Ⅰ类切口手术患者总人数的比例 Ⅰ类切口手术部位感染指发生Ⅰ类（清洁）切口，即手术未进入炎症区，未进入呼吸、消化及泌尿生殖道，以及闭合性创伤手术符合上述条件的手术切口的感染，包括无植入物手术后30日内、有植入物手术后1年内发生的手术部位感染
计算方法	发生Ⅰ类切口手术部位感染病例数/同期Ⅰ类切口手术患者总人数×100%
计量单位	百分比（%）
指标属性	定量指标
指标导向	逐步降低
数据来源	国家医疗质量管理与控制信息网（NCIS），省、市医疗质量控制中心

十、Ⅰ类切口手术抗菌药物预防使用率

指标定义	Ⅰ类切口手术预防使用抗菌药物的患者人数占同期Ⅰ类切口手术患者总人数的比例
计算方法	Ⅰ类切口手术预防使用抗菌药物的患者人数/同期Ⅰ类切口手术患者总人数×100%
计量单位	百分比（%）
指标属性	定量指标
指标导向	监测达标
数据来源	国家医疗质量管理与控制信息网（NCIS），省、市医疗质量控制中心

十一、呼吸机相关肺炎发病率

指标定义	使用呼吸机住院患者中新发呼吸机相关肺炎的发病频率
计算方法	呼吸机相关肺炎例次数/同期患者使用呼吸机总日数×1000‰
计量单位	例/千机械通气日（‰）
指标属性	定量指标
指标导向	逐步降低
数据来源	国家医疗质量管理与控制信息网（NCIS），省、市医疗质量控制中心

十二、导尿管相关泌尿系感染发病率

指标定义	使用导尿管住院患者中新发导尿管相关泌尿系感染的发病频率
计算方法	导尿管相关泌尿系感染例次数/同期患者使用导尿管总日数×1000‰
计量单位	例/千导尿管日（‰）
指标属性	定量指标
指标导向	逐步降低
数据来源	国家医疗质量管理与控制信息网（NCIS），省、市医疗质量控制中心

十三、血管内导管相关血流感染发病率

指标定义	使用血管内导管住院患者中新发血管内导管相关血流感染的发病频率
计算方法	血管内导管相关血流感染例次数/同期患者使用血管内导管留置总日数×1000‰
计量单位	例/千导管日（‰）
指标属性	定量指标
指标导向	逐步降低
数据来源	国家医疗质量管理与控制信息网（NCIS），省、市医疗质量控制中心

第七节　临床用血质量控制指标

一、每千单位用血输血专业技术人员数

指标定义	输血科（血库）专职专业技术人员数占医疗机构年度每千单位用血数的比例 医疗机构年度用血总单位数指医疗机构一年时间使用全血、红细胞成分和血浆的总单位数
计算方法	输血科（血库）专职专业技术人员数/医疗机构年度用血总单位数/1000
计量单位	千分比（‰）
指标属性	定量指标
指标导向	监测比较
数据来源	卫生资源统计年报，省、市医疗质量控制中心

二、临床输血申请单合格率

指标定义	符合用血条件且填写规范的临床输血申请单数量占同期输血科（血库）接收的临床输血申请单总数的比例
计算方法	符合用血条件且填写规范的申请单数量/同期输血科（血库）接收的申请单总数
计量单位	百分比（%）
指标属性	定量指标
指标导向	监测达标
数据来源	国家医疗质量管理与控制信息网（NCIS），省、市医疗质量控制中心

三、受血者标本血型复查率

指标定义	输血科（血库）对受血者血液标本复查血型的数量占同期接收受血者血液标本总数的比例
计算方法	受血者血液标本复查血型数/同期接收受血者血液标本总数×100%
计量单位	百分比（%）
指标属性	定量指标
指标导向	逐步提高
数据来源	国家医疗质量管理与控制信息网（NCIS），省、市医疗质量控制中心

四、输血相容性检测项目室内质控率

指标定义	开展室内质量控制的输血相容性检测项目数占医疗机构开展的输血相容性检测项目总数的比例
计算方法	开展室内质量控制的输血相容性检测项目数/医疗机构开展的输血相容性检测项目总数×100%
计量单位	百分比（%）
指标属性	定量指标
指标导向	逐步提高
数据来源	国家医疗质量管理与控制信息网（NCIS），省、市医疗质量控制中心

五、输血相容性检测室间质量评价项目参加率

指标定义	参加室间质量评价的输血相容性检测项目数占所参加的室间质量评价机构输血相容性检测室间质量评价项目总数的比例
计算方法	参加室间质量评价的输血相容性检测项目数/所参加的室间质量评价机构输血相容性检测室间质量评价项目总数×100%
计量单位	百分比（%）
指标属性	定量指标
指标导向	逐步提高
数据来源	国家医疗质量管理与控制信息网（NCIS），省、市医疗质量控制中心

六、千输血人次输血不良反应上报例数

指标定义	单位时间内，每千输血人次中输血不良反应上报例数
计算方法	输血不良反应上报例数/输血总人次×1000
计量单位	例
指标属性	定量指标
指标导向	监测比较
数据来源	国家医疗质量管理与控制信息网（NCIS），省、市医疗质量控制中心

七、一二级手术台均用血量

指标定义	单位时间一级和二级手术台均用血量（此处仅统计异体红细胞成分及全血用量）
计算方法	一级和二级手术用血总单位数/同期一级和二级手术总台数
计量单位	U
指标属性	定量指标
指标导向	逐步降低
数据来源	卫生资源统计年报，省、市医疗质量控制中心

八、三四级手术台均用血量

指标定义	单位时间三级和四级手术台均用血量（此处仅统计异体红细胞成分及全血用量）
计算方法	三级和四级手术用血总单位数/同期三级和四级手术总台数
计量单位	U
指标属性	定量指标
指标导向	监测比较
数据来源	卫生资源统计年报，省、市医疗质量控制中心

九、手术患者自体输血率

指标定义	单位时间手术患者住院期间自体输血量占手术患者异体输血量与自体输血量之和的百分比（此处仅统计红细胞成分及全血用量）
计算方法	手术患者自体输血总单位数/（同期手术患者异体输血单位数＋自体输血单位数）
计量单位	百分比（%）
指标属性	定量指标
指标导向	逐步提高
数据来源	国家医疗质量管理与控制信息网（NCIS），省、市医疗质量控制中心

十、出院患者人均用血量

指标定义	单位时间出院患者人均用血量（此处仅统计红细胞成分及全血用量）
计算方法	出院患者用血总单位数/同期出院患者人次
计量单位	U
指标属性	定量指标
指标导向	监测比较
数据来源	卫生资源统计年报，省、市医疗质量控制中心

第八节 呼吸内科专业医疗质量控制指标

一、急性肺血栓栓塞症（PTE）患者确诊检查比例

指标定义	单位时间内，出院诊断为急性 PTE 患者行确诊检查人数与同期急性 PTE 患者总人数的比值 急性 PTE 确诊检查包括 CT 肺动脉造影、放射性核素肺通气灌注扫描、磁共振肺动脉造影、肺动脉造影中任一项
计算方法	急性 PTE 患者行确诊检查人数/同期急性 PTE 患者总人数×100%
计量单位	百分比（%）
指标属性	定量指标
指标导向	逐步提高
数据来源	国家医疗质量管理与控制信息网（NCIS），省、市医疗质量控制中心

二、急性 PTE 患者行深静脉血栓相关检查比例

指标定义	单位时间内，急性 PTE 患者行深静脉血栓检查人数与同期急性 PTE 患者总人数的比值 急性 PTE 患者行深静脉血栓相关检查包括静脉超声、CT 静脉造影、放射性核素静脉显象、磁共振静脉造影、静脉造影中任一项
计算方法	急性 PTE 患者行深静脉血栓检查人数/同期急性 PTE 患者总人数×100%
计量单位	百分比（%）
指标属性	定量指标
指标导向	逐步提高
数据来源	国家医疗质量管理与控制信息网（NCIS），省、市医疗质量控制中心

三、急性 PTE 患者行危险分层相关检查比例

指标定义	单位时间内，急性 PTE 患者行危险分层相关检查人数占同期急性 PTE 患者总人数的比例 危险分层相关检查包括影像学检查和心脏生物学标志物检查。其中影像学检查包括超声心动图或 CT 肺动脉造影检查，心脏生物学标志物包括 B 型利钠肽/N 末端 B 型利钠肽原（BNP/NT-proBNP）、肌钙蛋白
计算方法	急性 PTE 患者行危险分层相关检查人数/同期急性 PTE 患者总人数×100%
计量单位	百分比（%）
指标属性	定量指标
指标导向	逐步提高
数据来源	国家医疗质量管理与控制信息网（NCIS），省、市医疗质量控制中心

四、住院期间行溶栓治疗的高危急性 PTE 患者比例

指标定义	单位时间内，住院期间行溶栓治疗的高危急性 PTE 患者人数占同期行溶栓治疗的急性 PTE 患者总人数的比例
计算方法	住院期间行溶栓治疗的高危急性 PTE 患者人数/同期行溶栓治疗的急性 PTE 患者总人数×100%
计量单位	百分比（%）
指标属性	定量指标
指标导向	监测比较
数据来源	国家医疗质量管理与控制信息网（NCIS），省、市医疗质量控制中心

五、急性 PTE 患者住院期间抗凝治疗比例

指标定义	单位时间内，急性 PTE 患者住院期间抗凝治疗人数占同期急性 PTE 患者总人数的比例 抗凝治疗为急性 PTE 基本治疗方法，可以有效防止血栓再形成和复发，降低急性 PTE 患者死亡率
计算方法	急性 PTE 患者住院期间抗凝治疗人数/同期急性 PTE 患者总人数×100%
计量单位	百分比（%）
指标属性	定量指标
指标导向	逐步提高
数据来源	国家医疗质量管理与控制信息网（NCIS），省、市医疗质量控制中心

六、急性 PTE 患者住院死亡率

指标定义	单位时间内，住院急性 PTE 患者死亡人数占同期住院急性 PTE 患者总人数的比例 反映医疗机构急性 PTE 患者疾病的严重程度及对急性 PTE 的救治能力
计算方法	住院急性 PTE 患者死亡人数/同期住院急性 PTE 患者总人数×100%
计量单位	百分比（%）
指标属性	定量指标
指标导向	逐步降低
数据来源	国家医疗质量管理与控制信息网（NCIS），省、市医疗质量控制中心

七、急性 PTE 患者住院期间发生大出血比例

指标定义	单位时间内，住院急性 PTE 患者发生大出血的人数占同期住院急性 PTE 患者总人数的比例 大出血是影响患者预后的重要因素之一，也是评价抗凝及溶栓等治疗手段安全性的重要指标之一
计算方法	急性 PTE 患者发生大出血的人数/同期住院急性 PTE 患者总人数×100%
计量单位	百分比（%）
指标属性	定量指标
指标导向	逐步降低
数据来源	国家医疗质量管理与控制信息网（NCIS），省、市医疗质量控制中心

八、慢性阻塞性肺疾病（COPD）急性加重患者住院期间行动脉血气分析比例

指标定义	单位时间内，住院期间至少进行一次动脉血气分析的 COPD 急性加重患者人数占同期住院 COPD 急性加重患者总人数的比例
计算方法	住院期间行动脉血气分析 COPD 急性加重患者人数/同期住院 COPD 急性加重患者总人数×100%
计量单位	百分比（%）
指标属性	定量指标
指标导向	逐步提高
数据来源	国家医疗质量管理与控制信息网（NCIS），省、市医疗质量控制中心

九、COPD 急性加重患者住院期间胸部影像学检查比例

指标定义	单位时间内，住院期间行胸部影像学检查（X 线/CT）的 COPD 急性加重患者人数占同期住院 COPD 患者总人数的比例 反映 COPD 急性加重有无并发症及合并症
计算方法	住院期间行胸部影像学检查 COPD 急性加重患者人数/同期住院 COPD 急性加重患者总人数×100%
计量单位	百分比（%）
指标属性	定量指标
指标导向	逐步提高
数据来源	国家医疗质量管理与控制信息网（NCIS），省、市医疗质量控制中心

十、COPD 急性加重患者住院期间心电图检查比例

指标定义	单位时间内，住院期间行心电图检查的 COPD 急性加重患者人数占同期住院 COPD 患者总人数的比例 反映 COPD 急性加重患者是否合并心律失常、心肌缺血、肺源性心脏病等
计算方法	住院期间行心电图检查的 COPD 患者人数/同期住院 COPD 患者总人数×100%
计量单位	百分比（%）
指标属性	定量指标
指标导向	逐步提高
数据来源	国家医疗质量管理与控制信息网（NCIS），省、市医疗质量控制中心

十一、COPD 急性加重患者住院期间超声心动图检查比例

指标定义	单位时间内，住院期间行超声心动图检查的 COPD 急性加重患者人数占同期住院 COPD 急性加重患者总人数的比例。 反映 COPD 急性加重患者是否合并肺源性心脏病
计算方法	住院期间行超声心动图检查的 COPD 急性加重患者人数/同期住院 COPD 急性加重患者总人数×100%
计量单位	百分比（%）
指标属性	定量指标
指标导向	逐步提高
数据来源	国家医疗质量管理与控制信息网（NCIS），省、市医疗质量控制中心

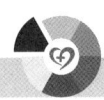

十二、COPD 急性加重患者住院期间抗感染治疗前病原学送检比例

指标定义	单位时间内，住院 COPD 急性加重患者抗感染治疗前病原学送检人数占同期住院 COPD 急性加重患者总人数的比例 病原学检查包括下列检查之一：痰/肺泡灌洗液涂片、培养，鼻/咽拭子病毒检测，血培养
计算方法	住院 COPD 急性加重患者抗感染治疗前病原学送检人数/同期住院 COPD 急性加重患者总人数×100%
计量单位	百分比（%）
指标属性	定量指标
指标导向	逐步提高
数据来源	国家医疗质量管理与控制信息网（NCIS），省、市医疗质量控制中心

十三、COPD 急性加重患者住院期间雾化吸入支气管扩张剂应用比例

指标定义	单位时间内，住院期间应用雾化吸入支气管扩张剂治疗的 COPD 急性加重患者人数占同期住院 COPD 急性加重患者总人数的比值
计算方法	住院期间应用雾化吸入支气管扩张剂治疗的 COPD 急性加重患者人数/同期住院 COPD 急性加重患者总人数×100%
计量单位	百分比（%）
指标属性	定量指标
指标导向	逐步提高
数据来源	国家医疗质量管理与控制信息网（NCIS），省、市医疗质量控制中心

十四、COPD 急性加重患者住院死亡率

指标定义	单位时间内，住院 COPD 急性加重患者死亡人数占同期住院 COPD 急性加重患者总人数的比例 反映 COPD 急性加重患者疾病严重程度
计算方法	住院 COPD 急性加重患者死亡人数/同期住院 COPD 急性加重患者总人数×100%
计量单位	百分比（%）
指标属性	定量指标
指标导向	逐步降低
数据来源	国家医疗质量管理与控制信息网（NCIS），省、市医疗质量控制中心

十五、使用有创机械通气的 COPD 急性加重患者死亡率

指标定义	单位时间内，使用有创机械通气治疗的 COPD 急性加重患者死亡人数占同期住院使用有创机械通气治疗的 COPD 急性加重患者总人数的比例 反映医疗机构对病情严重需要有创机械通气治疗的 COPD 患者的救治能力
计算方法	使用有创机械通气治疗的 COPD 急性加重患者死亡人数/同期住院使用有创机械通气的 COPD 急性加重患者总人数×100%
计量单位	百分比（%）
指标属性	定量指标
指标导向	逐步降低
数据来源	国家医疗质量管理与控制信息网（NCIS），省、市医疗质量控制中心

十六、住院成人社区获得性肺炎（CAP）患者进行 CAP 严重程度评估的比例

指标定义	单位时间内，进行 CAP 严重程度评估的住院 CAP 患者人数占同期住院 CAP 患者总人数的比例 反映 CAP 患者诊断的规范性
计算方法	进行 CAP 严重程度评估的住院 CAP 患者人数/同期住院 CAP 患者总人数×100%
计量单位	百分比（%）
指标属性	定量指标
指标导向	逐步提高
数据来源	国家医疗质量管理与控制信息网（NCIS），省、市医疗质量控制中心

十七、低危 CAP 患者住院比例

指标定义	单位时间内，住院低危 CAP 患者人数占同期住院 CAP 患者总人数的比例 反映医疗机构对 CAP 患者住院指征的把握能力及对医疗资源的管理能力。根据 CAP 病情严重程度评估，低危患者应该门诊治疗。低危 CAP 患者住院治疗意味着占用有限的病床资源，造成不必要的医疗花费
计算方法	住院低危 CAP 患者人数/同期住院 CAP 患者总人数×100%
计量单位	百分比（%）
指标属性	定量指标
指标导向	逐步降低
数据来源	国家医疗质量管理与控制信息网（NCIS），省、市医疗质量控制中心

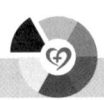

十八、CAP 患者住院期间抗感染治疗前病原学送检比例

指标定义	单位时间内，抗感染治疗前行病原学送检的住院 CAP 患者人数占同期住院 CAP 患者总人数的比例 反映医疗机构对 CAP 诊疗的规范性。病原学检查包括下列检查之一：痰/肺泡灌洗液/胸腔积液涂片、培养，鼻/咽拭子病毒检测，非典型病原体检测，血培养
计算方法	抗感染治疗前行病原学送检的住院 CAP 患者人数/同期住院 CAP 患者总人数×100%
计量单位	百分比（%）
指标属性	定量指标
指标导向	逐步提高
数据来源	国家医疗质量管理与控制信息网（NCIS），省、市医疗质量控制中心

十九、CAP 患者住院死亡率

指标定义	单位时间内，住院 CAP 患者死亡人数占同期住院 CAP 患者总人数的比例 反映收治 CAP 患者的疾病严重程度
计算方法	住院 CAP 患者死亡人数/同期住院 CAP 患者总人数×100%
计量单位	百分比（%）
指标属性	定量指标
指标导向	逐步降低
数据来源	国家医疗质量管理与控制信息网（NCIS），省、市医疗质量控制中心

二十、住院 CAP 患者接受机械通气的比例

指标定义	单位时间内，住院期间接受机械通气（包括无创/有创机械通气）的 CAP 患者人数占住院 CAP 患者总人数的比例 机械通气是 CAP 患者合并呼吸衰竭时重要的治疗手段，该指标有助于评价收治患者的严重程度及相应治疗的规范性
计算方法	住院期间接受机械通气的 CAP 患者人数/同期住院 CAP 患者总人数×100%
计量单位	百分比（%）
指标属性	定量指标
指标导向	监测比较
数据来源	国家医疗质量管理与控制信息网（NCIS），省、市医疗质量控制中心

第九节　产科专业医疗质量控制指标

一、剖宫产率和初产妇剖宫产率

指标定义	单位时间内，剖宫产分娩产妇人数占同期分娩产妇（分娩孕周≥28周）总人数的比例 单位时间内，初产妇（妊娠≥28周初次分娩的产妇，既往无28周及以上孕周分娩史）实施剖宫产手术人数占同期初产妇总人数的比例
计算方法	剖宫产率 = 剖宫产分娩产妇人数/同期分娩产妇总人数 × 100% 初产妇剖宫产率 = 初产妇剖宫产人数/同期初产妇总人数 × 100%
计量单位	百分比（%）
指标属性	定量指标
指标导向	监测比较
数据来源	国家医疗质量管理与控制信息网（NCIS），省、市医疗质量控制中心

二、阴道分娩椎管内麻醉使用率

指标定义	单位时间内，阴道分娩产妇实施椎管内麻醉人数（不含术中转剖宫产产妇人数）占同期阴道分娩产妇总人数（不含术中转剖宫产产妇人数）的比例 反映产科助产服务质量重要的过程指标
计算方法	阴道分娩产妇实施椎管内麻醉人数/同期阴道分娩产妇总人数 × 100%
计量单位	百分比（%）
指标属性	定量指标
指标导向	监测比较
数据来源	国家医疗质量管理与控制信息网（NCIS），省、市医疗质量控制中心

三、早产率和早期早产率

指标定义	单位时间内，早产（孕周在 $28 \sim 36^{+6}$ 周之间的分娩）产妇人数占同期分娩（分娩孕周≥28周）产妇总人数的比例 单位时间内，早期早产（孕周在 $28 \sim 33^{+6}$ 周之间的分娩）产妇人数占同期分娩（分娩孕周≥28周）产妇总人数的比例
计算方法	早产率 = 早产产妇人数/同期分娩产妇总人数 × 100% 早期早产率 = 早期早产产妇人数/同期分娩产妇总人数 × 100%
计量单位	百分比（%）
指标属性	定量指标
指标导向	监测比较
数据来源	国家医疗质量管理与控制信息网（NCIS），省、市医疗质量控制中心

四、巨大儿发生率

指标定义	单位时间内，巨大儿（出生体重≥4000 g）人数占同期活产数的比例
计算方法	巨大儿人数/同期活产数×100%
计量单位	百分比（%）
指标属性	定量指标
指标导向	监测比较
数据来源	国家医疗质量管理与控制信息网（NCIS），省、市医疗质量控制中心

五、严重产后出血发生率

指标定义	单位时间内，发生严重产后出血（分娩24小时内出血量≥1000 ml）的产妇人数占同期分娩产妇（分娩孕周≥28周）总人数的比例
计算方法	发生严重产后出血的产妇人数/同期分娩产妇总人数×100%
计量单位	百分比（%）
指标属性	定量指标
指标导向	逐步降低
数据来源	国家医疗质量管理与控制信息网（NCIS），省、市医疗质量控制中心

六、严重产后出血患者输血率

指标定义	单位时间内，发生严重产后出血（分娩24小时内出血量≥1000 ml）实施输血治疗（含自体输血）的人数占同期发生严重产后出血患者总人数的比例 反映严重产后出血的发生情况及输血治疗的实施情况
计算方法	发生严重产后出血实施输血治疗的人数/同期严重产后出血患者总人数×100%
计量单位	百分比（%）
指标属性	定量指标
指标导向	监测比较
数据来源	国家医疗质量管理与控制信息网（NCIS），省、市医疗质量控制中心

七、孕产妇死亡活产比

指标定义	单位时间内，孕产妇在孕期至产后42日内因各种原因造成的孕产妇死亡人数占同期活产数的比例
计算方法	孕产妇死亡人数/同期活产数×（100 000/100 000）
计量单位	十万分比（/100 000）
指标属性	定量指标
指标导向	逐步降低
数据来源	国家医疗质量管理与控制信息网（NCIS），省、市医疗质量控制中心

八、妊娠相关子宫切除率

指标定义	单位时间内，妊娠相关因素导致实施子宫切除人数占同期分娩产妇（分娩孕周≥28周）总人数的比例 妊娠相关因素包括产前/产后出血、子宫破裂及感染等妊娠早期、中期和晚期出现的产科相关因素，不包括妇科肿瘤及其他妇科疾病相关因素。产科实施子宫切除多用于为了挽救致命性的产后出血，反映医疗机构处理严重产后出血的能力
计算方法	妊娠相关子宫切除人数/同期分娩产妇总人数×（100 000/100 000）
计量单位	十万分比（/100 000）
指标属性	定量指标
指标导向	监测比较
数据来源	国家医疗质量管理与控制信息网（NCIS），省、市医疗质量控制中心

九、产后或术后非计划再次手术率

指标定义	单位时间内，产妇在同一次住院期间，产后或术后因各种原因导致患者需重返手术室进行计划外再次手术（含介入手术）的人数占同期分娩产妇（分娩孕周≥28周）总人数的比例
计算方法	产后或术后发生非计划再次手术人数/同期分娩产妇总人数×（100 000/100 000）
计量单位	十万分比（/100 000）
指标属性	定量指标
指标导向	逐步降低
数据来源	国家医疗质量管理与控制信息网（NCIS）省、市医疗质量控制中心

十、足月新生儿 5 分钟 Apgar 评分 <7 分发生率

指标定义	单位时间内，足月新生儿（分娩孕周≥37周）出生后5分钟Apgar评分<7分人数占同期内足月活产儿总数的比例
计算方法	足月新生儿5分钟Apgar评分<7分人数/同期足月活产儿总数×100%
计量单位	百分比（%）
指标属性	定量指标
指标导向	逐步降低
数据来源	国家医疗质量管理与控制信息网（NCIS），省、市医疗质量控制中心

第十节　神经系统疾病医疗质量控制指标

一、癫痫与惊厥癫痫持续状态

1. 癫痫发作频率记录率

指标定义	单位时间内，住院癫痫患者中各种发作类型的发作频率均得到记录的人数占同期住院癫痫患者总人数的比例
计算方法	各种发作类型的发作频率均得到记录的住院癫痫患者人数/同期住院癫痫患者总人数×100%
计量单位	百分比（%）
指标属性	定量指标
指标导向	逐步提高
数据来源	国家医疗质量管理与控制信息网（NCIS），省、市医疗质量控制中心

2. 抗癫痫药规范服用率

指标定义	单位时间内，住院癫痫患者（确诊3个月及以上）中近3个月按照癫痫诊断类型规范使用抗癫痫药治疗的人数占同期住院癫痫患者（确诊3个月及以上）总人数的比例 减少癫痫发作频率与患者生活质量密切相关，对于每一例确诊的患者，均应采用抗癫痫药控制癫痫发作。反映医疗机构使用抗癫痫药规范性
计算方法	近3个月规范使用抗癫痫药治疗的住院癫痫患者（确诊3个月及以上）数/同期住院癫痫患者（确诊3个月及以上）总人数×100%
计量单位	百分比（%）
指标属性	定量指标
指标导向	逐步提高
数据来源	国家医疗质量管理与控制信息网（NCIS），省、市医疗质量控制中心

3. 抗癫痫药严重不良反应发生率

指标定义	单位时间内，住院癫痫患者病程中发生抗癫痫药严重不良反应的人次数占同期住院癫痫患者总人次数的比例
计算方法	病程中发生抗癫痫药严重不良反应的住院癫痫患者人次数/同期住院癫痫患者总人次数×100%
计量单位	百分比（%）
指标属性	定量指标
指标导向	逐步降低
数据来源	国家医疗质量管理与控制信息网（NCIS），省、市医疗质量控制中心

4. 癫痫患者病因学检查完成率

指标定义	单位时间内，住院癫痫患者完成神经影像学检查（如头颅 CT 或磁共振）及脑电图学相关检查（普通或视频长程脑电图）的人数占同期住院癫痫患者总人数的比例
计算方法	完成神经影像学及脑电图学相关检查的住院癫痫患者人数/同期住院癫痫患者总人数×100%
计量单位	百分比（%）
指标属性	定量指标
指标导向	逐步提高
数据来源	国家医疗质量管理与控制信息网（NCIS），省、市医疗质量控制中心

5. 癫痫患者精神行为共患病筛查率

指标定义	单位时间内，住院癫痫患者完成共患病（抑郁症、焦虑症）筛查人数占同期住院癫痫患者总人数的比例 体现医疗机构对癫痫患者抑郁症及焦虑症为主的精神疾病共病筛查情况
计算方法	进行精神行为共患病筛查的住院癫痫患者人数/同期住院癫痫患者总人数×100%
计量单位	百分比（%）
指标属性	定量指标
指标导向	逐步提高
数据来源	国家医疗质量管理与控制信息网（NCIS），省、市医疗质量控制中心

6. 育龄期女性癫痫患者妊娠宣教执行率

指标定义	单位时间内，住院育龄期（18~44 岁，月经周期正常）女性癫痫患者（或照料者）在 1 年内至少接受过 1 次关于癫痫及治疗如何影响避孕或妊娠咨询者占同期育龄期女性住院癫痫患者总人数的比例 该指标体现对育龄期女性癫痫患者的治疗方案计划性和管理水平，癫痫与生育能力下降、妊娠风险增加，以及新生儿畸形风险相关
计算方法	每年至少接受过 1 次关于癫痫及其治疗如何影响避孕或妊娠的咨询的育龄期女性住院癫痫患者（或其照料者）人数/同期住院育龄期女性癫痫患者总人数×100%
计量单位	百分比（%）
指标属性	定量指标
指标导向	逐步提高
数据来源	国家医疗质量管理与控制信息网（NCIS），省、市医疗质量控制中心

7. 癫痫患者择期手术在院死亡率

指标定义	单位时间内，所有住院行癫痫择期手术的癫痫患者术后在院死亡率
计算方法	行癫痫择期手术后在院死亡患者人数/同期住院行癫痫择期手术的患者总人数×100%
计量单位	百分比（%）
指标属性	定量指标
指标导向	逐步降低
数据来源	国家医疗质量管理与控制信息网（NCIS），省、市医疗质量控制中心

8. 癫痫患者术后并发症发生率

指标定义	单位时间内，所有住院行癫痫手术的癫痫患者术后并发症发生率的人数占同期住院行癫痫手术的患者总人数的比例
计算方法	行癫痫手术后在院并发症发生人数/同期住院行癫痫手术的患者总人数×100%
计量单位	百分比（%）
指标属性	定量指标
指标导向	逐步降低
数据来源	国家医疗质量管理与控制信息网（NCIS），省、市医疗质量控制中心

9. 癫痫患者术后病理明确率

指标定义	单位时间内，所有住院行癫痫病灶切除手术的癫痫患者术后病理结果明确率的人数占同期住院行癫痫手术的患者总人数的比例
计算方法	行癫痫手术后病理明确患者人数/同期住院行癫痫手术的患者总人数×100%
计量单位	百分比（%）
指标属性	定量指标
指标导向	逐步提高
数据来源	国家医疗质量管理与控制信息网（NCIS），省、市医疗质量控制中心

10. 癫痫手术患者出院时继续抗癫痫药治疗率

指标定义	单位时间内，所有住院行手术治疗的癫痫患者出院时继续抗癫痫药治疗率的人数占同期住院行癫痫手术的患者总人数的比例 反映医疗机构癫痫外科手术术后序贯治疗情况。完成癫痫手术治疗后，患者应该在专科医师指导下继续抗癫痫药治疗以达到更优的癫痫发作控制
计算方法	出院时继续抗癫痫药治疗的癫痫手术患者人数/同期住院行癫痫手术的患者总人数×100%
计量单位	百分比（%）
指标属性	定量指标
指标导向	监测比较
数据来源	国家医疗质量管理与控制信息网（NCIS），省、市医疗质量控制中心

11. 惊厥性癫痫持续状态发作控制率

指标定义	单位时间内，惊厥性癫痫持续状态患者中发作在接诊后1小时内得到控制的人数占同期住院惊厥性癫痫持续状态患者总人数的比例
计算方法	发作在接诊后1小时内得到控制的惊厥性癫痫持续状态患者人数/同期住院惊厥性癫痫持续状态患者总人数×100%
计量单位	百分比（%）
指标属性	定量指标
指标导向	逐步提高
数据来源	国家医疗质量管理与控制信息网（NCIS），省、市医疗质量控制中心

12. 惊厥性癫痫持续状态初始治疗标准方案应用率

指标定义	单位时间内，住院惊厥性癫痫持续状态患者中应用指南推荐的初始治疗标准方案治疗的患者人数占同期住院惊厥性癫痫持续状态患者总人数的比例
计算方法	应用标准初始治疗方案治疗的住院惊厥性癫痫持续状态患者人数/同期住院惊厥性癫痫持续状态患者总人数×100%
计量单位	百分比（%）
指标属性	定量指标
指标导向	逐步提高
数据来源	国家医疗质量管理与控制信息网（NCIS），省、市医疗质量控制中心

13. 难治性惊厥性癫痫持续状态患者麻醉药物应用率

指标定义	单位时间内，住院难治性惊厥性癫痫持续状态患者应用麻醉药物治疗的人数占同期住院难治性惊厥性癫痫持续状态患者总人数的比例 难治性惊厥性癫痫持续状态一线、二线治疗药物均无效，死亡率高，应在这类患者中应用麻醉药物控制发作
计算方法	应用麻醉药物治疗的住院难治性惊厥性癫痫持续状态患者人数/同期住院难治性惊厥性癫痫持续状态患者总人数×100%
计量单位	百分比（%）
指标属性	定量指标
指标导向	逐步提高
数据来源	国家医疗质量管理与控制信息网（NCIS），省、市医疗质量控制中心

14. 难治性惊厥性癫痫持续状态患者气管插管或机械通气应用率

指标定义	单位时间内，收治入院的难治性惊厥性癫痫持续状态患者启动气管插管或机械通气治疗的人数占同期住院难治性惊厥性癫痫持续状态患者总人数的比例 难治性惊厥性癫痫持续状态需给予必要的生命支持，尤其是呼吸支持（气管插管或机械通气），防止因惊厥时间过长而导致不可逆的脑损伤和重要脏器损伤
计算方法	启动气管插管或机械通气的难治性惊厥性癫痫持续状态住院患者人数/同期住院难治性惊厥性癫痫持续状态患者总人数×100%
计量单位	百分比（%）
指标属性	定量指标
指标导向	逐步提高
数据来源	国家医疗质量管理与控制信息网（NCIS），省、市医疗质量控制中心

15. 在院惊厥性癫痫持续状态患者脑电监测率

指标定义	单位时间内，住院惊厥性癫痫持续状态患者中入院 24 小时内完成同步脑电监测的人数占同期住院惊厥性癫痫持续状态患者总人数的比例 完成同步脑电监测是惊厥性癫痫持续状态患者临床评估的核心
计算方法	入院 24 小时内完成同步脑电监测的惊厥性癫痫持续状态患者人数/同期住院惊厥性癫痫持续状态患者总人数×100%
计量单位	百分比（%）
指标属性	定量指标
指标导向	逐步提高
数据来源	国家医疗质量管理与控制信息网（NCIS），省、市医疗质量控制中心

16. 在院惊厥性癫痫持续状态患者影像检查率

指标定义	单位时间内，住院惊厥性癫痫持续状态患者中入院 72 小时内完成神经影像学检查的人数占同期住院惊厥性癫痫持续状态患者总人数的比例
计算方法	入院 72 小时内完成神经影像学检查的惊厥性癫痫持续状态患者人数/同期住院惊厥性癫痫持续状态患者总人数×100%
计量单位	百分比（%）
指标属性	定量指标
指标导向	逐步提高
数据来源	国家医疗质量管理与控制信息网（NCIS），省、市医疗质量控制中心

17. 在院惊厥性癫痫持续状态患者脑脊液检查率

指标定义	单位时间内，住院惊厥性癫痫持续状态患者中入院 72 小时内完成脑脊液相关病因学检查的人数占同期住院惊厥性癫痫持续状态患者总人数的比例 脑脊液检查是惊厥性癫痫持续状态患者病因诊断的重要手段
计算方法	入院 72 小时内完成脑脊液相关病因学检查的惊厥性癫痫持续状态患者人数/同期住院惊厥性癫痫持续状态患者总人数×100%
计量单位	百分比（%）
指标属性	定量指标
指标导向	逐步提高
数据来源	国家医疗质量管理与控制信息网（NCIS），省、市医疗质量控制中心

18. 在院期间惊厥性癫痫持续状态患者病因明确率

指标定义	单位时间内，住院惊厥性癫痫持续状态患者中在院期间病因学明确的患者人数占同期住院惊厥性癫痫持续状态患者总人数的比例 癫痫持续状态病因的筛查是临床治疗的重要依据，其完成率反映医疗机构癫痫医疗质量控制
计算方法	住院期间病因学明确的惊厥性癫痫持续状态患者人数/同期住院惊厥性癫痫持续状态患者总人数×100%
计量单位	百分比（%）
指标属性	定量指标
指标导向	逐步提高
数据来源	国家医疗质量管理与控制信息网（NCIS），省、市医疗质量控制中心

19. 惊厥性癫痫持续状态患者在院死亡率

指标定义	单位时间内，住院惊厥性癫痫持续状态患者中院内死亡的患者人数占同期住院惊厥性癫痫持续状态患者总人数的比例
计算方法	院内死亡的惊厥性癫痫持续状态住院患者人数/同期住院惊厥性癫痫持续状态患者总人数×100%
计量单位	百分比（%）
指标属性	定量指标
指标导向	逐步降低
数据来源	国家医疗质量管理与控制信息网（NCIS），省、市医疗质量控制中心

20. 惊厥性癫痫持续状态患者随访（出院30日内）死亡率

指标定义	单位时间内，住院惊厥性癫痫持续状态患者中出院30日内死亡患者人数占同期住院惊厥性癫痫持续状态患者总人数的比例 惊厥性癫痫持续状态患者随访死亡率是短期内评估惊厥性癫痫持续状态治疗效果的终点指标
计算方法	出院30日内死亡的惊厥性癫痫持续状态患者人数/同期住院惊厥性癫痫持续状态患者总人数×100%
计量单位	百分比（%）
指标属性	定量指标
指标导向	逐步降低
数据来源	国家医疗质量管理与控制信息网（NCIS），省、市医疗质量控制中心

二、脑梗死

1. 脑梗死患者神经功能缺损评估率

指标定义	单位时间内，入院时采用美国国立卫生研究院卒中量表（NIHSS）进行神经功能缺损评估的脑梗死患者人数占同期住院脑梗死患者总人数的比例
计算方法	入院时行神经功能缺损 NIHSS 评估的脑梗死患者人数/同期住院脑梗死患者总人数×100%
计量单位	百分比（%）
指标属性	定量指标
指标导向	逐步提高
数据来源	国家医疗质量管理与控制信息网（NCIS），省、市医疗质量控制中心

2. 发病 24 小时内脑梗死患者急诊就诊 30 分钟内完成头颅 CT 影像学检查率

指标定义	单位时间内，发病 24 小时内急诊就诊行头颅 CT 影像学检查的脑梗死患者中，30 分钟内获得头颅 CT 影像学诊断信息的患者所占的比例
计算方法	发病 24 小时内急诊就诊的脑梗死患者 30 分钟内获得头颅 CT 影像学诊断信息的人数/同期发病 24 小时内急诊就诊行头颅 CT 影像学检查的脑梗死患者总人数×100%
计量单位	百分比（%）
指标属性	定量指标
指标导向	逐步提高
数据来源	国家医疗质量管理与控制信息网（NCIS），省、市医疗质量控制中心

3. 发病 24 小时内脑梗死患者急诊就诊 45 分钟内临床实验室检查完成率

指标定义	单位时间内，发病 24 小时内到急诊就诊行实验室检查（包括血常规、血糖、凝血、电解质、肝肾功能）的脑梗死患者中，45 分钟内获得临床实验室诊断信息的患者所占的比例
计算方法	发病 24 小时内急诊就诊脑梗死患者 45 分钟内获得临床实验室诊断信息的人数/同期发病 24 小时内急诊就诊行实验室检查的脑梗死患者总人数×100%
计量单位	百分比（%）
指标属性	定量指标
指标导向	逐步提高
数据来源	国家医疗质量管理与控制信息网（NCIS），省、市医疗质量控制中心

4. 发病 4.5 小时内脑梗死患者静脉溶栓率

指标定义	单位时间内，发病 4.5 小时内行静脉溶栓治疗的脑梗死患者人数占同期发病 4.5 小时内到院的脑梗死患者总人数的比例
计算方法	发病 4.5 小时内行静脉溶栓治疗的脑梗死患者人数/同期发病 4.5 小时到院的脑梗死患者总人数×100%
计量单位	百分比（%）
指标属性	定量指标
指标导向	监测比较
数据来源	国家医疗质量管理与控制信息网（NCIS），省、市医疗质量控制中心

5. 入院到给予静脉溶栓药物的时间小于 60 分钟的脑梗死患者的比例

指标定义	单位时间内，从入院到给予静脉溶栓药物的时间小于 60 分钟的脑梗死患者人数占同期给予静脉溶栓治疗的脑梗死患者总人数的比例
计算方法	给予静脉溶栓药物的时间小于 60 分钟的脑梗死患者人数/同期给予静脉溶栓治疗的脑梗死患者总人数×100%
计量单位	百分比（%）
指标属性	定量指标
指标导向	逐步提高
数据来源	国家医疗质量管理与控制信息网（NCIS），省、市医疗质量控制中心

6. 发病 6 小时内前循环大血管闭塞性脑梗死患者血管内治疗率

指标定义	单位时间内，在发病 6 小时内行血管内治疗的前循环大血管闭塞性脑梗死患者人数占同期发病 6 小时内到院的前循环大血管闭塞的脑梗死患者总人数的比例
计算方法	发病 6 小时内行血管内治疗的前循环大血管闭塞性脑梗死患者人数/同期发病 6 小时内到院的前循环大血管闭塞的脑梗死患者总人数×100%
计量单位	百分比（%）
指标属性	定量指标
指标导向	监测比较
数据来源	国家医疗质量管理与控制信息网（NCIS），省、市医疗质量控制中心

7. 脑梗死患者入院 48 小时内抗血小板药物治疗率

指标定义	单位时间内，入院 48 小时内给予抗血小板药物治疗的脑梗死患者人数占同期住院脑梗死患者总人数的比例 抗血小板药物包括阿司匹林、氯吡格雷、替格瑞洛、西洛他唑、吲哚布芬、双嘧达莫、阿昔单抗、替罗非班、依替非巴肽
计算方法	入院 48 小时内给予抗血小板药物治疗的脑梗死患者人数/同期住院脑梗死患者总人数×100%
计量单位	百分比（%）
指标属性	定量指标
指标导向	逐步提高
数据来源	国家医疗质量管理与控制信息网（NCIS），省、市医疗质量控制中心

8. 非致残性脑梗死患者发病 24 小时内双重强化抗血小板药物治疗率

指标定义	单位时间内，发病 24 小时内给予阿司匹林和氯吡格雷强化抗血小板药物治疗的非致残性脑梗死（NIHSS≤3 分）患者人数占同期住院非致残性脑梗死患者总人数的比例
计算方法	发病 24 小时内给予双重强化抗血小板药物治疗的非致残性脑梗死患者人数/同期住院非致残性脑梗死患者总人数×100%
计量单位	百分比（%）
指标属性	定量指标
指标导向	监测比较
数据来源	国家医疗质量管理与控制信息网（NCIS），省、市医疗质量控制中心

9. 不能自行行走的脑梗死患者入院 48 小时内深静脉血栓预防率

指标定义	单位时间内，不能自行行走的脑梗死患者入院 48 小时内给予深静脉血栓（DVT）预防措施的人数占同期不能自行行走住院脑梗死患者总人数的比例 反映医疗机构减少住院期间并发症的诊疗措施执行情况
计算方法	不能自行行走脑梗死患者入院 48 小时内给予深静脉血栓预防措施的人数/同期不能自行行走的住院脑梗死患者总人数×100%
计量单位	百分比（%）
指标属性	定量指标
指标导向	逐步提高
数据来源	国家医疗质量管理与控制信息网（NCIS），省、市医疗质量控制中心

10. 脑梗死患者住院 7 日内血管评价率

指标定义	单位时间内,脑梗死患者住院 7 日内完善颈部和颅内血管评价的人数占同期住院脑梗死患者总人数的比例 反映脑梗死急性期规范化诊疗与评估情况
计算方法	住院 7 日内完善血管评价的脑梗死患者人数/同期住院脑梗死患者总人数×100%
计量单位	百分比(%)
指标属性	定量指标
指标导向	逐步提高
数据来源	国家医疗质量管理与控制信息网(NCIS),省、市医疗质量控制中心

11. 住院期间脑梗死患者他汀类药物治疗率

指标定义	单位时间内,住院期间使用他汀类药物治疗的脑梗死患者人数占同期住院脑梗死患者总人数的比例 反映脑梗死急性期规范化诊疗情况
计算方法	住院期间使用他汀药物治疗的脑梗死患者人数/同期住院脑梗死患者总人数×100%
计量单位	百分比(%)
指标属性	定量指标
指标导向	逐步提高
数据来源	国家医疗质量管理与控制信息网(NCIS),省、市医疗质量控制中心

12. 住院期间合并心房颤动的脑梗死患者抗凝治疗率

指标定义	单位时间内,脑梗死合并心房颤动患者住院期间使用抗凝药物治疗的人数占同期住院脑梗死合并心房颤动患者总人数的比例 反映脑梗死急性期规范化诊疗情况
计算方法	使用抗凝药物治疗的合并心房颤动的住院脑梗死患者人数/同期合并心房颤动的脑梗死住院患者总人数×100%
计量单位	百分比(%)
指标属性	定量指标
指标导向	监测比较
数据来源	国家医疗质量管理与控制信息网(NCIS),省、市医疗质量控制中心

13. 脑梗死患者吞咽功能筛查率

指标定义	单位时间内，进食、水前进行吞咽功能筛查的住院脑梗死患者人数占同期住院治疗的脑梗死患者总人数的比例 反映医疗机构减少住院期间并发症的诊疗措施执行情况
计算方法	进食、水前进行吞咽功能筛查的住院脑梗死患者人数/同期住院脑梗死患者总人数×100%
计量单位	百分比（%）
指标属性	定量指标
指标导向	逐步提高
数据来源	国家医疗质量管理与控制信息网（NCIS），省、市医疗质量控制中心

14. 脑梗死患者康复评估率

指标定义	单位时间内，进行康复评估的住院脑梗死患者人数占同期住院治疗的脑梗死患者总人数的比例
计算方法	进行康复评估的住院脑梗死患者人数/同期脑梗死住院患者总人数×100%
计量单位	百分比（%）
指标属性	定量指标
指标导向	逐步提高
数据来源	国家医疗质量管理与控制信息网（NCIS），省、市医疗质量控制中心

15. 出院时脑梗死患者抗栓治疗率和他汀类药物治疗率

指标定义	单位时间内，出院时给予抗栓药物治疗（包括抗血小板药物和抗凝药物治疗）的脑梗死患者人数占同期住院脑梗死患者总人数的比例 单位时间内，出院时给予他汀类药物治疗的脑梗死患者人数占同期住院脑梗死患者总人数的比例 均反映脑梗死二级预防规范化诊疗情况
计算方法	出院时脑梗死患者抗栓治疗率＝出院时给予抗栓药物治疗的脑梗死患者人数/同期住院脑梗死患者总人数×100% 出院时脑梗死患者他汀类药物治疗率＝出院时给予他汀类药物治疗的脑梗死患者人数/同期住院脑梗死患者总人数×100%
计量单位	百分比（%）
指标属性	定量指标
指标导向	监测比较
数据来源	国家医疗质量管理与控制信息网（NCIS），省、市医疗质量控制中心

16. 出院时合并高血压、糖尿病、心房颤动的脑梗死患者降压药物、降糖药物、抗凝药物治疗率

指标定义	单位时间内，出院时给予降压药物治疗的合并高血压的脑梗死患者人数占同期合并高血压的住院脑梗死患者总人数的比例 单位时间内，出院时给予降糖药物治疗的合并糖尿病的脑梗死患者人数占同期合并糖尿病的住院脑梗死患者总人数的比例 单位时间内，出院时给予抗凝药物治疗的合并心房颤动的脑梗死患者人数占同期合并心房颤动的住院脑梗死患者总人数的比例 均反映脑梗死二级预防规范化诊疗情况
计算方法	出院时合并高血压的脑梗死患者降压药物治疗率＝出院时给予降压药物治疗的合并高血压的脑梗死患者人数/同期合并高血压的住院脑梗死患者总人数×100% 出院时合并糖尿病的脑梗死患者降糖药物治疗率＝出院时给予降糖药物治疗的合并糖尿病的脑梗死患者人数/同期合并糖尿病的住院脑梗死患者总人数×100% 出院时合并心房颤动的脑梗死患者抗凝药物治疗率＝出院时给予抗凝药物治疗的合并心房颤动的脑梗死患者人数/同期合并心房颤动的住院脑梗死患者总人数×100%
计量单位	百分比（%）
指标属性	定量指标
指标导向	监测比较
数据来源	国家医疗质量管理与控制信息网（NCIS），省、市医疗质量控制中心

17. 脑梗死患者住院死亡率

指标定义	单位时间内，在住院期间死亡的脑梗死患者人数占同期住院脑梗死患者总人数的比例
计算方法	住院期间死亡的脑梗死患者人数/同期住院脑梗死患者总人数×100%
计量单位	百分比（%）
指标属性	定量指标
指标导向	逐步降低
数据来源	国家医疗质量管理与控制信息网（NCIS）、省、市医疗质量控制中心

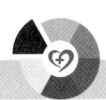

18. 发病 24 小时内脑梗死患者血管内治疗率

指标定义	单位时间内，发病 24 小时内行血管内治疗脑梗死患者人数占同期收治发病 24 小时内脑梗死患者总人数的比例 反映医疗机构发病 24 小时内脑梗死患者行血管内治疗的现状，以及医疗机构脑梗死患者急救管理的质量
计算方法	发病 24 小时内行血管内治疗的脑梗死患者人数/同期收治发病 24 小时内脑梗死患者总人数×100%
计量单位	百分比（%）
指标属性	定量指标
指标导向	监测比较
数据来源	国家医疗质量管理与控制信息网（NCIS），省、市医疗质量控制中心

19. 发病 24 小时内脑梗死患者血管内治疗术前影像学评估率

指标定义	单位时间内，发病 24 小时内脑梗死患者行血管内治疗术前行影像学评估人数占发病 24 小时内脑梗死患者行血管内治疗人数的比例 反映医疗机构发病 24 小时内脑梗死患者行血管内治疗术前规范化影像评估的现状
计算方法	发病 24 小时内脑梗死患者行血管内治疗术前行影像学评估人数/同期发病 24 小时内脑梗死患者行血管内治疗人数×100%
计量单位	百分比（%）
指标属性	定量指标
指标导向	监测比较
数据来源	国家医疗质量管理与控制信息网（NCIS），省、市医疗质量控制中心

20. 发病 24 小时内脑梗死患者行血管内治疗 90 分钟内完成动脉穿刺率

指标定义	单位时间内，发病 24 小时内脑梗死患者行血管内治疗者中，从入院到完成动脉穿刺时间（DPT）在 90 分钟内的患者所占比例 反映医疗机构发病 24 小时内脑梗死患者行血管内治疗流程管理水平
计算方法	发病 24 小时内脑梗死患者行血管内治疗从入院到完成动脉穿刺在 90 分钟内人数/同期发病 24 小时内脑梗死患者行血管内治疗人数×100%
计量单位	百分比（%）
指标属性	定量指标
指标导向	逐步提高
数据来源	国家医疗质量管理与控制信息网（NCIS），省、市医疗质量控制中心

21. 发病 24 小时内脑梗死患者行血管内治疗 60 分钟内成功再灌注率

指标定义	单位时间内,发病 24 小时内脑梗死患者行血管内治疗者中,从完成动脉穿刺到成功再灌注时间(PRT)在 60 分钟内的患者所占比例 反映医疗机构发病 24 小时内脑梗死患者行血管内治疗技术水平
计算方法	发病 24 小时内脑梗死患者行血管内治疗从完成动脉穿刺到成功再灌注时间在 60 分钟内人数/同期发病 24 小时内脑梗死患者行血管内治疗人数×100%
计量单位	百分比(%)
指标属性	定量指标
指标导向	逐步提高
数据来源	国家医疗质量管理与控制信息网(NCIS),省、市医疗质量控制中心

22. 发病 24 小时内脑梗死患者行血管内治疗术后即刻再通率

指标定义	单位时间内,发病 24 小时内脑梗死患者行血管内治疗者中,术后即刻脑血管造影提示靶血管成功再通的患者所占比例 反映医疗机构发病 24 小时内脑梗死患者行血管内治疗技术水平
计算方法	发病 24 小时内脑梗死患者行血管内治疗术后即刻脑血管造影提示靶血管成功再通人数/同期发病 24 小时内脑梗死患者行血管内治疗人数×100%
计量单位	百分比(%)
指标属性	定量指标
指标导向	逐步提高
数据来源	国家医疗质量管理与控制信息网(NCIS),省、市医疗质量控制中心

23. 发病 24 小时内脑梗死患者行血管内治疗术中新发部位栓塞发生率

指标定义	单位时间内,发病 24 小时内脑梗死患者行血管内治疗者中,术中新发部位栓塞的患者所占比例 反映医疗机构发病 24 小时内脑梗死患者行血管内治疗技术水平
计算方法	发病 24 小时内脑梗死患者行血管内治疗术中发生新发部位栓塞人数/同期发病 24 小时内脑梗死患者行血管内治疗人数×100%
计量单位	百分比(%)
指标属性	定量指标
指标导向	监测比较
数据来源	国家医疗质量管理与控制信息网(NCIS),省、市医疗质量控制中心

24. 发病 24 小时内脑梗死患者行血管内治疗术后症状性颅内出血发生率

指标定义	单位时间内，发病 24 小时内脑梗死患者行血管内治疗者中，术后住院期间发生症状性颅内出血的患者所占比例 反映医疗机构发病 24 小时内脑梗死患者行血管内治疗临床结局
计算方法	发病 24 小时内脑梗死患者行血管内治疗术后住院期间发生症状性颅内出血人数/同期发病 24 小时内脑梗死患者行血管内治疗人数×100%
计量单位	百分比（%）
指标属性	定量指标
指标导向	监测比较
数据来源	国家医疗质量管理与控制信息网（NCIS），省、市医疗质量控制中心

25. 发病 24 小时内脑梗死患者行血管内治疗术后 90 日改良 Rankin 量表（mRS）评估率

指标定义	单位时间内，发病 24 小时内脑梗死患者行血管内治疗者中，术后 90 日随访行改良 mRS 评估的患者所占比例 反映医疗机构发病 24 小时内脑梗死患者行血管内治疗预后评估情况
计算方法	发病 24 小时内脑梗死患者行血管内治疗术后 90 日行 mRS 评估人数/同期发病 24 小时内脑梗死患者行血管内治疗人数×100%
计量单位	百分比（%）
指标属性	定量指标
指标导向	监测比较
数据来源	国家医疗质量管理与控制信息网（NCIS），省、市医疗质量控制中心

26. 发病 24 小时内脑梗死患者行血管内治疗术后 90 日良好神经功能预后率

指标定义	单位时间内，发病 24 小时内脑梗死患者行血管内治疗并在术后 90 日行 mRS 评估的患者中，达到良好神经功能预后的患者所占比例 反映医疗机构发病 24 小时内脑梗死患者行血管内治疗术后总体临床获益水平
计算方法	发病 24 小时内脑梗死患者行血管内治疗并在术后 90 日行 mRS 评估达良好神经功能预后人数/同期发病 24 小时内脑梗死患者行血管内治疗并在术后 90 日行 mRS 评估的患者总人数×100%
计量单位	百分比（%）
指标属性	定量指标
指标导向	监测比较
数据来源	国家医疗质量管理与控制信息网（NCIS），省、市医疗质量控制中心

27. 发病 24 小时内脑梗死患者行血管内治疗术后死亡率

指标定义	单位时间内，发病 24 小时内脑梗死患者行血管内治疗者中，术后住院期间、术后 90 日死亡的患者所占比例 反映医疗机构发病 24 小时内脑梗死患者行血管内治疗术后不良预后指标
计算方法	发病 24 小时内脑梗死患者行血管内治疗术后住院期间死亡率 = 发病 24 小时内脑梗死患者行血管内治疗术后住院期间死亡人数/同期发病 24 小时内脑梗死患者行血管内治疗人数 ×100% 发病 24 小时内脑梗死患者行血管内治疗术后 90 日死亡率 = 发病 24 小时内脑梗死患者行血管内治疗术后 90 日死亡人数/同期发病 24 小时内脑梗死患者行血管内治疗人数 ×100%
计量单位	百分比（%）
指标属性	定量指标
指标导向	逐步降低
数据来源	国家医疗质量管理与控制信息网（NCIS），省、市医疗质量控制中心

三、帕金森病

1. 住院帕金森病患者规范诊断率

指标定义	单位时间内，使用《国际运动障碍疾病协会帕金森诊断标准（2015 版）》或《中国帕金森病的诊断标准（2016 版）》进行诊断的住院帕金森病患者人数占同期住院帕金森病患者总人数的比例 反映医疗机构对于帕金森病规范性诊断的执行情况，有助于提高帕金森病诊疗质量，为制定适宜的治疗方案提供客观依据
计算方法	使用《国际运动障碍疾病协会帕金森诊断标准（2015 版）》或《中国帕金森病的诊断标准（2016 版）》诊断的住院帕金森病患者人数/同期住院帕金森病患者总人数 ×100%
计量单位	百分比（%）
指标属性	定量指标
指标导向	逐步提高
数据来源	国家医疗质量管理与控制信息网（NCIS），省、市医疗质量控制中心

2. 住院帕金森病患者完成头颅 MRI 或 CT 检查率

指标定义	单位时间内，进行头部 MRI 或 CT 检查的住院帕金森病患者人数占同期住院帕金森病患者总人数的比例
计算方法	进行头颅 MRI 或 CT 检查的住院帕金森病患者人数/同期住院帕金森病患者总人数 ×100%
计量单位	百分比（%）
指标属性	定量指标
指标导向	逐步提高
数据来源	国家医疗质量管理与控制信息网（NCIS），省、市医疗质量控制中心

3. 住院帕金森病患者进行急性左旋多巴试验评测率

指标定义	单位时间内，进行急性左旋多巴试验评测的住院帕金森病患者人数占同期住院帕金森病患者总人数的比例 急性左旋多巴试验是多巴胺能反应性评测方法，可以对帕金森病的诊断、鉴别诊断和用药选择提供合理、客观的参考。这项评测是帕金森病诊断标准中排除和支持的重要项目，反映医疗机构对于帕金森病规范性的诊疗措施执行情况
计算方法	进行急性左旋多巴试验评测的住院帕金森病患者人数/同期住院帕金森病患者总人数×100%
计量单位	百分比（%）
指标属性	定量指标
指标导向	逐步提高
数据来源	国家医疗质量管理与控制信息网（NCIS），省、市医疗质量控制中心

4. 住院帕金森病患者进行临床分期的比例

指标定义	单位时间内，进行临床分期的住院帕金森病患者人数占同期住院帕金森病患者总人数的比例 反映医疗机构对于帕金森病规范性的诊疗措施执行情况，有助于根据分期选择针对性治疗策略，为制定适宜的治疗方案提供客观依据
计算方法	进行临床分期的住院帕金森病患者人数/同期住院帕金森病患者总人数×100%
计量单位	百分比（%）
指标属性	定量指标
指标导向	逐步提高
数据来源	国家医疗质量管理与控制信息网（NCIS），省、市医疗质量控制中心

5. 住院帕金森病患者全面神经功能缺损评估率

指标定义	单位时间内，进行全面神经功能缺损评估的住院帕金森病患者人数占同期住院帕金森病患者总人数的比例 反映医疗机构对于帕金森病规范性的诊疗措施执行情况，有助于提高帕金森病住院病例的医疗质量，为制定适宜的治疗方案提供客观依据
计算方法	进行全面神经功能缺损评估的住院帕金森患者人数/同期住院帕金森病患者总人数×100%
计量单位	百分比（%）
指标属性	定量指标
指标导向	逐步提高
数据来源	国家医疗质量管理与控制信息网（NCIS），省、市医疗质量控制中心

6. 住院帕金森病患者运动并发症筛查率

指标定义	单位时间内，进行运动并发症（包括运动波动、异动症）筛查的住院帕金森病患者人数占同期住院帕金森病患者总人数的比例 反映医疗机构合理诊治运动并发症的措施执行情况，提高对帕金森病运动并发症准确、及时识别的比例，提高治疗水平
计算方法	进行运动并发症筛查的住院帕金森病患者人数/同期住院帕金森病患者总人数×100%
计量单位	百分比（%）
指标属性	定量指标
指标导向	逐步提高
数据来源	国家医疗质量管理与控制信息网（NCIS），省、市医疗质量控制中心

7. 住院帕金森病患者认知功能障碍筛查率

指标定义	单位时间内，进行认知功能障碍筛查的住院帕金森病患者人数占同期住院帕金森病患者总人数的比例 反映医疗机构对于帕金森病合并认知障碍的规范性诊疗措施执行情况，提高对帕金森病合并认知障碍的准确、及时识别比例。认知功能障碍筛查至少包括 MMSE 和 MoCA 量表评测。选择药物治疗策略的重要依据之一
计算方法	进行认知功能障碍筛查的住院帕金森病患者人数/同期住院帕金森病患者总人数×100%
计量单位	百分比（%）
指标属性	定量指标
指标导向	逐步提高
数据来源	国家医疗质量管理与控制信息网（NCIS）、省、市医疗质量控制中心

8. 住院帕金森病体位性低血压筛查率

指标定义	单位时间内，进行体位性低血压筛查的住院帕金森病患者人数占同期住院帕金森病患者总人数的比例 反映医疗机构对于帕金森病患者合并体位性低血压的规范性诊疗措施执行情况，提高对帕金森病合并体位性低血压的准确、及时识别比例，提高患者生活质量
计算方法	进行体位性低血压筛查的住院帕金森病患者人数/同期住院治疗帕金森病患者总人数×100%
计量单位	百分比（%）
指标属性	定量指标
指标导向	逐步提高
数据来源	国家医疗质量管理与控制信息网（NCIS），省、市医疗质量控制中心

9. 合并运动并发症的住院帕金森病患者脑深部电刺激（DBS）适应证筛选评估率

指标定义	进行DBS适应证筛选评估的合并运动并发症的住院帕金森病患者人数占同期合并运动并发症的住院帕金森病患者总人数的比例 反映医疗机构对于合并运动并发症的帕金森病规范化评估、治疗的水平，对严重运动并发症等是否应用DBS神经调控治疗的决策有重要意义
计算方法	进行DBS适应证筛选的合并运动并发症的住院帕金森病患者人数/同期合并运动并发症的住院帕金森病患者总人数×100%
计量单位	百分比（%）
指标属性	定量指标
指标导向	逐步提高
数据来源	国家医疗质量管理与控制信息网（NCIS），省、市医疗质量控制中心

10. 住院帕金森病患者康复评估率

指标定义	单位时间内，进行康复评估的住院帕金森病患者人数占同期住院帕金森病患者总人数的比例 反映医疗机构开展帕金森病患者康复评估的能力
计算方法	进行康复评估的住院帕金森病患者人数/同期住院帕金森病患者总人数×100%
计量单位	百分比（%）
指标属性	定量指标
指标导向	逐步提高
数据来源	国家医疗质量管理与控制信息网（NCIS），省、市医疗质量控制中心

11. 住院帕金森病患者焦虑症状和抑郁症状筛查率

指标定义	单位时间内，进行焦虑症状和抑郁症状筛查的住院帕金森病患者人数占同期住院帕金森病患者总人数的比例 反映医疗机构对于帕金森病合并焦虑症状和抑郁症状的规范性诊疗措施执行情况，提高对帕金森病合并焦虑症状或抑郁症状的准确、及时识别比例，提高患者生活质量
计算方法	进行焦虑症状和抑郁症状筛查的住院帕金森病患者人数/同期住院帕金森病患者总人数×100%
计量单位	百分比（%）
指标属性	定量指标
指标导向	逐步提高
数据来源	国家医疗质量管理与控制信息网（NCIS），省、市医疗质量控制中心

四、颈动脉支架置入术

1. 颈动脉支架置入术患者术前 mRS 评估率

指标定义	单位时间内，术前行改良 Rankin 量表（mRS）评估的颈动脉支架置入术患者人数占颈动脉支架置入术患者总人数的比例
计算方法	进行术前 mRS 评估的颈动脉支架置入术患者人数/同期颈动脉支架置入术患者总人数×100%
计量单位	百分比（%）
指标属性	定量指标
指标导向	逐步提高
数据来源	国家医疗质量管理与控制信息网（NCIS），省、市医疗质量控制中心

2. 颈动脉支架置入术患者术前颈动脉无创影像评估率

指标定义	单位时间内，术前行颈动脉无创影像评估的颈动脉支架置入术患者人数占颈动脉支架置入术患者总人数的比例
计算方法	术前行颈动脉无创影像评估的颈动脉支架置入术患者人数/同期颈动脉支架置入术患者总人数×100%
计量单位	百分比（%）
指标属性	定量指标
指标导向	逐步提高
数据来源	国家医疗质量管理与控制信息网（NCIS），省、市医疗质量控制中心

3. 颈动脉支架置入术手术指征符合率

指标定义	单位时间内，符合手术指征的颈动脉支架置入术患者人数占颈动脉支架置入术患者总人数的比例
计算方法	颈动脉支架置入术手术指征符合率＝符合指征的颈动脉支架置入术手术患者人数/同期颈动脉支架置入术患者总人数×100% 无症状颈动脉狭窄患者颈动脉支架置入术手术指征符合率＝无症状颈动脉狭窄患者行颈动脉支架置入术符合手术指征治疗人数/同期无症状颈动脉狭窄患者行颈动脉支架置入术总人数×100% 症状性颈动脉狭窄患者颈动脉支架置入术手术指征符合率＝症状性颈动脉狭窄患者行颈动脉支架置入术符合手术指征治疗人数/同期症状性颈动脉狭窄患者行颈动脉支架置入术总人数×100%
计量单位	百分比（%）
指标属性	定量指标
指标导向	逐步提高
数据来源	国家医疗质量管理与控制信息网（NCIS），省、市医疗质量控制中心

4. 颈动脉支架置入术患者术前规范化药物治疗率

指标定义	单位时间内，颈动脉支架置入术患者术前规范化药物（双重抗血小板药物＋他汀类药物）治疗人数占颈动脉支架置入术患者总人数的比例 反映医疗机构颈动脉支架置入术患者围手术期规范化药物治疗现状
计算方法	颈动脉支架置入术患者术前规范化药物治疗率＝颈动脉支架置入术患者术前规范化药物治疗人数/同期颈动脉支架置入术患者总人数×100% 颈动脉支架置入术患者术前双重抗血小板药物治疗率＝颈动脉支架置入术患者术前双重抗血小板药物治疗人数/同期颈动脉支架置入术患者总人数×100% 颈动脉支架置入术患者术前他汀类药物治疗率＝颈动脉支架置入术患者术前他汀类药物治疗人数/同期颈动脉支架置入术患者总人数×100%
计量单位	百分比（%）
指标属性	定量指标
指标导向	逐步提高
数据来源	国家医疗质量管理与控制信息网（NCIS），省、市医疗质量控制中心

5. 颈动脉支架置入术保护装置使用率

指标定义	单位时间内，颈动脉支架置入术使用保护装置人数占颈动脉支架置入术患者总人数的比例 反映医疗机构开展颈动脉支架置入术技术规范性
计算方法	颈动脉支架置入术使用保护装置人数/同期颈动脉支架置入术患者总人数×100%
计量单位	百分比（%）
指标属性	定量指标
指标导向	逐步提高
数据来源	国家医疗质量管理与控制信息网（NCIS），省、市医疗质量控制中心

6. 颈动脉支架置入术技术成功率

指标定义	单位时间内，颈动脉支架置入术技术成功人数占颈动脉支架置入术患者总人数的比例
计算方法	颈动脉支架置入术技术成功人数/同期颈动脉支架置入术患者总人数×100%
计量单位	百分比（%）
指标属性	定量指标
指标导向	逐步提高
数据来源	国家医疗质量管理与控制信息网（NCIS），省、市医疗质量控制中心

7. 颈动脉支架置入术并发症发生率

指标定义	单位时间内，发生并发症的颈动脉支架置入术患者人数占颈动脉支架置入术患者总人数的比例 颈动脉支架置入术并发症如下： （1）心血管并发症：颈动脉窦压力反射包括心动过缓、低血压和血管迷走神经反应，持续的低血压，围手术期心肌梗死、心力衰竭 （2）缺血性并发症：栓子脱落栓塞、血栓形成、血管痉挛、动脉夹层等导致短暂性脑缺血发作（TIA）和缺血性卒中 （3）颅内出血：脑过度灌注综合征、高血压脑出血（主要位于基底节部位）、脑梗死后出血转化、合并颅内出血性疾患、血管穿孔 （4）其他：支架释放失败、支架变形、支架释放后移位、穿刺部位损伤、造影剂肾病
计算方法	发生并发症的颈动脉支架置入术患者人数/同期颈动脉支架置入术患者总人数×100%
计量单位	百分比（%）
指标属性	定量指标
指标导向	逐步降低
数据来源	国家医疗质量管理与控制信息网（NCIS），省、市医疗质量控制中心

8. 颈动脉支架置入术患者出院规范化药物治疗率

指标定义	单位时间内，出院时给予规范化药物治疗的颈动脉支架置入术患者人数占颈动脉支架置入术患者总人数的比例 反映医疗机构开展颈动脉支架置入术患者术后规范化药物治疗现状
计算方法	颈动脉支架置入术患者出院双重抗血小板药物治疗率＝出院时给予双重抗血小板药物治疗的颈动脉支架置入术患者人数/同期颈动脉支架置入术患者总人数×100% 颈动脉支架置入术患者出院他汀类药物治疗率＝出院时给予他汀类药物治疗的颈动脉支架置入术患者人数/同期颈动脉支架置入术患者总人数×100% 合并高血压的颈动脉支架置入术患者出院降压药物治疗率＝出院时给予降压药物治疗的合并高血压的颈动脉支架置入术患者人数/同期合并高血压的颈动脉支架置入术患者总人数×100% 合并糖尿病的颈动脉支架置入术患者出院降糖药物治疗率＝出院时给予降糖药物治疗的合并糖尿病的颈动脉支架置入术患者人数/同期合并糖尿病的颈动脉支架置入术患者总人数×100%
计量单位	百分比（%）
指标属性	定量指标
指标导向	逐步提高
数据来源	国家医疗质量管理与控制信息网（NCIS），省、市医疗质量控制中心

9. 颈动脉支架置入术患者脑卒中和死亡发生率

指标定义	单位时间内，颈动脉支架置入术患者术后住院期间、术后30日脑卒中和死亡人数占颈动脉支架置入术患者总人数的比例
计算方法	颈动脉支架置入术患者术后住院期间脑卒中和死亡发生率＝颈动脉支架置入术患者术后住院期间脑卒中和死亡人数/同期颈动脉支架置入术患者总人数×100% 颈动脉支架置入术患者术后30日脑卒中和死亡发生率＝颈动脉支架置入术患者术后30日脑卒中和死亡人数/同期颈动脉支架置入术患者完成术后30日随访人数×100%
计量单位	百分比（%）
指标属性	定量指标
指标导向	逐步降低
数据来源	国家医疗质量管理与控制信息网（NCIS），省、市医疗质量控制中心

10. 颈动脉支架置入术患者术后同侧缺血性脑卒中发生率

指标定义	单位时间内，颈动脉支架置入术患者术后30日、术后1年发生同侧缺血性脑卒中人数占颈动脉支架置入术患者总人数的比例
计算方法	颈动脉支架置入术患者术后30日同侧缺血性脑卒中发生率＝动脉支架置入术患者术后30日发生同侧缺血性脑卒中人数/同期颈动脉支架置入术患者完成术后30日随访人数×100% 颈动脉支架置入术患者术后1年同侧缺血性脑卒中发生率＝动脉支架置入术患者术后1年发生同侧缺血性脑卒中人数/同期颈动脉支架置入术患者完成术后1年随访人数×100%
计量单位	百分比（%）
指标属性	定量指标
指标导向	逐步降低
数据来源	国家医疗质量管理与控制信息网（NCIS），省、市医疗质量控制中心

五、脑血管造影术

1. 脑血管造影术（DSA）前无创影像评估率

指标定义	单位时间内，脑血管造影术前完善无创影像评估人数占行脑血管造影术的患者总人数的比例
计算方法	脑血管造影术前完善无创影像评估的患者人数/同期行脑血管造影术的患者总人数×100%
计量单位	百分比（%）
指标属性	定量指标
指标导向	逐步提高
数据来源	国家医疗质量管理与控制信息网（NCIS），省、市医疗质量控制中心

2. 脑血管造影术中非离子型对比剂应用率

指标定义	单位时间内，脑血管造影术中应用非离子型对比剂的患者人数占行脑血管造影术的患者总人数的比例 反映医疗机构脑血管造影术中对比剂应用情况
计算方法	脑血管造影术中应用非离子型对比剂的患者人数/同期行脑血管造影术的患者总人数×100%
计量单位	百分比（%）
指标属性	定量指标
指标导向	监测比较
数据来源	国家医疗质量管理与控制信息网（NCIS），省、市医疗质量控制中心

3. 脑血管造影术造影时相完整率

指标定义	单位时间内，脑血管造影术中靶血管造影显示时相完整的患者人数占行脑血管造影术的患者总人数的比例 反映医疗机构脑血管造影术中操作规范情况
计算方法	脑血管造影术中靶血管造影显示时相完整的患者人数/同期行脑血管造影术的患者总人数×100%
计量单位	百分比（%）
指标属性	定量指标
指标导向	逐步提高
数据来源	国家医疗质量管理与控制信息网（NCIS），省、市医疗质量控制中心

4. 脑血管造影术造影阳性率

指标定义	单位时间内，脑血管造影术检查有异常发现的患者人数占行脑血管造影术的患者总人数的比例
计算方法	脑血管造影术检查有异常发现的患者人数/同期行脑血管造影术的患者总人数×100%
计量单位	百分比（%）
指标属性	定量指标
指标导向	监测比较
数据来源	国家医疗质量管理与控制信息网（NCIS），省、市医疗质量控制中心

5. 脑血管造影术严重并发症发生率

指标定义	单位时间内，脑血管造影术发生严重并发症的患者人数占行脑血管造影术的患者总人数的比例
计算方法	脑血管造影术发生严重并发症的患者人数/同期行脑血管造影术的患者总人数×100%
计量单位	百分比（%）
指标属性	定量指标
指标导向	逐步降低
数据来源	国家医疗质量管理与控制信息网（NCIS），省、市医疗质量控制中心

6. 脑血管造影术穿刺点并发症发生率

指标定义	单位时间内,脑血管造影术后住院期间发生穿刺点并发症的患者人数占行脑血管造影术的患者总人数的比例
计算方法	脑血管造影术后住院期间发生穿刺点并发症的患者人数/同期行脑血管造影术的患者总人数×100%
计量单位	百分比(%)
指标属性	定量指标
指标导向	逐步降低
数据来源	国家医疗质量管理与控制信息网(NCIS)省、市医疗质量控制中心

7. 脑血管造影术死亡率

指标定义	单位时间内,脑血管造影术后住院期间死亡患者人数占行脑血管造影术的患者总人数的比例
计算方法	脑血管造影术后住院期间死亡患者人数/同期行脑血管造影术的患者总人数×100%
计量单位	百分比(%)
指标属性	定量指标
指标导向	逐步降低
数据来源	国家医疗质量管理与控制信息网(NCIS),省、市医疗质量控制中心

第十一节 肾病专业医疗质量控制指标

一、IgA肾病

1. 肾活检患者术前检查完成率

指标定义	肾活检患者2周内完成全部相关术前检查的比例 肾活检前必需的检查项目:①血常规、尿常规;②肝肾功能、凝血功能、感染性疾病筛查(乙肝、丙肝、梅毒、HIV)、补体C3、免疫球蛋白IgA、血型;③24小时尿蛋白定量;④超声检查(包括双肾形态和大小、输尿管和膀胱)。以上所有检查均完成定义为完成检查
计算方法	2周内完成术前检查的肾活检患者人数/同期肾活检患者总人数×100%
计量单位	百分比(%)
指标属性	定量指标
指标导向	逐步提高
数据来源	国家医疗质量管理与控制信息网(NCIS),省、市医疗质量控制中心

2. 肾脏病理切片染色规范率

指标定义	肾活检术后 2 周内规范完成肾脏病理切片染色的患者比例 病理切片染色至少包括光镜染色（HE、PAS、Masson、PASM）和免疫荧光染色（IgG、IgA、IgM、C3、C4 或 C1q、Fib），以上所有染色均完成定义为染色规范
计算方法	肾活检术后 2 周内规范完成肾脏病理切片染色患者人数/同期完成肾脏病理切片染色的患者总人数×100%
计量单位	百分比（%）
指标属性	定量指标
指标导向	逐步提高
数据来源	国家医疗质量管理与控制信息网（NCIS），省、市医疗质量控制中心

3. IgA 肾病患者病理分型诊断率

指标定义	肾活检术后 2 周内完成肾脏病理分型诊断的 IgA 肾病患者比例 病理分型为 Lee 分级、Haas 分型或 Oxford 分型中的任意一种即可
计算方法	肾活检术后周内完成肾脏病理分型诊断的 IgA 肾病患者人数/同期完成肾脏病理分型诊断 IgA 的患者总人数×100%
计量单位	百分比（%）
指标属性	定量指标
指标导向	监测比较
数据来源	国家医疗质量管理与控制信息网（NCIS），省、市医疗质量控制中心

4. IgA 肾病患者肾素－血管紧张素系统（RAS）阻断剂的使用率

指标定义	适合使用 RAS 阻断剂的 IgA 肾病患者中使用 RAS 阻断剂的比例 RAS 阻断剂是指血管紧张素转化酶抑制剂如贝那普利、福辛普利、培哚普利等和血管紧张素受体拮抗剂如氯沙坦、厄贝沙坦、替米沙坦等，适应证为 24 小时尿蛋白定量>1 g 且患者可耐受、无 RAS 阻断剂应用禁忌证。禁忌证为双侧肾动脉狭窄或只有单侧肾脏而肾动脉狭窄或重度肾功能不全或低血压状态
计算方法	使用 RAS 阻断剂的 IgA 肾病患者人数/同期适合使用 RAS 阻断剂的 IgA 肾病患者人数×100%
计量单位	百分比（%）
指标属性	定量指标
指标导向	监测比较
数据来源	国家医疗质量管理与控制信息网（NCIS），省、市医疗质量控制中心

5. IgA 肾病患者随访完成率

指标定义	IgA 肾病患者完成随访的患者比例 随访内容：①每 3 个月完成 IgA 肾病患者尿常规、24 小时尿蛋白定量（或 Up/Ucr）检查；②每 6 个月完成 IgA 肾病患者血常规、肾功能、肝功能、血钾、空腹血糖检查
计算方法	完成随访的 IgA 肾病患者人数/同期 IgA 肾病患者总人数×100%
计量单位	百分比（%）
指标属性	定量指标
指标导向	逐步提高
数据来源	省、市医疗质量控制中心，医院填报

6. IgA 肾病患者血压控制达标率

指标定义	血压<130/80 mmHg 的 IgA 肾病患者人数占同期随访的 IgA 肾病患者总人数的比例 血压<130/80 mmHg，要求收缩压和舒张压均达标
计算方法	血压<130/80 mmHg 的 IgA 肾病患者人数/同期随访的 IgA 肾病患者总人数×100%
计量单位	百分比（%）
指标属性	定量指标
指标导向	监测比较
数据来源	省、市医疗质量控制中心，医院填报

7. 肾功能恶化率

指标定义	治疗 6 个月后，血肌酐倍增的 IgA 肾病患者比例 血肌酐倍增指血肌酐升高至基线值的 2 倍，基线值是治疗前患者血肌酐值
计算方法	治疗 6 个月后，血肌酐倍增的 IgA 肾病患者人数/同期随访的 IgA 肾病患者总人数×100%
计量单位	百分比（%）
指标属性	定量指标
指标导向	监测比较
数据来源	省、市医疗质量控制中心，医院填报

8. 治疗 6 个月后 24 小时尿蛋白<1 g 的患者比例

指标定义	IgA 肾病随访患者中，治疗 6 个月后 24 小时尿蛋白<1 g 的患者比例
计算方法	治疗 6 个月后，24 小时尿蛋白<1g 的 IgA 肾病患者人数/同期随访的 IgA 肾病患者总人数×100%
计量单位	百分比（%）
指标属性	定量指标
指标导向	监测比较
数据来源	国家医疗质量管理与控制信息网（NCIS），省、市医疗质量控制中心，医院填报

9. 肾活检严重并发症发生率

指标定义	肾活检发生严重并发症的患者比例 严重并发症是指需要介入止血、肾切除方法干预治疗的并发症
计算方法	肾活检发生严重并发症的IgA肾病患者人数/同期完成肾活检术的IgA肾病患者总人数×100%
计量单位	百分比（%）
指标属性	定量指标
指标导向	逐步降低
数据来源	国家医疗质量管理与控制信息网（NCIS），省、市医疗质量控制中心

10. 激素、免疫抑制剂治疗的严重并发症发生率

指标定义	IgA肾病患者应用激素、免疫抑制剂6个月内出现严重并发症的比例 严重并发症包含伴有呼吸衰竭的肺部感染、股骨头坏死、消化道出血
计算方法	应用激素、免疫抑制剂治疗6个月内出现严重并发症的IgA肾病患者人数/同期应用激素、免疫抑制剂治疗的IgA肾病患者总人数×100%
计量单位	百分比（%）
指标属性	定量指标
指标导向	逐步降低
数据来源	国家医疗质量管理与控制信息网（NCIS），省、市医疗质量控制中心

二、血液净化技术

1. 治疗室消毒合格率

指标定义	血液透析室（中心）/腹膜透析室治疗室消毒合格的月份数量在当年所占的比例 合格标准：空气平均菌落数≤4.0（5分钟）CFU/皿和物品表面平均菌落数≤10.0 CFU/cm^2
计算方法	血液透析治疗室消毒合格率=血液透析治疗室消毒合格的月份数量/12×100% 腹膜透析治疗室消毒合格率=腹膜透析治疗室消毒合格的月份数量/12×100%
计量单位	百分比（%）
指标属性	定量指标
指标导向	逐步提高
数据来源	省、市医疗质量控制中心，医院填报

2. 透析用水生物污染检验合格率

指标定义	血液透析室（中心）的透析用水生物污染检验合格的月份/季度在当年所占的比例 合格标准：每月透析用水检验的细菌落数≤100 CFU/ml，每3个月检验的内毒素≤0.25 EU/ml，2项指标均符合为合格；并符合《血液透析及相关治疗用水》（YY0572-2015）标准
计算方法	透析用水生物污染检验合格月份数量（季度）/12（4）×100%
计量单位	百分比（%）
指标属性	定量指标
指标导向	逐步提高
数据来源	省、市医疗质量控制中心，医院填报

3. 新入院血液透析患者血源性传染病标志物检验完成率

指标定义	单位时间内，完成血源性传染病标志物检验的新入院血液透析患者比例 反映医疗机构医院感染管理情况
计算方法	新入院血液透析患者血源性传染病标志物检验的患者人数/同期新入院血液透析患者总人数×100%
计量单位	百分比（%）
指标属性	定量指标
指标导向	逐步提高
数据来源	省、市医疗质量控制中心，医院填报

4. 维持性血液透析患者血源性传染病标志物定时检验完成率

指标定义	每6个月完成血源性传染病标志物检验的维持性血液透析患者比例
计算方法	每6个月完成血源性传染病标志物检验的维持性血液透析患者人数/同期维持性血液透析患者总人数×100%
计量单位	百分比（%）
指标属性	定量指标
指标导向	逐步提高
数据来源	省、市医疗质量控制中心，医院填报

5. 维持性血液透析患者的乙型肝炎和丙型肝炎发病率

指标定义	每年新发生乙型肝炎和丙型肝炎的维持性血液透析患者比例 反映医疗机构医院感染管理情况
计算方法	维持性血液透析患者中每年新增乙型肝炎和丙型肝炎患者人数/同期维持性血液透析患者总人数×100%
计量单位	百分比（%）
指标属性	定量指标
指标导向	监测比较
数据来源	省、市医疗质量控制中心，医院填报

6. 血液透析患者尿素清除指数（Kt/V）和尿素下降率（URR）控制率

指标定义	单位时间内，单室Kt/V（spKt/V）>1.2且URR>65%的维持性血液透析患者比例 反映医疗机构的血液透析充分性
计算方法	spKt/V>1.2且URR>65%的维持性血液透析患者人数/同期维持性血液透析患者总人数×100%
计量单位	百分比（%）
指标属性	定量指标
指标导向	监测比较
数据来源	省、市医疗质量控制中心，医院填报

7. 腹膜透析患者Kt/V和总内生肌酐清除率（Ccr）控制率

指标定义	单位时间内，每周Kt/V≥1.7且每周总Ccr≥50 L/1.73 m²的腹膜透析患者比例 总Ccr包括残肾Ccr和腹膜透析Ccr
计算方法	腹膜透析Kt/V及总Ccr控制率=每周Kt/V≥1.7及总Ccr≥50 L/1.73 m²的腹膜透析患者人数/同期腹膜透析患者总人数×100%
计量单位	百分比（%）
指标属性	定量指标
指标导向	监测比较
数据来源	省、市医疗质量控制中心，医院填报

8. 透析患者β₂微球蛋白定时检验完成率

指标定义	每6个月完成β₂微球蛋白检验的维持性血液透析或腹膜透析患者比例
计算方法	维持性透析患者β₂微球蛋白定时检验完成率=每6个月完成β₂微球蛋白维持性血液透析患者人数/同期维持性血液透析患者总人数×100% 腹膜透析患者β₂微球蛋白定时检验完成率=每6个月完成β₂微球蛋白腹膜透析患者人数/同期腹膜透析患者总人数×100%
计量单位	百分比（%）
指标属性	定量指标
指标导向	监测比较
数据来源	省、市医疗质量控制中心，医院填报

9. 血液透析患者透析间期体重增长控制率

指标定义	单位时间内，透析间期体重增长<5%的维持性血液透析患者比例
计算方法	透析间期体重增长<5%的维持性血液透析患者人数/同期维持性血液透析患者总人数×100%
计量单位	百分比（%）
指标属性	定量指标
指标导向	监测比较
数据来源	省、市医疗质量控制中心，医院填报

10. 维持性血液透析患者的动静脉内瘘长期使用率

指标定义	单位时间内，同一动静脉内瘘持续使用时间>2年的维持性血液透析患者比例
计算方法	同一动静脉瘘持续使用时间>2年的维持性血液透析患者人数/同期维持性血液透析患者总人数×100%
计量单位	百分比（%）
指标属性	定量指标
指标导向	监测比较
数据来源	省、市医疗质量控制中心，医院填报

11. 腹膜透析患者腹膜平衡试验记录定时完成率

指标定义	每6个月完成腹膜平衡试验记录的腹膜透析患者比例
计算方法	6个月内完成腹膜平衡试验记录的腹膜透析患者人数/同期腹膜透析患者总人数×100%
计量单位	百分比（%）
指标属性	定量指标
指标导向	逐步提高
数据来源	省、市医疗质量控制中心，医院填报

12. 腹膜透析退出患者治疗时间

指标定义	单位时间内，退出患者的平均腹膜透析时间 退出患者是指退出腹膜透析治疗的患者，不包括因肾移植和肾功能恢复而退出患者
计算方法	退出患者腹膜透析患者月总和/同期退出腹膜透析患者人数
计量单位	月
指标属性	定量指标
指标导向	监测比较
数据来源	省、市医疗质量控制中心，医院填报

13. 透析患者血常规定时检验率

指标定义	每3个月完成血常规检验的维持性血液透析或腹膜透析患者比例
计算方法	维持性血液透析患者血常规定时检验完成率 = 每3个月完成血常规检验的维持性血液透析患者人数/同期维持性血液透析患者总人数×100% 腹膜透析患者血常规定时检验完成率 = 每3个月完成血常规检验的腹膜透析患者人数/同期腹膜透析患者总人数×100%
计量单位	百分比（%）
指标属性	定量指标
指标导向	逐步提高
数据来源	省、市医疗质量控制中心，医院填报

14. 透析患者血液生化定时检验率

指标定义	每3个月完成血液生化检验的维持性血液透析/腹膜透析患者比例 血液生化项目包括采集血清检测谷丙转氨酶、谷草转氨酶、白蛋白、肌酐、尿素氮、尿酸、钾、钠、钙、磷、葡萄糖、三酰甘油、总胆固醇
计算方法	维持性血液透析患者血液生化定时检验完成率 = 每3个月完成血液生化检验的维持性血液透析患者人数/同期维持性血液透析患者总人数×100% 腹膜透析患者血液生化定时检验完成率 = 每3个月完成血液生化检验的腹膜透析患者人数/同期腹膜透析患者总人数×100%
计量单位	百分比（%）
指标属性	定量指标
指标导向	逐步提高
数据来源	省、市医疗质量控制中心，医院填报

15. 透析患者全段甲状旁腺素（iPTH）定时检验完成率

指标定义	每6个月完成iPTH检验的维持性血液透析或腹膜透析患者比例
计算方法	维持性血液透析患者iPTH定时检验完成率 = 每6个月完成iPTH检验的维持性血液透析患者人数/同期维持性血液透析患者总人数×100% 腹膜透析患者iPTH定时检验完成率 = 每6个月完成iPTH检验的腹膜透析患者人数/同期腹膜透析患者总人数×100%
计量单位	百分比（%）
指标属性	定量指标
指标导向	监测比较
数据来源	省、市医疗质量控制中心，医院填报

16. 透析患者的血清铁蛋白和转铁蛋白饱和度定时检验完成率

指标定义	每 6 个月完成血清铁蛋白和转铁蛋白饱和度检验的维持性血液透析或腹膜透析患者比例 应同时完成血清铁蛋白和转铁蛋白饱和度检测
计算方法	维持性血液透析患者血清铁蛋白和转铁蛋白饱和度定时检验完成率 = 每 6 个月完成血清蛋白和转铁蛋白饱和度的维持性血液透析患者人数/同期维持性血液透析患者总人数 ×100% 腹膜透析患者血清铁蛋白和转铁蛋白饱和度定时检验完成率 = 每 6 个月完成血清铁蛋白和转铁蛋白饱和度检验的腹膜透析患者人数/同期腹膜透析患者总人数 ×100%
计量单位	百分比（%）
指标属性	定量指标
指标导向	逐步提高
数据来源	省、市医疗质量控制中心，医院填报

17. 透析患者的血清前白蛋白定时检验完成率

指标定义	每 6 个月完成血清前白蛋白检验的维持性血液透析或腹膜透析患者比例 反映医疗机构对患者营养状态评估管理情况
计算方法	维持性血液透析患者血清前白蛋白定时检验完成率 = 每 6 个月完成血清前白蛋白检验的维持性血液透析患者人数/同期维持性血液透析患者总人数 ×100% 腹膜透析患者血清前白蛋白定时检验完成率 = 每 6 个月完成血清前白蛋白检验的腹膜透析患者人数/同期腹膜透析患者总人数 ×100%
计量单位	百分比（%）
指标属性	定量指标
指标导向	逐步提高
数据来源	省、市医疗质量控制中心，医院填报

18. 透析患者的 C 反应蛋白（CRP）定时检验完成率

指标定义	每 6 个月完成 CRP 检验的维持性血液透析或腹膜透析患者比例
计算方法	维持性血液透析患者 CRP 定时检验完成率 = 每 6 个月完成 CRP 检验的维持性血液透析患者人数/同期维持性血液透析患者总人数 ×100% 腹膜透析患者 CRP 定时检验完成率 = 每 6 个月完成 CRP 检验的腹膜透析患者人数/同期腹膜透析患者总人数 ×100%
计量单位	百分比（%）
指标属性	定量指标
指标导向	逐步提高
数据来源	省、市医疗质量控制中心，医院填报

19. 透析患者高血压控制率

指标定义	单位时间内，血压控制达标的维持性血液透析或腹膜透析患者比例 反映医疗机构对患者高血压管理情况
计算方法	维持性血液透析患者高血压控制率 = 血压控制达标的维持性血液透析患者人数/同期维持性血液透析患者总人数×100% 腹膜透析患者高血压控制率 = 血压控制达标的腹膜透析患者人数/同期腹膜透析患者总人数×100%
计量单位	百分比（%）
指标属性	定量指标
指标导向	监测比较
数据来源	省、市医疗质量控制中心，医院填报

20. 透析患者肾性贫血控制率

指标定义	单位时间内，血红蛋白≥110 g/L 的维持性血液透析或腹膜透析患者比例 反映医疗机构对患者肾性贫血管理情况
计算方法	维持性血液透析患者肾性贫血控制率 = 血红蛋白≥110 g/L 的维持性血液透析患者人数/同期维持性血液透析患者总人数×100% 腹膜透析患者肾性贫血控制率 = 血红蛋白≥110 g/L 的腹膜透析患者人数/同期腹膜透析患者总人数×100%
计量单位	百分比（%）
指标属性	定量指标
指标导向	监测比较
数据来源	省、市医疗质量控制中心，医院填报

21. 透析患者慢性肾脏病-矿物质与骨异常（CKD-MBD）指标控制率

指标定义	单位时间内，CKD-MBD 指标控制达标的维持性血液透析或腹膜透析患者比例 CKD-MBD 指标控制达标的定义：血钙水平在 2.10~2.50 mmol/L、血磷水平在 1.13~1.78 mmol/L、iPTH 水平在正常值上限 2~9 倍，须 3 项指标同时达标
计算方法	维持性血液透析患者 CKD-MBD 指标控制率 = CKD-MBD 指标控制达标的维持性血液透析患者人数/同期维持性血液透析患者总人数×100% 腹膜透析患者 CKD-MBD 指标控制率 = CKD-MBD 指标控制达标的腹膜透析患者人数/同期腹膜透析患者总人数×100%
计量单位	百分比（%）
指标属性	定量指标
指标导向	逐步提高
数据来源	省、市医疗质量控制中心，医院填报

22. 透析患者血清白蛋白控制率

指标定义	单位时间内，血清白蛋白 35 g/L 的维持性血液透析或腹膜透析患者比例 反映医疗机构对患者营养状态管理情况
计算方法	维持性血液透析患者血清白蛋白控制率 = 血清白蛋白 35 g/L 的维持性血液透析患者人数/同期维持性血液透析患者总人数 ×100% 腹膜透析患者血清白蛋白控制率 = 血清白蛋白 35 g/L 的腹膜透析患者人数/同期腹膜透析患者总人数 ×100%
计量单位	百分比（%）
指标属性	定量指标
指标导向	监测比较
数据来源	省、市医疗质量控制中心，医院填报

第十二节　护理专业医疗质量控制指标

1. 床护比
1.1 医疗机构床护比

指标定义	单位时间内，医疗机构实际开放床位与医疗机构执业护士人数的比值 护士指取得护士执业资格、在本医疗机构注册并在护理岗位工作的护士。包含临床护理岗位护士、护理管理岗位护士、其他护理岗位护士、护理岗位的返聘护士、护理岗位的休假（含病、产假）护士。排除医疗机构职能部门、后勤部门、医保等非护理岗位护士，未取得护士执业资格人员，未在本院注册的护士 实际开放床位数指医疗机构实际长期固定开放的床位数。包含编制床位数；除编制床位外，经医疗机构确认有固定物理空间和标准床单位配置、可以常规收治患者的床位数；开放时间≥统计周期 1/2 的床位数。排除急诊抢救床位、急诊观察床位、手术室床位、麻醉恢复室床位、血液透析室床位、接产室的待产床和接产床、母婴同室新生儿床、检查床、治疗床、临时加床
计算方法	医疗机构床护比（1∶X）=1∶（医疗机构执业护士人数/同期实际开放床位数）
计量单位	1∶X
指标属性	定量指标
指标导向	监测达标
数据来源	国家护理质量监测信息平台，省、市护理质量监测信息平台（护理质量控制中心），卫生资源统计年报，国家医疗机构、医师、护士电子化注册系统

1.2 病区床护比

指标定义	单位时间内，医疗机构实际开放床位与医疗机构病区执业护士人数的比值 病区指医疗机构有实际住院床位的病区的总称（包含重症医学科）
计算方法	病区床护比（1∶X）＝1∶（医疗机构病区执业护士人数/同期实际开放床位数）
计量单位	1∶X
指标属性	定量指标
指标导向	监测达标
数据来源	国家护理质量监测信息平台，省、市护理质量监测信息平台（护理质量控制中心），卫生资源统计年报，国家医疗机构、医师、护士电子化注册系统

1.3 重症医学科床护比

指标定义	单位时间内，重症医学科实际开放床位与所配备的执业护士人数的比值
计算方法	1∶（重症医学科执业护士人数/同期重症医学科实际开放床位数）
计量单位	1∶X
指标属性	定量指标
指标导向	监测达标
数据来源	国家护理质量监测信息平台，省、市护理质量监测信息平台（护理质量控制中心），卫生资源统计年报，国家医疗机构、医师、护士电子化注册系统

1.4 儿科病区床护比

指标定义	单位时间内儿科病区实际开放床位与儿科病区所配备的执业护士人数的比值 儿科病区指独立设置的收治儿童患者（小于等于18岁）的病区。包含儿童呼吸、消化、神经、泌尿、血液、内分泌等内外科疾病的儿童病区。排除新生儿病区、新生儿重症监护病区（NICU）、儿童重症监护病区（PICU）、儿科门诊、急诊等
计算方法	儿科病区床护比＝1∶（儿科病区执业护士人数/同期儿科病区实际开放床位数）
计量单位	1∶X
指标属性	定量指标
指标导向	监测达标
数据来源	国家护理质量监测信息平台，省、市护理质量监测信息平台（护理质量控制中心），卫生资源统计年报，国家医疗机构、医师、护士电子化注册系统

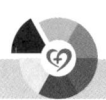

2. 护患比
2.1 白班平均护患比

指标定义	单位时间内，每日白班责任护士人数之和与其负责照护的住院患者人数之和的比值
计算方法	1:（每日白班护理患者人数之和/同期每日白班责任护士人数之和）
计量单位	1:X
指标属性	定量指标
指标导向	监测比较
数据来源	国家护理质量监测信息平台，省、市护理质量监测信息平台（护理质量控制中心）

2.2 夜班平均护患比

指标定义	单位时间内，每日夜班责任护士数之和与其负责照护的住院患者数之和的比值
计算方法	1:（每日夜班护理患者数之和/同期每日夜班责任护士数之和）
计量单位	1:X
指标属性	定量指标
指标导向	监测比较
数据来源	国家护理质量监测信息平台，省、市护理质量监测信息平台（护理质量控制中心）

3. 每住院患者24小时平均护理时数

指标定义	单位时间内，医疗机构病区执业护士实际上班小时数与住院患者实际占用床日数的比值
计算方法	医疗机构病区执业护士实际上班小时数/同期住院患者实际占用床日数
计量单位	小时/床日
指标属性	定量指标
指标导向	监测比较
数据来源	国家护理质量监测信息平台，省、市护理质量监测信息平台（护理质量控制中心）

4. 不同级别护士配置占比

4.1 病区 5 年以下护士占比

指标定义	单位时间内，在病区工作、工作年限<5 年的护士在病区执业护士中所占的比例 工作年限：指护士在医疗机构注册以后的工作时间。包括在其他医疗机构参加工作的时间、试用期，不包括实习期、待业期 病区指医疗机构有实际住院床位的病区的总称（包含重症医学科） 病区护士指取得护士执业资格、在本医疗机构注册并在病区护理岗位工作的护士包含病区临床护理岗位护士、病区护士长（副护士长）、病区护理岗位的休假（含病、产假）的护士
计算方法	病区工作年限<5 年的护士总人数/同期病区执业护士总人数×100%
计量单位	百分比（%）
指标属性	定量指标
指标导向	监测比较
数据来源	国家护理质量监测信息平台，省、市护理质量监测信息平台（护理质量控制中心）

4.2 病区 20 年及以上护士占比

指标定义	单位时间内，在病区工作、工作年限≥20 年的护士在病区执业护士中所占的比例
计算方法	病区工作年限≥20 年的护士总数/同期病区执业护士总人数×100%
计量单位	百分比（%）
指标属性	定量指标
指标导向	监测比较
数据来源	国家护理质量监测信息平台，省、市护理质量监测信息平台（护理质量控制中心）

5. 护士离职率

指标定义	单位时间内，某医疗机构护士离职人数占执业护士总人数的比例 离职指自愿离职，排除因退休、死亡或被辞退而离开医疗机构的护士，在同一医疗机构岗位调整的护士
计算方法	护士离职人数/〔（期初医疗机构执业护士总人数＋期末医疗机构执业护士总人数）/2〕×100%
计量单位	百分比（%）
指标属性	定量指标
指标导向	逐步降低
数据来源	国家护理质量监测信息平台，省、市护理质量监测信息平台（护理质量控制中心）

6. 住院患者身体约束率

指标定义	单位时间内，住院患者身体约束日数与住院患者实际占用床日数的比例 身体约束指通过使用相关器具或设备附加在或临近于患者的身体（该器具或设备不能被患者自行控制或轻易移除），限制其身体或身体某部位自由活动和（或）触及自己身体的某部位 单位时间内每位住院患者每日不论约束1个或多个部位、不论约束时长，均计为1日 排除术中因体位需要的约束，麻醉恢复室的约束，药物约束，床档约束（为预防患者坠床等原因使用护栏固定于床边两侧），因疾病需要的空间约束，矫形器、模型固定器、牵引器等治疗设施的固定，儿童注射临时制动，新生儿日常包裹
计算方法	住院患者身体约束日数/同期住院患者实际占用床日数×100%
计量单位	百分比（%）
指标属性	定量指标
指标导向	监测比较
数据来源	国家护理质量监测信息平台，省、市护理质量监测信息平台（护理质量控制中心）

7. 住院患者跌倒发生率
7.1 住院患者跌倒发生率

指标定义	单位时间内，住院患者发生跌倒例次数（包括造成或未造成伤害）与住院患者实际占用床日数的千分比 统计住院患者在医疗机构任何场所发生的跌倒例次数。同一患者多次跌倒按实际发生例次计算，包含坠床 排除非医疗机构场所发生的跌倒、非住院患者（门诊、急诊留观室等）发生的跌倒、住院患儿生理性跌倒（小儿行走中无伤害跌倒）
计算方法	住院患者跌倒例次数/同期住院患者实际占用总床日数×1000‰
计量单位	千分比（‰）
指标属性	定量指标
指标导向	逐步降低
数据来源	国家护理质量监测信息平台，省、市护理质量监测信息平台（护理质量控制中心）

7.2 住院患者跌倒伤害占比

指标定义	单位时间内，住院患者跌倒伤害例次数占住院患者发生的跌倒例次数的比例 跌倒伤害指住院患者跌倒后造成不同程度的伤害甚至死亡 说明：跌倒伤害总例次数为轻度、中度、重度例次数和跌倒死亡例数四项之和，应小于或等于跌倒发生总例次数 轻度（严重程度1级）指住院患者跌倒导致青肿、擦伤、疼痛，需要冰敷、包扎、伤口清洁、肢体抬高、局部用药等 中度（严重程度2级）指住院患者跌倒导致肌肉或关节损伤，需要缝合、使用皮肤胶、夹板固定等 重度（严重程度3级）指住院患者跌倒导致骨折、神经或内部损伤，需要手术、石膏、牵引等 死亡指住院患者因跌倒受伤而死亡，而不是由于引起跌倒的生理事件本身而致死 排除无伤害的跌倒
计算方法	住院患者跌倒伤害总例数/同期住院患者跌倒例次数×100%
计量单位	百分比（%）
指标属性	定量指标
指标导向	监测比较
数据来源	国家护理质量监测信息平台，省、市护理质量监测信息平台（护理质量控制中心）

8. 住院患者2期及以上院内压力性损伤发生率

指标定义	单位时间内，住院患者2期及以上院内压力性损伤新发病例数占住院患者总人数的比例 单位时间内，患者入院24小时后新发的2期及以上压力性损伤例数。院外带入压力性损伤患者，若入院24小时后新发生的2期及以上压力性损伤计作1例。同一患者单位时间内发生1处或多处2期及以上压力性损伤（包括在不同科室发生的压力性损伤），均计作1例，期别按最高期别统计。压力性损伤分期依照《美国国家压疮咨询委员会：最新版压力性损伤定义与分期（2016版）》界定 包含2期及以上压力性损伤，深部组织损伤、不可分期、医疗器械相关性压力性损伤、黏膜压力性损伤 排除因动脉阻塞、静脉功能不全、糖尿病相关神经病变或失禁性皮炎等造成的皮肤损伤社区获得性压力性损伤 住院患者总人数为统计周期期初在院患者人数与单位时间内新入院患者人数之和，包含所有办理住院手续的患者 排除办理住院手续但实际未到达病区患者、母婴同室新生儿
计算方法	住院患者2期及以上院内压力性损伤新发病例数/同期住院患者总人数×100%
计量单位	百分比（%）
指标属性	定量指标
指标导向	逐步降低
数据来源	国家护理质量监测信息平台，省、市护理质量监测信息平台（护理质量控制中心）

9. 置管患者非计划拔管率

指标定义	单位时间内，住院患者发生某类导管非计划拔管的例次数与该类导管留置总日数的千分比 非计划拔管又称意外拔管指住院患者有意造成或任何意外所致的拔管，即医务人员非诊疗计划范畴内的拔管 某导管非计划拔管例次数指单位时间内留置某类导管的住院患者发生该类导管非计划拔管的例次数。同一住院患者在单位时间内发生的导管非计划拔管例次数按实际发生频次计算 包含患者自行拔除的导管、各种原因导致的导管滑脱、因导管质量问题及导管堵塞等情况需要提前拔除的导管、因导管相关感染需提前拔除的导管 排除医师根据患者病情转归程度，达到拔除导管指征，医嘱拔除导管；导管留置时间达到上限，应拔除或更换导管；非住院患者拔管，如门诊患者和急诊抢救患者 某导管留置总日数指单位时间内住院患者留置某类导管的日数之和。留置导管每跨越0点1次计作1日，当日置入并拔除的不统计。带管入院患者以入院当日开始，每跨越0点1次计作1日；带管出院患者以出院日期为止 包含住院患者留置某类导管处于长期医嘱执行状态的日数 排除一次性插管患者插管日数、门急诊等非住院病区置管者的留置日数
计算方法	气管导管（气管插管、气管切开）非计划拔管率 = 气管导管（气管插管、气管切开）非计划拔管例次数/同期气管导管（气管插管、气管切开）留置总日数×1000‰ 经口、经鼻胃肠导管非计划拔管率 = 经口、经鼻胃肠导管非计划拔管例次数/同期经口、经鼻胃肠导管留置总日数×1000‰ 导尿管非计划拔管率 = 导尿管非计划拔管例次数/同期导尿管留置总日数×1000‰ 中心静脉导管（CVC）非计划拔管率 = CVC非计划拔管例次数/同期CVC留置总日数×1000‰ 经外周置入中心静脉导管（PICC）非计划拔管率 = PICC非计划拔管例次数/同期PICC留置总日数×1000‰
计量单位	千分比（‰）
指标属性	定量指标
指标导向	逐步降低
数据来源	国家护理质量监测信息平台，省、市护理质量监测信息平台（护理质量控制中心）

10. 导管相关感染发生率

10.1 导尿管相关尿路感染（CAUTI）发生率

指标定义	单位时间内，留置导尿管患者中尿路感染例次数与患者导尿管留置总日数的千分比 同一患者在单位时间内发生的导尿管相关尿路感染例次数以实际发生频次计算
计算方法	留置导尿管患者中尿路感染例次数/同期患者导尿管留置总日数×1000‰
计量单位	千分比（‰）
指标属性	定量指标
指标导向	监测比较、逐步降低
数据来源	国家护理质量监测信息平台，省、市护理质量监测信息平台（护理质量控制中心）

10.2 中心静脉导管（CVC）相关血流感染发生率

指标定义	单位时间内，中心静脉导管（CVC）相关血流感染发生例次数与患者CVC留置总日数的千分比 同一患者在单位时间内发生的中心静脉导管（CVC）相关血流感染例次数以实际发生频次计算
计算方法	CVC相关血流感染例次数/同期患者CVC留置总日数×1000‰
计量单位	千分比（‰）
指标属性	定量指标
指标导向	监测比较、逐步降低
数据来源	国家护理质量监测信息平台，省、市护理质量监测信息平台（护理质量控制中心）

10.3 经外周置入中心静脉导管（PICC）相关血流感染发生率

指标定义	单位时间内，经外周置入中心静脉导管（PICC）相关血流感染发生例次数与患者PICC留置总日数的千分比 同一患者在单位时间内发生的经外周置入中心静脉导管（PICC）相关血流感染例次数以实际发生频次计算
计算方法	PICC相关血流感染例次数/同期患者PICC留置总日数×1000‰
计量单位	千分比（‰）
指标属性	定量指标
指标导向	监测比较、逐步降低
数据来源	国家护理质量监测信息平台，省、市护理质量监测信息平台（护理质量控制中心）

11. 呼吸机相关性肺炎（VAP）发生率

指标定义	单位时间内，呼吸机相关性肺炎例次数与住院患者有创机械通气总日数的千分比 同一患者在单位时间内发生呼吸机相关性肺炎例次数以实际发生频次计算
计算方法	呼吸机相关性肺炎例次数/同期住院患者有创机械通气总日数×1000‰
计量单位	千分比（‰）
指标属性	定量指标
指标导向	监测比较、逐步降低
数据来源	国家护理质量监测信息平台，省、市护理质量监测信息平台（护理质量控制中心）

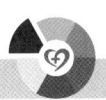

12. 护理级别占比

指标定义	单位时间内，医疗机构某级别护理患者占用床日数与住院患者实际占用床日数的百分比 某级别护理患者占用床日数指单位时间内执行该级别护理的患者占用的床日数之和，即单位时间内每日0点统计各级别护理患者数，分别累计求和。同一患者一日内护理级别有变化时，只能计算1次，以统计时点的护理级别为准
计算方法	特级护理占比＝特级护理患者占用床日数/住院患者实际占用床日数×100% 一级护理占比＝一级护理患者占用床日数/住院患者实际占用床日数×100% 二级护理占比＝二级护理患者占用床日数/住院患者实际占用床日数×100% 三级护理占比＝三级护理患者占用床日数/住院患者实际占用床日数×100%
计量单位	百分比（%）
指标属性	定量指标
指标导向	监测比较
数据来源	国家护理质量监测信息平台，省、市护理质量监测信息平台（护理质量控制中心）

第十三节　药事管理专业医疗质量控制指标

1. 药学专业技术人员占比

指标定义	药学专业技术人员数占同期医疗机构卫生专业技术人员总数的比例 药学专业技术人员是指按照有关规定取得药学专业任职资格的由医疗机构聘任的在职人员。卫生专业技术人员是指由医疗机构聘任的在职卫生专业技术人员，不含后勤等辅助部门的人员
计算方法	药学专业技术人员数/同期医疗机构卫生专业技术人员总数×100%
计量单位	百分比（%）
指标属性	定量指标
指标导向	监测达标
数据来源	国家医疗机构、医师、护士电子化注册系统，卫生资源统计年报，省、市医疗质量控制中心

2. 每百张床位临床药师人数

指标定义	每100张实际开放床位临床药师人数 临床药师是指以系统药学专业知识为基础，并具有一定医学和相关专业基础知识与技能，直接参与临床用药，促进药物合理应用和保护患者用药安全的药学专业技术人员
计算方法	临床药师人数/同期实际开放床位数×100
计量单位	个
指标属性	定量指标
指标导向	监测达标
数据来源	国家医疗机构、医师、护士电子化注册系统，卫生资源统计年报，省、市医疗质量控制中心

3. 处方审核率
3.1 门诊处方审核率

指标定义	药品收费前药师审核门诊处方人次数占同期门诊处方总人次数的比例 处方审核是指药学专业技术人员运用专业知识与实践技能，根据相关法律、法规、规章制度与技术规范等，对医师在诊疗活动中为患者开具的处方，进行合法性、规范性和适宜性审核，并作出是否同意调配发药决定的药学技术服务
计算方法	药品收费前药师审核门诊处方人次数/同期门诊处方总人次数×100%
计量单位	百分比（%）
指标属性	定量指标
指标导向	逐步提高
数据来源	国家公立医院绩效考核平台，省、市医疗质量控制中心

3.2 急诊处方审核率

指标定义	药品收费前药师审核急诊处方人次数占同期急诊处方总人次数的比例 急诊处方审核率仅统计急诊患者，急诊留观和抢救患者除外
计算方法	药品收费前药师审核急诊处方人次数/同期急诊处方总人次数×100%
计量单位	百分比（%）
指标属性	定量指标
指标导向	逐步提高
数据来源	国家公立医院绩效考核平台，省、市医疗质量控制中心

4. 住院用药医嘱审核率

指标定义	药品调配前药师审核住院患者用药医嘱条目数占同期住院患者用药医嘱总条目数的比例 为便于统计，住院患者用药医嘱（总）条目数均以出院患者用药医嘱（总）条目数计算
计算方法	药品调配前药师审核住院患者用药医嘱条目数/同期住院患者用药医嘱条目总数×100%
计量单位	百分比（%）
指标属性	定量指标
指标导向	逐步提高
数据来源	省、市医疗质量控制中心，医院填报

5. 静脉用药集中调配医嘱干预率

指标定义	药师审核静脉用药集中调配医嘱时发现不适宜医嘱，经过沟通，医师同意对不适宜静脉用药集中调配医嘱进行修改的医嘱条目数占同期静脉用药集中调配医嘱总条目数的比例
计算方法	医师同意修改的不适宜静脉用药集中调配医嘱条目数/同期静脉用药集中调配医嘱总条目数×100%
计量单位	百分比（%）
指标属性	定量指标
指标导向	监测比较
数据来源	省、市医疗质量控制中心，医院填报

6. 点评处方占处方总数的比例

指标定义	年度点评处方数占处方总数的比例 点评处方包括点评门急诊处方和点评出院患者住院医嘱两部分
计算方法	点评处方占处方总数的比例＝点评处方数/处方总数×100% 点评出院患者医嘱比例＝出院患者住院医嘱点评数/同期出院人数×100%
计量单位	百分比（%）
指标属性	定量指标
指标导向	逐步提高
数据来源	国家公立医院绩效考核管理平台，省、市医疗质量控制中心，医院填报

7. 门诊处方合格率

指标定义	合格的门诊处方人次数占同期点评门诊处方总人次数的比例
计算方法	合格的门诊处方人次数/同期点评门诊处方总人次数×100%
计量单位	百分比（%）
指标属性	定量指标
指标导向	逐步提高
数据来源	省、市医疗质量控制中心，医院填报

8. 住院患者药学监护率

指标定义	实施药学监护的住院患者人数占同期住院患者总人数的比例
计算方法	实施药学监护的住院患者人数/同期住院患者总人数×100%
计量单位	百分比（%）
指标属性	定量指标
指标导向	逐步提高
数据来源	省、市医疗质量控制中心，医院填报

9. 用药错误报告率

指标定义	医疗机构某一时间范围内报告给医疗机构管理部门的用药错误人次数占同期用药患者总人次数的比例 反映医疗机构用药错误主动报告情况
计算方法	报告给医疗机构管理部门的用药错误人次数/同期用药患者总人次数×100%
计量单位	百分比（%）
指标属性	定量指标
指标导向	逐步提高
数据来源	省、市医疗质量控制中心，医院填报

10. 严重或新的药品不良反应上报率

指标定义	医疗机构单位时间内上报的严重或新的药品不良反应人数占同期用药患者总人数的比例
计算方法	严重或新的药品不良反应上报人数/同期用药患者总人数×100%
计量单位	百分比（%）
指标属性	定量指标
指标导向	监测比较
数据来源	省、市医疗质量控制中心，医院填报

11. 住院患者抗菌药物使用情况

11.1 住院患者抗菌药物使用率

指标定义	住院患者使用抗菌药物人数占同期医疗机构住院患者总人数的比例 为便于统计，住院患者使用抗菌药物人数和住院患者总人数均以出院患者的人数计算
计算方法	住院患者使用抗菌药物人数/同期医疗机构住院患者总人数×100%
计量单位	百分比（%）
指标属性	定量指标
指标导向	监测达标
数据来源	国家医疗质量管理与控制信息网（NCIS），国家公立医院绩效考核信息平台，省、市医疗质量控制中心

11.2 住院患者抗菌药物使用强度

指标定义	住院患者平均每日每百张床位所消耗抗菌药物的DDD数
计算方法	住院患者抗菌药物使用量（累计DDD数）×100/同期住院患者床日数
计量单位	DDD
指标属性	定量指标
指标导向	监测达标
数据来源	国家医疗质量管理与控制信息网（NCIS），国家公立医院绩效考核信息平台，省、市医疗质量控制中心

11.3 住院患者特殊使用级抗菌药物使用量占比

指标定义	住院患者特殊使用级抗菌药物使用量占同期住院患者抗菌药物使用量的比例
计算方法	住院患者特殊使用级抗菌药物使用量（累计DDD数）/同期住院患者抗菌药物使用量（累计DDD数）×100%
计量单位	百分比（%）
指标属性	定量指标
指标导向	监测比较
数据来源	国家医疗质量管理与控制信息网（NCIS），省、市医疗质量控制中心

11.4 Ⅰ类切口手术抗菌药物预防使用率

指标定义	Ⅰ类切口手术预防使用抗菌药物的患者人数占同期Ⅰ类切口手术患者总人数的比例
计算方法	Ⅰ类切口手术预防使用抗菌药物的患者人数/同期Ⅰ类切口手术患者总人数×100%
计量单位	百分比（%）
指标属性	定量指标
指标导向	监测比较
数据来源	国家医疗质量管理与控制信息网（NCIS），省、市医疗质量控制中心

12. 住院患者静脉输液使用率

指标定义	使用静脉输液的住院患者人数占同期住院患者总人数的比例 静脉输液包括静脉滴注和静脉注射。疫苗注射、局部麻醉、封闭、结膜下注射、肌内注射、皮下注射、球后注射、皮肤试验等不列入静脉输液的统计范围 同一患者使用多种静脉输注药物（含中药注射剂），记为1例 为便于统计，使用静脉输液的住院患者数和住院患者总人数均以出院患者的人数计算
计算方法	使用静脉输液的住院患者人数/同期住院患者总人数×100%
计量单位	百分比（%）
指标属性	定量指标
指标导向	监测比较
数据来源	国家医疗质量管理与控制信息网（NCIS），省、市医疗质量控制中心

13. 住院患者中药注射剂静脉输液使用率

指标定义	使用中药注射剂静脉输液的住院患者人数占同期住院患者总人数的比例 中药注射剂指批准文号为国药准字"Z"开头的注射剂 为便于统计，使用中药注射剂静脉输液住院患者人数和住院患者总人数均以出院患者人数计算
计算方法	使用中药注射剂静脉输液住院患者人数/同期住院患者总人数×100%
计量单位	百分比（%）
指标属性	定量指标
指标导向	监测比较
数据来源	国家医疗质量管理与控制信息网（NCIS），省、市医疗质量控制中心

14. 急诊患者糖皮质激素静脉输液使用率

指标定义	急诊静脉使用糖皮质激素的患者人数占同期急诊患者总人数的比例 对不能区分门急诊的基层医疗机构按门诊患者计算
计算方法	急诊患者静脉使用糖皮质激素人数/同期急诊患者总人数×100%
计量单位	百分比（%）
指标属性	定量指标
指标导向	监测比较
数据来源	国家医疗质量管理与控制信息网（NCIS），省、市医疗质量控制中心

15. 住院患者质子泵抑制药注射剂静脉使用率

指标定义	静脉使用质子泵抑制药注射剂的住院患者人数占同期住院患者总人数的比例 质子泵抑制药包括奥美拉唑、艾司奥美拉唑、泮托拉唑、兰索拉唑、雷贝拉唑、艾普拉唑、埃索美拉唑 为便于统计，静脉使用质子泵抑制药注射剂的住院患者人数和住院患者总人数均以出院患者的人数计算
计算方法	静脉使用质子泵抑制药注射剂的住院患者人数/同期住院患者总人数×100%
计量单位	百分比（%）
指标属性	定量指标
指标导向	监测比较
数据来源	国家医疗质量管理与控制信息网（NCIS），省、市医疗质量控制中心

第四章 单病种（术种）质量控制指标

第一节 非手术病种

按照《三级医院评审标准（2020年版）》51个单病种（术种）选取"平均住院日、次均费用、病死率"等指标进行评价。

对以下19个单病种（1至19），各监测4条一级指标，分别为病例上报率、平均住院日、次均费用、病死率。具体包括：

1. 急性心肌梗死（ST段抬高型，首次住院）

   主要诊断ICD－10编码为I 21.0至I 21.3、I 21.9的出院患者。

2. 心力衰竭

   主要诊断原发病ICD－10编码为I 05至I 09、I 11至I 13、I 20至I 21、I 40至I 41、I 42至I 43伴第二诊断为I 50的出院患者。

3. 心房颤动

   主要诊断ICD－10编码为I 48的出院患者。

4. 脑梗死（首次住院）

   主要诊断ICD－10编码为I 63.0至I 63.9的出院患者。

5. 短暂性脑缺血发作

   主要诊断ICD－10编码为G 45.0至G 45.9的出院患者。

6. 脑出血

   主要诊断ICD－10编码为I 61.0至I 61.9的出院患者。

7. 惊厥性癫痫持续状态

   主要诊断ICD－10编码为G 41.0、G 41.8、G 41.9的出院患者。

8. 帕金森病

   主要诊断ICD－10编码为G20.X 00的出院患者。

9. 社区获得性肺炎（成人，首次住院）

   主要诊断ICD－10编码为J 13至J 16、J 18，年龄≥18岁的出院患者。

10. 社区获得性肺炎（儿童，首次住院）

    主要诊断ICD－10编码为J 13至J 16、J 18，2岁≤年龄<18岁的出院患儿。

11. 慢性阻塞性肺疾病（急性发作，住院）

    主要诊断ICD－10编码为J 44.0、J 44.1的出院患者。

12. 哮喘（成人，急性发作，住院）

    主要诊断ICD－10编码为J 45、J 46，年龄≥18岁的出院患者。

13. 哮喘（儿童，住院）

    主要诊断ICD－10编码为J 45、J 46，2岁≤年龄<18岁的出院患儿。

14. 糖尿病肾病

    主要诊断和其他诊断ICD－10编码为E 10至E 14，且伴主要操作ICD－9－CM－3编码为55.23的非产妇出院患者。

15. 住院精神疾病

    主要诊断 ICD – 10 编码为 F 00 至 F 99 的出院患者。

16. 感染性休克早期治疗

    主要诊断/其他诊断 ICD – 10 编码为 A 02.1、A 22.7、A 32.7、A 40.1 至 A40.9、A 41.0 至 A 41.9、A 42.7、A 54.8、B 37.7、R 57.2 的出院患者。

17. 儿童急性淋巴细胞白血病（初始诱导化学治疗）

    主要诊断 ICD – 10 编码为 C 91.0，且伴主要操作 ICD – 9 – CM – 3 编码为 99.25 的出院患儿。

18. 儿童急性早幼粒细胞白血病（初始化学治疗）

    主要诊断 ICD – 10 编码为 C 92.4，且伴主要操作 ICD – 9 – CM – 3 编码为 99.25 的出院患儿。

19. HBV 感染分娩母婴阻断

    主要诊断 ICD – 10 编码为 O 98.4，Z 22.5 + O 80 至 O 84 + Z 37，且伴①阴道分娩操作 ICD – 9 – CM – 3 编码 72.0 至 72.9、73.0、73.1、73.21、73.4 至 73.6、73.9，或②剖宫产手术 ICD9 – CM – 3 编码为 74.0、74.1、74.2、74.4、74.99 的出院患者。

一、病例上报率

指标定义	年度内符合单病种纳入条件的某病种上报至国家单病种质量监测平台的病例数占同期符合单病种纳入条件的同病种病例数累加求和的比例
计算方法	年度内符合单病种纳入条件的某病种上报至国家单病种质量监测平台的病例数/同期符合单病种纳入条件的该病种出院人数累加求和×100%
计量单位	百分比（%）
指标属性	定量指标
指标导向	逐步提高
数据来源	国家单病种质量监测平台，全国医院质量监测系统（HQMS）

二、平均住院日

指标定义	年度内符合单病种纳入条件的某病种出院患者平均住院时间
计算方法	某病种出院患者占用总床日数/同期某病种例数
计量单位	日
指标属性	定量指标
指标导向	逐步降低
数据来源	国家单病种质量监测平台，全国医院质量监测系统（HQMS）

三、次均费用

指标定义	年度内符合单病种纳入条件的某病种出院患者平均住院费用
计算方法	某病种总出院费用/同期某病种例数
计量单位	元
指标属性	定量指标
指标导向	逐步降低
数据来源	国家单病种质量监测平台，全国医院质量监测系统（HQMS）

四、病死率

指标定义	年度内符合单病种纳入条件的某病种出院患者死亡人数占同期同病种出院人数的比例
计算方法	某病种死亡人数/同期某病种例数×100%
计量单位	百分比（％）
指标属性	定量指标
指标导向	逐步降低
数据来源	国家单病种质量监测平台，全国医院质量监测系统（HQMS）

第二节 手术病种

对以下 26 个单病种，各监测 5 条一级指标，分别为病例上报率、平均住院日、次均费用、病死率、手术患者并发症发生率。

1. 冠状动脉旁路移植术

   主要手术 ICD-9-CM-3 编码为 36.1 的手术出院患者。

2. 主动脉瓣置换术

   主要手术 ICD-9-CM-3 编码为 35.0、35.2 的手术出院患者。

3. 二尖瓣置换术

   主要手术 ICD-9-CM-3 编码为 35.02、35.12、35.23、35.24 的手术出院患者。

4. 房间隔缺损手术

   主要手术 ICD-9-CM-3 编码为 35.51、35.52、35.61、35.71 的手术出院患者。

5. 室间隔缺损手术

   主要手术 ICD-9-CM-3 编码为 35.53、35.55、35.62、35.72 的手术出院患者。

6. 脑膜瘤（初发，手术治疗）

   主要诊断 ICD-10 编码为 C 70.0、C 70.9、D 32.0、D 32.9、D 42.9，且伴 ICD-9-CM-3 编码为 01.51、01.59 的手术出院患者。

7. 胶质瘤（初发，手术治疗）

   主要诊断 ICD-10 编码为 C 71，且伴主要手术 ICD-9-CM-3。编码为 01.52 至 01.59 的手术出院患者。

8. 垂体腺瘤（初发，手术治疗）

   主要诊断 ICD-10 编码为 D 35.2、C 75.1、D 44.3、E 22.0、E 23.6，且伴主要手术 ICD-9-CM-3 编码为 07.61 至 07.69、07.71、07.72、07.79 和 01.59 的手术出院患者。

9. 急性动脉瘤性蛛网膜下腔出血（初发，手术治疗）

   主要诊断 ICD-10 编码为 I 60.0 至 I 60.9，且伴主要手术 ICD-9-CM 编码为 01.3、02.2、02.3、38.3、38.4、38.6、39.5 的手术出院患者。

10. 髋关节置换术

    主要手术 ICD-9-CM-3 编码为 00.7、81.51 至 81.53 的手术出院患者。

11. 膝关节置换术

    主要手术 ICD－9－CM－3 编码为 00.80 至 00.83、81.54、81.55 的手术出院患者。

12. 发育性髋关节发育不良（手术治疗）

    主要诊断 ICD－10 编码为 Q 65.0 至 Q 65.6、Q 65.8、Q 65.9，且伴主要手术 ICD－9－CM－3 编码为 79.85、77.25、77.29；1 岁≤年龄≤8 岁（旧称先天性髋关节脱位）的手术出院患儿。

13. 剖宫产

    主要手术 ICD－9－CM－3 编码为 74.0、74.1、74.2、74.4、74.99 的手术出院患者。

14. 异位妊娠（手术治疗）

    主要诊断 ICD－10 编码为 O00 开头，且伴主要手术 ICD－9－CM－3 编码为 66.01、66.02、66.62、66.95、74.30 的手术出院患者。

15. 子宫肌瘤（手术治疗）

    主要诊断 ICD－10 编码与名称为 D 25 开头，且伴主要手术 ICD－9－CM－3 编码为 68.29、68.3 至 68.5、68.9 的手术出院患者。

16. 肺癌（手术治疗）

    主要诊断 ICD－10 编码为 C 34 开头，且伴主要手术 ICD－9－CM－3 编码为 32.2 至 32.6、32.9 的手术出院患者。

17. 甲状腺癌（手术治疗）

    主要诊断 ICD－10 编码为 C 73 开头，且伴主要手术操作 ICD－9－CM－3 编码为 06.2 至 06.5 的手术出院患者。

18. 乳腺癌（手术治疗）

    主要诊断 ICD－10 编码为 C 50 开头，且伴主要手术 ICD－9－CM－3 编码为 85.2 至 85.4 的手术出院患者。

19. 胃癌（手术治疗）

    主要诊断 ICD－10 编码为 C 16 开头，且伴主要手术 ICD－9－CM－3 编码为 43.4 至 43.9 的手术出院患者。

20. 结肠癌（手术治疗）

    主要诊断 ICD－10 编码为 C 18、D 01.0，且伴主要手术操作 ICD－9－CM－3 编码为 45.4、45.73 至 45.79、45.8 的手术出院患者。

21. 宫颈癌（手术治疗）

    主要诊断 ICD－10 编码为 C 53 开头，且伴主要手术 ICD－9－CM－3 编码为 67.2 至 67.4、68.4 至 68.7 的手术出院患者。

22. 舌鳞状细胞癌（手术治疗）

    主要诊断 ICD－10 编码为 C 01、C 02，且伴主要手术 ICD－9－CM－3 编码为 25.1 至 25.4、40.4 的手术出院患者。

23. 腮腺肿瘤（手术治疗）

    主要诊断 ICD－10 编码为 D 11.0，且伴主要手术 ICD－9－CM－3 编码为 26.2、26.3 伴 04.42 的手术出院患者。

24. 原发性急性闭角型青光眼（手术治疗）

    主要诊断 ICD－10 编码为 H 26.2、H 40.0、H 40.2、H 40.9 且伴主要手术 ICD－9－CM－3 编码为 10.1、10.49、10.6、10.91、10.99、12.11、12.12、12.64、12.66、12.67、12.71 至 12.73、12.79、12.83、12.85、12.87、12.91、12.92、12.99、13.19、13.3、13.41、13.59、13.70、13.71、13.90、14.73、14.74、14.79 的手术出院患者。

25. 复杂性视网膜脱离（手术治疗）

主要诊断 ICD - 10 编码为 E 10.3、E 11.3、E 14.3、H 33.0 至 H 33.5、H 59.8，且伴主要手术 ICD - 9 - CM - 3 编码为 13.19、13.3、13.41、13.42、13.43、13.59、13.64、13.65、13.69、13.70、13.71、13.73、13.8、13.90、14.29、14.31、14.49、14.51、14.52、14.53、14.54、14.59、14.71、14.72、14.73、14.75、14.9 的手术出院患者。

26. 甲状腺结节（手术治疗）

主要诊断 ICD - 10 编码为 D 34、E 04.0、E 04.1、E 04.2，且伴主要手术 ICD - 9 - CM - 3 编码为 06.2 至 06.5 的手术出院患者。

一、病例上报率

指标定义	年度内符合单病种纳入条件的某病种上报至国家单病种质量监测平台的病例数占同期符合单病种纳入条件的同病种病例数累加求和的比例
计算方法	报至国家单病种质量监测平台的病例数/同期符合单病种纳入条件的该病种出院人数累加求和×100%
计量单位	百分比（%）
指标属性	定量指标
指标导向	逐步提高
数据来源	国家单病种质量监测平台，全国医院质量监测系统（HQMS）

二、平均住院日

指标定义	年度内符合单病种纳入条件的某病种出院患者平均住院时间
计算方法	某病种出院患者占用总床日数/同期某病种例数
计量单位	日
指标属性	定量指标
指标导向	逐步降低
数据来源	国家单病种质量监测平台，全国医院质量监测系统（HQMS）

三、次均费用

指标定义	年度内符合单病种纳入条件的某病种出院患者平均住院费用
计算方法	某病种总出院费用/同期某病种例数
计量单位	元
指标属性	定量指标
指标导向	逐步降低
数据来源	国家单病种质量监测平台，全国医院质量监测系统（HQMS）

四、病死率

指标定义	年度内符合单病种纳入条件的某病种出院患者死亡人数占同期同病种出院人数的比例
计算方法	某病种死亡人数/同期某病种例数×100%
计量单位	百分比（%）
指标属性	定量指标
指标导向	逐步降低
数据来源	国家单病种质量监测平台，全国医院质量监测系统（HQMS）

五、手术患者并发症发生率

指标定义	年度内符合单病种纳入条件的某病种手术患者发生并发症例数占同期同病种出院的手术患者人数的比例 手术患者并发症是指并发于手术或手术后的疾病或情况，包括手术后出血或血肿、手术后伤口裂开、肺部感染、肺栓塞、深静脉栓塞、败血症、猝死、手术中发生或由于手术造成的休克、手术后血管并发症、瘘、呼吸衰竭、骨折、生理/代谢紊乱、人工气道意外脱出等
计算方法	某病种手术患者并发症发生例数/同期某病种出院的手术患者人数×100%
计量单位	百分比（%）
指标属性	定量指标
指标导向	逐步降低
数据来源	国家单病种质量监测平台，全国医院质量监测系统（HQMS）

第三节 其他病种

对以下6个单病种，各监测1条一级指标，为病例上报率。

1. 终末期肾病血液透析

   主要诊断ICD-10编码为N 18.0，且伴主要操作ICD-9-CM-3编码为38.95、39.27、39.42、39.95的血液透析患者。

2. 终末期肾病腹膜透析

   主要诊断ICD-10编码为N 18.0，且伴主要操作ICD-9-CM-3编码为54.98的腹膜透析患者。

3. 口腔种植术

   主要手术ICD-9-CM-3编码为23.5、23.6的门诊或者76.09、76.91、76.92、22.79的手术出院患者。

4. 围手术期预防感染

   主要手术ICD-9-CM-3编码如下的手术出院患者。

   （1）甲状腺叶切除术为06.2至06.5。

   （2）膝半月软骨切除术为80.6。

   （3）晶状体相关手术为13.0至13.9。

   （4）腹股沟疝相关手术为17.11至17.13、17.21至17.24、53.00至53.17。

   （5）乳房组织相关手术为85.2至85.4。

   （6）动脉内膜切除术为38.1。

   （7）足和踝关节固定术和关节制动术为81.1。

   （8）其他颅骨切开术为01.24。

   （9）椎间盘切除术或破坏术为80.50至80.59。

   （10）骨折切开复位+内固定术为03.53、21.72、76.72至76.79、79.30至79.39。

   （11）关节脱位切开复位内固定术为76.94、79.8。

   （12）骨内固定不伴骨折复位术及置入装置去除为78.5至78.6。

   （13）卵巢相关手术为65.2至65.6。

   （14）肌腱相关手术为83.11至83.14。

   （15）睾丸相关手术为62.0至62.9。

   （16）阴茎相关手术为64.0至64.4。

   （17）室间隔缺损修补术为35.62。

   （18）房间隔缺损修补术为35.61。

   （19）髋关节置换术为00.7、81.51至81.53。

   （20）膝关节置换术为00.80至00.83、81.54、81.55。

   （21）冠状动脉旁路移植术为36.1。

   （22）剖宫产为74.0、74.1、74.2、74.4、74.99。

5. 围手术期预防深静脉血栓栓塞

   主要手术ICD-9-CM-3编码如下的手术出院患者。

   （1）闭合性心脏瓣膜切开术为35.00至35.04。

   （2）心脏瓣膜切开和其他置换术为35.20至35.28。

(3) 脊柱颈融合术为 81.04 至 81.08。
(4) 脊柱再融合术为 81.34 至 81.38。
(5) 胃部分切除术伴胃十二指肠吻合术为 43.6。
(6) 胃部分切除术伴胃空肠吻合术为 43.7。
(7) 其他胃部分切除术为 43.8。
(8) 胃全部切除术为 43.9。
(9) 开放性和其他部分大肠切除术为 45.7。
(10) 腹会阴直肠切除术为 48.5。
(11) 直肠其他切除术为 48.6。
(12) 肝叶切除术为 50.3。
(13) 部分肾切除术为 55.4。
(14) 全部肾切除术为 55.5。
(15) 部分膀胱切除术为 57.6。
(16) 全部膀胱切除术为 57.7。
(17) 卵巢病损或卵巢组织的局部切除术或破坏术为 65.2。
(18) 单侧卵巢切除术为 65.3。
(19) 单侧输卵管-卵巢切除术为 65.4。
(20) 双侧卵巢切除术为 65.5。
(21) 双侧输卵管-卵巢切除术为 65.6。
(22) 子宫病损或组织的切除术或破坏术为 68.2。
(23) 经腹子宫次全切除术为 68.3。
(24) 经腹子宫全部切除术为 68.4。
(25) 阴道子宫切除术为 68.5。
(26) 经腹根治性子宫切除术为 68.6。
(27) 根治性阴道子宫切除术为 68.7。
(28) 盆腔脏器去除术为 68.8。
(29) 髋关节置换术为 00.7、81.51 至 81.53。
(30) 膝关节置换术为 00.80 至 00.83、81.54、81.55。
(31) 冠状动脉旁路移植术为 36.1。

6. 中高危风险患者预防静脉血栓栓塞症

需要落实预防静脉血栓措施的重点患者。

(1) 入住 ICU 的患者。
(2) 中高危风险患者。

病例上报率

指标定义	年度内符合单病种纳入条件的某病种上报至国家单病种质量监测平台的病例数占同期符合单病种纳入条件的同病种病例数累加求和的比例
计算方法	报至国家单病种质量监测平台的病例数/同期符合单病种纳入条件的该病种出院人数累加求和 ×100%
计量单位	百分比（%）
指标属性	定量指标
指标导向	逐步提高
数据来源	国家单病种质量监测平台，全国医院质量监测系统（HQMS）

第五章 重点医疗技术临床应用质量控制指标

重点医疗技术临床应用质量控制指标，包括国家限制类医疗技术质量控制监测指标、省限制类医疗技术质量控制指标及人体器官捐献、获取与移植技术质量控制监测指标。数据来源：国家医疗质量管理与控制信息网（NCIS）、全国医院质量监测系统（HQMS）、医疗技术临床应用管理信息系统、医疗机构电子化注册信息系统；中国人体器官分配与共享计算机系统（COTRS）、省卫生健康统计信息网络直报系统、肝脏移植登记注册系统、肾脏移植登记注册系统、心脏移植登记注册系统、肺脏移植登记注册系统及医院填报。

第一节 国家限制类医疗技术

国家限制类医疗技术参照国家最新目录及各项技术临床应用质量控制指标进行监测，此外，需要对备案完成率、系统填报率、死亡率、并发症发生率进行监测。

一、备案完成率

指标定义	医疗机构已完成备案的国家限制类医疗技术项目数占实际开展国家限制类医疗技术项目数的比例 对某项限制类医疗技术，医疗机构内多个科室开展的均算1项，备案完成率需达100%
计算方法	医疗机构已完成备案国家限制类医疗技术项目数/实际开展国家限制类医疗技术项目数×100%
计量单位	百分比（%）
指标属性	定量指标
指标导向	监测达标
数据来源	各省级医疗技术临床应用信息化管理平台

二、系统填报率

指标定义	医疗机构在医疗技术临床应用管理信息系统上填报的所有国家限制类医疗技术病例总数占同期实际开展所有国家限制类医疗技术病例总数的比例
计算方法	医疗机构在医疗技术临床应用管理信息系统上填报的所有国家限制类医疗技术病例总数/同期实际开展所有国家限制类医疗技术病例总数×100%
计量单位	百分比（%）
指标属性	定量指标
指标导向	逐步提高
数据来源	各省级医疗技术临床应用信息化管理平台

三、死亡率

指标定义	实施国家限制类医疗技术的患者死亡总人数占同期实施国家限制类医疗技术的患者出院总人数的比例
计算方法	实施国家限制类医疗技术的患者死亡总人数/同期实施国家限制类医疗技术的患者出院总人数×100%
计量单位	百分比（%）
指标属性	定量指标
指标导向	逐步降低
数据来源	国家医疗质量管理与控制信息网（NCIS），全国医院质量监测系统（HQMS）

四、并发症发生率

指标定义	实施国家限制类医疗技术的患者发生并发症总人数与同期实施国家限制类医疗技术的患者出院总人数的比例 限制类医疗技术并发症指发于实施限制类医疗技术或实施后的疾病或情况包括手术后出血或血肿、手术后伤口裂开、肺部感染、肺栓塞、深静脉栓塞、败血症、猝死、手术中发生或由于手术造成的休克、手术后血管并发症、瘘、呼吸衰竭、骨折、生理/代谢紊乱、人工气道意外脱出等
计算方法	实施国家限制类医疗技术的患者发生并发症总人数/同期实施国家限制类医疗技术的患者出院总人数×100%
计量单位	百分比（%）
指标属性	定量指标
指标导向	逐步降低
数据来源	国家医疗质量管理与控制信息网（NCIS），全国医院质量监测系统（HQMS）

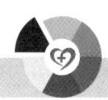

第二节 省限制类医疗技术

省限制类医疗技术参照各省最新目录及各项技术临床应用质量控制指标进行监测，重点对备案完成率、出院后 0~31 日非预期再住院率、死亡率、平均住院费用、平均住院日进行监测。

一、备案完成率

指标定义	医疗机构已完成备案的省限制类医疗技术项目数（按二级目录）占实际开展省限制类医疗技术项目数（按二级目录）的比例 对某项限制类医疗技术（按二级目录），医疗机构内多个科室开展的均算 1 项，备案完成率需达 100%
计算方法	医疗机构已完成备案的省限制类医疗技术项目数/实际开展的省限制类医疗技术项目数×100%
计量单位	百分比（%）
指标属性	定量指标
指标导向	监测达标
数据来源	各省级医疗技术临床应用信息化管理平台

二、住院患者出院后 0~31 日非预期再住院率

指标定义	实施某项限制类医疗技术（按一级目录）的住院患者出院后 31 日内非预期再住院患者人数占同期实施同项限制类医疗技术的出院患者人数的比例
计算方法	实施某项限制类医疗技术的住院患者出院后 31 日内非预期再住院患者人数/同期实施同项限制类医疗技术的出院患者人数×100%
计量单位	百分比（%）
指标属性	定量指标
指标导向	逐步降低
数据来源	国家医疗质量管理与控制信息网（NCIS），全国医院质量监测系统（HQMS）

三、死亡率

指标定义	实施某项限制类医疗技术（按一级目录）的住院患者死亡人数占实施同项限制类医疗技术的患者出院人数的比例
计算方法	实施某项限制类医疗技术的住院患者死亡人数/同期实施同项限制类医疗技术的患者出院人数×100%
计量单位	百分比（%）
指标属性	定量指标
指标导向	逐步降低
数据来源	国家医疗质量管理与控制信息网（NCIS），全国医院质量监测系统（HQMS）

四、平均住院费用

指标定义	实施某项限制类医疗技术（按一级目录）的出院患者平均住院费用
计算方法	实施某项限制类医疗技术的患者住院总费用/同期实施同项限制类医疗技术的患者出院人数
计量单位	元
指标属性	定量指标
指标导向	逐步降低
数据来源	国家医疗质量管理与控制信息网（NCIS），全国医院质量监测系统（HQMS）

五、平均住院日

指标定义	实施某项限制类医疗技术（按一级目录）的出院患者平均住院时间
计算方法	实施某项限制类医疗技术的出院患者占用总床日数/同期实施同项限制类医疗技术的患者出院人数
计量单位	日
指标属性	定量指标
指标导向	逐步降低
数据来源	国家医疗质量管理与控制信息网（NCIS），全国医院质量监测系统（HQMS）

第三节　人体器官捐献、获取与移植技术

人体器官捐献、获取与移植技术质量监测指标，参照《人体器官获取组织质量控制指标（2019年版）》《肝脏移植技术医疗质量控制指标（2020年版）》《肾脏移植技术医疗质量控制指标（2020年版）》《心脏移植技术医疗质量控制指标（2020年版）》及《肺脏移植技术医疗质量控制指标（2020年版）》要求进行指标的监测与持续改进。本节对部分相关监测指标进行了解析。

一、向人体器官获取组织报送的潜在器官捐献者人数与院内死亡人数比

指标定义	医疗机构向人体器官获取组织报送的潜在器官捐献人数占同期院内死亡人数的比例
计算方法	向人体器官获取组织报送的潜在器官捐献人数/同期院内死亡人数×100%
计量单位	百分比（%）
指标属性	定量指标
指标导向	逐步提高
数据来源	中国人体器官分配与共享计算机系统（COTRS）

二、实现器官捐献的人数与院内死亡人数比

指标定义	实现器官捐献的人数占医疗机构同期院内死亡人数的比例
计算方法	实现器官捐献的人数/同期院内死亡人数×100%
计量单位	百分比（%）
指标属性	定量指标
指标导向	逐步提高
数据来源	中国人体器官分配与共享计算机系统（COTRS）

三、人体器官获取组织质量控制指标

1. 器官捐献转化率

指标定义	在人体器官获取组织（OPO）服务区域内，年度完成器官获取的器官捐献者数量占潜在捐献者总数的比例
计算方法	年度获取捐献者数量/同期潜在捐献者总数×100%
计量单位	百分比（%）
指标属性	定量指标
指标导向	逐步提高
数据来源	中国人体器官分配与共享计算机系统（COTRS）

2. 平均器官产出率

指标定义	在OPO服务区域内，年度获取并完成移植的器官数量与器官捐献者总数的比例
计算方法	年度移植器官数量/同期器官捐献者总数×100%
计量单位	百分比（%）
指标属性	定量指标
指标导向	逐步提高
数据来源	中国人体器官分配与共享计算机系统（COTRS）

3. 器官捐献分类占比

指标定义	脑死亡来源器官捐献者（DBD）、心脏死亡来源器官捐献者（DCD）、脑心双死亡来源器官捐献者（DBCD）数量分别占同期器官捐献者总数的比例
计算方法	年度（DBD/DCD/DBCD）数量/同期器官捐献者总数×100%
计量单位	百分比（%）
指标属性	定量指标
指标导向	DBD占比逐步提高，DCD、DBCD占比逐步降低
数据来源	中国人体器官分配与共享计算机系统（COTRS）

4. 获取器官利用率

指标定义	器官获取后用于移植的器官数量占同期获取器官总数的比例
计算方法	用于移植的器官数量/同期获取器官总数×100%
计量单位	百分比（%）
指标属性	定量指标
指标导向	逐步提高
数据来源	中国人体器官分配与共享计算机系统（COTRS）

5. 移植器官原发性无功能（PNF）发生率

指标定义	同年度捐献器官移植术后 PNF 并发症发生比例，包括总 PNF 发生率、DBD 来源器官 PNF 发生率、DCD 来源器官 PNF 发生率、DBCD 来源器官 PNF 发生率
计算方法	总 PNF 发生率（%）＝年度 PNF 病例数/同期移植病例总数×100% （DBD/DCD/DBCD）PNF 发生率（%）＝年度（DBD/DCD/DBCD）PNF 病例数/同期（DBD/DCD/DBCD）移植病例总数×100%
计量单位	百分比（%）
指标属性	定量指标
指标导向	逐步降低
数据来源	中国人体器官分配与共享计算机系统（COTRS）

6. 移植器官术后功能延迟性恢复（DGF）发生率

指标定义	同年度捐献器官移植术后 DGF 并发症发生比例，包括总 DGF 发生率、DBD 来源器官 DGF 发生率、DCD 来源器官 DGF 发生率、DBCD 来源器官 DGF 发生率
计算方法	总 DGF 发生率（%）＝年度 DGF 病例数/同期移植病例总数×100% （DBD/DCD/DBCD）DGF 发生率（%）＝年度（DBD/DCD/DBCD）DGF 病例数/同期（DBD/DCD/DBCD）移植病例总数×100%
计量单位	百分比（%）
指标属性	定量指标
指标导向	逐步降低
数据来源	中国人体器官分配与共享计算机系统（COTRS）

四、肝脏移植技术医疗质量控制指标

1. 无肝期比例

指标定义	无肝期比例为无肝期时间不超过60分钟、60~120分钟和120分钟以上三个时间段中的肝脏移植手术人数分别占同期肝脏移植手术总人数的比例
计算方法	无肝期≤60分钟比例（LIT-02-02A） 无肝期≤60分钟比例=无肝期不超过60分钟的手术人数/同期肝脏移植手术总人数×100% 60分钟<无肝期≤120分钟比例（LIT-02-02B） 60分钟<无肝期≤120分钟比例=无肝期在60~120分钟的手术人数/同期肝脏移植手术总人数×100% 无肝期>120分钟比例（LIT-02-02C） 无肝期>120分钟比例=无肝期120分钟以上的手术人数/同期肝脏移植手术总人数×100%
计量单位	百分比（%）
指标属性	定量指标
指标导向	逐步提高、逐步降低
数据来源	肝脏移植登记注册系统，医院填报

2. 术中大出血发生率

指标定义	成人肝脏移植手术受者术中出血量在2000 ml及以上的手术人数占同期成人肝脏移植手术总人数的比例
计算方法	成人肝脏移植手术受者术中出血量在2000 ml及以上的手术人数/同期成人肝脏移植手术总人数×100%
计量单位	百分比（%）
指标属性	定量指标
指标导向	逐步降低
数据来源	肝脏移植登记注册系统，医院填报

3. 术后早期肝功能不全（EAD）发生率

指标定义	肝脏移植手术后发生EAD的手术人数占同期肝脏移植手术总人数的比例 符合下列一个或多个标准的病例视为发生EAD： （1）术后第7日总胆红素（TB）≥171 μmol/L（10 mg/dL） （2）术后第7日国际标准化比值（INR）≥1.6（应用抗凝药物原因除外） （3）术后7日内谷丙转氨酶（ALT）或谷草转氨酶（AST）>2000 IU/L
计算方法	发生EAD的手术人数/同期肝脏移植手术总人数×100%
计量单位	百分比（%）
指标属性	定量指标
指标导向	逐步降低
数据来源	肝脏移植登记注册系统，医院填报

4. 术后非计划二次手术率

指标定义	肝脏移植手术后发生非计划二次手术的手术人数占同期肝脏移植手术总人数的比例
计算方法	进行非计划二次手术的手术人数/同期肝脏移植手术总人数×100%
计量单位	百分比（%）
指标属性	定量指标
指标导向	逐步降低
数据来源	肝脏移植登记注册系统，医院填报

5. 术后血管并发症发生率（1周内、1个月内、3个月内）

指标定义	肝脏移植手术后发生血管并发症的手术人数占同期肝脏移植手术总人数的比例
计算方法	发生血管并发症的手术人数/同期肝脏移植手术总人数×100%
计量单位	百分比（%）
指标属性	定量指标
指标导向	逐步降低
数据来源	肝脏移植登记注册系统，医院填报

6. 术后早期死亡率

指标定义	肝脏移植手术后30天内受者全因死亡人数占同期肝脏移植手术总人数的比例
计算方法	肝脏移植手术后30天内受者全因死亡人数/同期肝脏移植手术总人数×100%
计量单位	百分比（%）
指标属性	定量指标
指标导向	逐步降低
数据来源	肝脏移植登记注册系统，医院填报

7. 中国肝移植注册系统（CLTR）数据报送完整度

指标定义	向CLTR系统所报送数据的完整度累计值与同期肝脏移植总人数的比例
计算方法	肝脏移植病历数据完整度得分累计值/同期肝脏移植总人数×100%
计量单位	百分比（%）
指标属性	定量指标
指标导向	逐步提高
数据来源	肝脏移植登记注册系统，医院填报

五、肾脏移植技术医疗质量控制指标
1. 术后 30 日内死亡率

指标定义	肾脏移植手术后 30 日内受者全因死亡人数占同期肾脏移植总人数的比例
计算方法	肾脏移植手术后 30 日内受者全因死亡人数/同期肾脏移植总人数 ×100%
计量单位	百分比（%）
指标属性	定量指标
指标导向	逐步降低
数据来源	肾脏移植登记注册系统，医院填报

2. 移植肾功能延迟恢复（DGF）发生率

指标定义	肾脏移植术后发生 DGF 的受者人数占同期肾脏移植总人数的比例 DGF 是指肾脏移植术后 1 周内需要透析治疗或术后 1 周血肌酐未下降至 400 μmol/L 以下
计算方法	肾脏移植手术后发生 DGF 受者人数/同期肾脏移植总人数 ×100%
计量单位	百分比（%）
指标属性	定量指标
指标导向	逐步降低
数据来源	肾脏移植登记注册系统，医院填报

3. 急性排斥反应发生率

指标定义	肾脏移植手术后 1 年内发生急性排斥反应受者人数占同期肾脏移植总人数的比例 急性排斥反应是肾脏移植手术后最常见的一种排斥反应，一般发生在肾脏移植手术后几个小时至 6 个月内，临床上表现为发热、全身不适、移植肾肿大和疼痛，同时伴有移植肾功能突然减退
计算方法	肾脏移植手术后 1 年内发生急性排斥反应受者人数/同期肾脏移植总人数 ×100%
计量单位	百分比（%）
指标属性	定量指标
指标导向	逐步降低
数据来源	肾脏移植登记注册系统，医院填报

4. 术后感染发生率

指标定义	肾脏移植手术后 100 日内发生感染的受者人数占同期肾脏移植总人数的比例 肾脏移植手术后无症状的下尿路感染不在统计之列
计算方法	肾脏移植术后 100 日内发生感染的受者人数/同期肾脏移植总人数×100%
计量单位	百分比（%）
指标属性	定量指标
指标导向	逐步降低
数据来源	肾脏移植登记注册系统，医院填报

5. 中国肾脏移植科学登记系统（CSRKT）数据报送完整度

指标定义	向 CSRKT 系统报送数据的完整度得分累计值与同期肾脏移植总人数的比例 每例肾脏移植报送数据的完整度得分 = 实际录入的重要参数的数量/规定录入的重要参数总数量×100%
计算方法	肾脏移植上报数据完整度得分累计值/同期肾脏移植总人数×100%
计量单位	百分比（%）
指标属性	定量指标
指标导向	逐步提高
数据来源	肾脏移植登记注册系统

六、心脏移植技术医疗质量控制指标

1. 供体心脏缺血时间小于等于 6 小时的比例

指标定义	单位时间内，医疗机构获取的供体心脏的缺血时间≤6 小时的心脏移植例数占总例数的比例 供体心脏缺血时间指从供体心脏的获取开始灌注到心脏移植手术后开始供血的时间
计算方法	供体心脏缺血时间≤6 小时的心脏移植例数/同期心脏移植手术总例数×100%
计量单位	百分比（%）
指标属性	定量指标
指标导向	逐步降低
数据来源	心脏移植登记注册系统，医院填报

2. 术后机械通气时间≤48 小时的比例

指标定义	单位时间内，心脏移植手术受者术后接受机械通气的时间≤48 小时的人数占心脏移植总人数的比例
计算方法	术后机械通气时间≤48 小时的人数/同期心脏移植手术总例数×100%
计量单位	百分比（%）
指标属性	定量指标
指标导向	逐步提高
数据来源	心脏移植登记注册系，医院填报

3. 术后并发症发病率

指标定义	单位时间内，心脏移植手术受者术后（自手术开始至出院）发生的手术相关并发症人数占同期心脏移植总人数的比例 手术相关并发症包括术后感染、心脏骤停、二次气管插管，气管切开和二次开胸手术。术后感染包括移植术后的细菌、真菌和病毒感染
计算方法	术后出现并发症的心脏移植人数/同期心脏移植手术总例数×100%
计量单位	百分比（%）
指标属性	定量指标
指标导向	逐步降低
数据来源	心脏移植登记注册系统，医院填报

4. 术后院内死亡率

指标定义	单位时间内，心脏移植手术受者术后（自手术开始至出院）全因死亡人数占同期心脏移植总人数的比例
计算方法	心脏移植手术受者术后全因死亡人数/同期心脏移植手术总例数×100%
计量单位	百分比（%）
指标属性	定量指标
指标导向	逐步降低
数据来源	心脏移植登记注册系统，医院填报

5. 中国心脏移植注册登记数据报送完整度

指标定义	向中国心脏移植注册系统报送数据的完整度得分累计值与同期心脏移植总人数的比例 完整度得分由中国心脏移植注册登记系统要求填报的移植手术主要参数计算
计算方法	心脏移植手术上报数据完整度得分累计值/同期心脏移植手术总例数×100%
计量单位	百分比（%）
指标属性	定量指标
指标导向	逐步提高
数据来源	心脏移植登记注册系统

七、肺脏移植技术医疗质量控制指标

1. 术后（6个月、1年、3年、5年、10年）生存率

指标定义	肺脏移植手术后（6个月、1年、3年、5年、10年）随访（失访者按未存活统计）尚存活的肺脏移植患者人数占同期肺脏移植总人数的比例
计算方法	肺脏移植术后（6个月、1年、3年、5年、10年）随访尚存活的肺脏移植患者人数/同期肺脏移植总人数×100%
计量单位	百分比（%）
指标属性	定量指标
指标导向	逐步提高
数据来源	肺脏移植登记注册系统，医院填报

2. 中国肺脏移植注册登记数据报送完整度

指标定义	向中国肺脏移植注册系统报送数据的完整度得分累计值占同期肺脏移植总人数的比例 完整度得分由中国肺脏移植注册登记系统要求填报的移植手术主要参数计算
计算方法	肺脏移植手术上报数据完整度得分累计值/同期肺脏移植手术总人数×100%
计量单位	百分比（%）
指标属性	定量指标
指标导向	逐步提高
数据来源	肺脏移植登记注册系统，医院填报

第三部分

现场评价

第一章 医院功能与任务

第一节 依据医院的功能任务,确定医院的发展目标和中长期发展规划

(一)医院的功能与任务,符合本区域卫生发展规划

实施细则	1. 医院有明确的功能和任务。 2. 功能和任务符合本区域卫生发展规划。
衡量要素	【合格】 1. 医院的功能与任务符合区域卫生发展规划。 2. 发展规划和管理目标能体现医院宗旨与愿景。 【良好】符合"合格",并满足以下条件: 医院应用多种途径向全体职工、患者及社会宣传医院的宗旨、愿景、目标和功能任务。 【优秀】符合"良好",并满足以下条件: 持续改进有成效,医院的宗旨、愿景职工知晓,患者能感受到,功能任务与区域发展规划同步。
评价方法	文件查阅、记录查看
推荐责任科室	院办、宣传科

(二)制定医院中长期规划与年度计划,医院规模、发展目标与医院的功能任务一致

实施细则	1. 医院制定中长期规划与年度计划,并经职工代表大会或院长办公会通过。 2. 医院规模和发展目标与医院的功能任务一致。
衡量要素	【合格】 1. 医院制定中长期规划(内容包括目标、实施方法、实施步骤、工作分工、相关预算及年度安排等)与年度计划。 2. 根据医院计划制定各部门、科室的年度计划。 3. 医院的中长期规划与年度计划征求职工意见,经过集体讨论,由各部门参与共同制定。 4. 医院中长期规划与年度计划经过职工代表大会讨论通过。

实施细则	【良好】符合"合格",并满足以下条件: 对年度计划进行分析、总结,并提出改进措施。 【优秀】符合"良好",并满足以下条件: 持续改进有成效,中长期规划得到落实。
评价方法	文件查阅、记录查看
推荐责任科室	院办、工会

(三) 医院有承担服务区域内急危重症和疑难疾病诊疗的设施设备、技术梯队与处置能力

实施细则	1. 医院具备服务区域内急危重症和疑难疾病诊疗的设施设备与技术梯队。 2. 医院具备服务区域内急危重症和疑难疾病诊疗的处置能力,提供 24 小时急危重症诊疗服务。
衡量要素	【合格】 1. 医院具备本区域急危重症和疑难疾病诊疗的设施设备、技术梯队与处置能力。 2. 重症医学科负责全院重症患者的诊治。 3. 提供 24 小时急危重症诊疗服务。 【良好】符合"合格",并满足以下条件: 主管部门对急危重症和疑难疾病诊疗服务有检查与监管,对存在问题有改进建议。 【优秀】符合"良好",并满足以下条件: 持续改进有成效,医院对急危重症和疑难疾病诊治服务能力不断提升。
评价方法	文件查阅、记录查看、现场检查
推荐责任科室	医务部

第二节 坚持医院的公益性,把社会效益放在首位,履行相应的社会责任与义务

(一) 坚持医院的公益性,履行相应的社会责任与义务

实施细则	1. 制定保障基本医疗卫生服务的相关制度与规范。 2. 参加并完成政府部门指定的社会公益性任务。 3. 医疗机构住院和门诊患者平均医疗费用年均增幅低于本区域国内生产总值(GDP)年均增幅。
衡量要素	【合格】 1. 有保障基本医疗服务的相关制度与规范,有"以患者为中心",优化质量、改进服务、降低成本、控制费用的措施并执行。 2. 完成法定和政府指定的公共卫生服务、突发事件紧急医疗救援、援外、国防卫生动员、支农、支边和支援社区等任务。

续表

实施细则	【良好】符合"合格",并满足以下条件: 1. 科室对基本医疗服务、政府指令性任务完成情况有自查,对存在问题有改进措施。 2. 主管部门有检查与监管,对存在问题有改进建议。 【优秀】符合"良好",并满足以下条件: 持续改进有成效,医院住院床位有专门部门进行统一管理。
评价方法	文件查阅、记录查看、职工访谈
推荐责任科室	医务部、财务科

(二)根据《中华人民共和国传染病防治法》《中华人民共和国食品安全法》《突发公共卫生事件应急条例》等相关法律、法规,承担传染病和食源性疾病的发现、救治、报告、预防等任务,定期对全体医务人员进行传染病、食源性疾病防治知识和技能培训及应急处置演练

实施细则	1. 制定传染病和食源性疾病发现、救治、报告、预防等制度、流程和规范。 2. 定期对全体医务人员进行传染病、食源性疾病防治知识和技能培训及应急处置演练。
衡量要素	【合格】 1. 有传染病防治组织架构,有工作领导组织、重点传染病防治和突发公共卫生事件救治专家组,有专门部门负责传染病管理工作。 2. 有专门科室承担本单位和责任区域内的传染病预防与控制工作。 3. 有传染病预检、分诊制度,对传染病患者、疑似传染病患者引导至相对隔离的分诊点进行初诊,门诊、住院诊疗信息登记完整。 4. 按照传染病防治有关规定及时报告疫情,有指定人员负责传染病疫情监控、报告及传染病防治工作。 5. 对发现的法定传染病患者、病原携带者、疑似患者的密切接触者采取必要的治疗措施。 6. 对本单位内被传染病病原体污染的场所、物品实施消毒和无害化处置。 7. 有传染病防治知识和技能培训计划,并组织相关培训。 8. 医务人员知晓并能遵循传染病防治相关规定。 9. 根据传染病疫情,适时开展传染病处置演练。 【良好】符合"合格",并满足以下条件: 1. 主管部门对传染病管理定期监督检查、总结分析,对存在问题有改进建议。 2. 主管部门对培训有管理,对培训效果有评价、分析,对存在问题有改进建议。 【优秀】符合"良好",并满足以下条件: 1. 持续改进有成效,传染病防治管理工作规范,无传染病漏报,无管理原因导致的传染病播散事件。 2. 持续改进有成效,全体职工对传染病处置能力不断提升。
评价方法	文件查阅、职工访谈、现场检查、职工操作
推荐责任科室	感染控制科

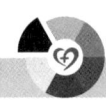

（三）按照《国家基本药物临床应用指南》《国家基本药物处方集》及医疗机构药品使用管理有关规定，规范医师处方行为，优先合理使用基本药物

实施细则	1. 制定优先使用基本药物的相关规定。 2. 定期对基本药物使用情况进行检查、分析和反馈，规范医师处方行为。
衡量要素	【合格】 1. 有贯彻落实《国家基本药物临床应用指南》《国家基本药物处方集》，优先使用国家基本药物的相关规定与监督体系。 2. 《国家基本药物目录》中的品种优先纳入"药品处方集"和"基本用药供应目录"，有相应的采购、库存量。 3. 对享有基本医疗服务对象使用国家基本药物（门诊、住院）的比例符合省级卫生行政部门的规定。 【良好】符合"合格"，并满足以下条件： 1. 科室对医师使用国家基本药物情况有自查，对存在问题有改进措施。 2. 主管部门定期对科室使用国家基本药物情况有检查、分析、反馈，对存在问题有改进建议。 【优秀】符合"良好"，并满足以下条件： 持续改进有成效，国家基本药物在医院能够优先合理使用。
评价方法	文件查阅、记录查看、数据核查、病历检查、病案检查
推荐责任科室	药学部、医务部

第三节 促进医疗资源下沉，完成政府指令性任务

（一）加强医联体建设，实行分级诊疗，建立与实施双向转诊制度与相关服务流程，提升医联体内基层医疗机构服务能力，促进优质医疗资源扩容和下沉

实施细则	1. 根据医联体建设相关要求，参与医联体建设并制定相关规划。 2. 实行分级诊疗，建立并实施双向转诊制度与相关服务流程。 3. 提升医联体内基层医疗机构服务能力。
衡量要素	【合格】 1. 实行分级诊疗，建立与实施双向转诊制度与服务流程，并落实。 2. 有与基层医疗机构双向转诊协议。 3. 建立基层医疗机构双向转诊信息平台，规范开展与基层医疗机构双向转诊工作，资料完整。 【良好】符合"合格"，并满足以下条件： 主管部门对分级诊疗与双向转诊的管理有检查、分析、反馈，对存在问题有改进建议。 【优秀】符合"良好"，并满足以下条件： 持续改进有成效，分级诊疗与双向转诊工作落实到位。
评价方法	文件查阅、记录查看、职工访谈、现场检查
推荐责任科室	医联体

（二）将对口支援下级医院和支援社区卫生服务工作、慢性病管理工作纳入院长目标责任制与医院年度工作计划，有实施方案，有专人负责

实施细则	1. 将对口支援下级医院和支援社区卫生服务工作、慢性病管理工作纳入院长目标责任制与医院年度工作计划。 2. 有专人负责对口支援下级医院和支援社区卫生服务工作、慢性病管理工作。
衡量要素	【合格】 1. 将对口支援下级医院工作纳入院长目标责任制管理，根据受援医院的实际情况，双方制定具体的技术指导、人才培养及管理帮扶目标和实施方案，签订协议书。 2. 将受援医院考核结果纳入绩效考核与医师定期考核，并与晋升、聘任、任用、评优等挂钩。 3. 将支援社区开展慢性病管理纳入医院年度工作计划。 4. 有支援社区开展慢性病宣传与管理的具体实施方案。 【良好】符合"合格"，并满足以下条件： 1. 主管部门对计划、方案、协议的落实情况有检查、分析、反馈，对存在问题有改进建议。 2. 帮助对口社区建立人口的慢性病健康档案的比率达到80%及以上。 【优秀】符合"良好"，并满足以下条件： 1. 持续改进有成效，实现对口支援责任目标。 2. 支援对口社区实现全社区人口的慢性病网络管理。
评价方法	文件查阅、记录查看、职工访谈
推荐责任科室	医务部、医联体

（三）承担援疆、援藏、健康扶贫、为下级医院培养卫生技术人员等政府指令性任务，制定相关的制度、方案，并有具体措施予以保障

实施细则	1. 承担援疆、援藏、健康扶贫等政府指令性任务，制定相关的制度、方案，并有具体措施予以保障。 2. 承担为下级医院培养卫生技术人员等政府指令性任务，制定相关的制度、方案，并有具体措施予以保障。
衡量要素	【合格】 1. 对政府指令的援疆、援藏、健康扶贫、为下级医院培养卫生技术人员等任务有相关制度与具体措施予以保障。 2. 有每年为县级医院培训骨干医师，以及为社区、农村培养人才项目的实施计划与培训方案，并组织实施。 3. 有完整的项目培养资料，包括学员名单、授课课件、学时、考核、评价等。 【良好】符合"合格"，并满足以下条件： 主管部门对培养效果有检查、分析、反馈，对存在问题有改进建议。 【优秀】符合"良好"，并满足以下条件： 持续改进有成效，培养任务有效完成，培训效果达到相关要求。
评价方法	文件查阅、记录查看、职工访谈
推荐责任科室	医务部、医联体、研究生与继续教育管理科

第四节 承担突发公共卫生事件和重大事故灾害的紧急医疗救援与紧急救治工作

遵守国家法律、法规，严格执行各级政府制定的应急预案，按照"平战结合、防治结合"的要求加强建设，承担突发公共卫生事件和重大事故灾害的紧急医疗救援与紧急救治工作

实施细则	1. 严格执行各级政府制定的应急预案，承担突发公共卫生事件和重大事故灾害的紧急医疗救援与紧急救治工作。 2. 完善应对突发公共卫生事件和重大事故灾害的医院紧急医疗救援与紧急救治应急预案。 3. 定期组织应急预案培训与演练。
衡量要素	【合格】 1. 根据各级政府制定的应急预案及医院在应对突发公共卫生事件和重大事故灾害中的功能与承担的任务，制定本单位应急预案。 2. 遵守国家法律、法规，严格执行各级政府制定的应急预案，承担突发公共卫生事件和重大事故灾害的紧急医疗救援与紧急救治工作。 3. 根据卫生健康行政部门指令，承担突发公共卫生事件相关工作。 4. 相关人员知晓应急预案相关内容。 5. 定期组织应急预案培训与演练。 【良好】符合"合格"，并满足以下条件： 主管部门对培训和演练有检查与监管，对存在问题有改进建议。 【优秀】符合"良好"，并满足以下条件： 持续改进有成效，应急预案不断完善，相关人员应急管理工作能力与水平得到提升。
评价方法	文件查阅、记录查看、职工访谈、现场检查、职工操作
推荐责任科室	医务部

第二章　临床服务质量与安全管理

第一节　医疗质量管理体系和工作机制

（一）有医疗质量管理体系，落实医疗质量管理主体责任，实行医疗质量管理院、科两级责任制

实施细则	1. 建立医疗质量管理体系，有明确的体系架构、内容。 2. 有明确的体系运行机制，有记录证明体系运行常态化。 3. 院、科两级责任制体现在各自的职责中，负责人知晓本人职责。
衡量要素	【合格】 1. 有医院（医疗）质量管理组织架构图，能清晰反映医院（医疗）质量管理组织结构，体现院、科两级责任制。 2. 院长是医院质量管理第一责任人，负责制定医院质量管理方针与目标，策划医院质量管理方案，确保质量与安全管理体系所需资源的获得，指挥与协调医院质量管理活动，定期专题研究医疗质量和医疗安全工作。 3. 临床科室及药学、护理、医技等部门主要负责人是本科室医疗质量管理的第一责任人，根据医院质量方针与目标，制定并实施相应的质量与安全工作计划、管理方案。 4. 设置独立的医院（医疗）质量与安全管理部门，配置充足人力。 【良好】符合"合格"，并满足以下条件： 1. 各级质量管理组织定期专题研究质量与安全工作，有记录。 2. 院领导、各部门负责人在质量与安全管理及持续改进措施执行过程中发挥领导作用。 【优秀】符合"良好"，并满足以下条件： 医院（医疗）质量管理组织体现决策、控制、执行3个层次的功能，并能够有效运行，体现质量安全持续改进。
评价方法	文件查阅、记录查看、职工访谈、现场查看
推荐责任科室	质量控制科

（二）设立医疗质量管理委员会，人员组成和职责符合《医疗质量管理办法》要求。医疗质量管理委员会负责承接、配合各级质量控制组织开展工作，并发挥统筹协调作用

实施细则	1. 医疗质量管理委员会人员组成和职责符合《医疗质量管理办法》要求。 2. 医疗质量管理委员会有工作制度、工作计划、工作记录。 3. 医疗质量管理委员会负责承接、配合各级质量控制组织开展工作，并发挥统筹协调作用。

续表

衡量要素	【合格】 1. 院长作为医院质量与安全管理第一责任人，统一领导和协调各相关委员会工作。 2. 医院质量与安全管理组织机构健全，人员构成合理，职责明确，主要包括医院质量与安全管理委员会、质量相关委员会（医疗质量与安全管理委员会、伦理委员会、药事管理与药物治疗学委员会、医院感染管理委员会、病案管理委员会、输血管理委员会、护理质量管理委员会等）、质量管理部门、职能部门、科室质量与安全管理小组等。 3. 医院质量与安全管理委员会及各相关管理委员会能在质量与安全管理中发挥决策作用。定期召开相关质量与安全会议，每年不少于4次，有记录。 4. 各相关委员会定期向医院质量与安全管理委员会进行工作汇报，为医院制定年度质量与安全管理目标、计划，提供决策支持。 【良好】符合"合格"，并满足以下条件： 各相关管理委员会定期专题研究质量与安全工作，有分析总结，有改进措施，并有记录。 【优秀】符合"良好"，并满足以下条件： 持续改进有成效，医院各质量与安全管理委员会能够落实决策、控制、执行3个层次的管理职能，在质量与安全管理及持续改进中发挥作用。
评价方法	文件查阅、记录查看、职工访谈、现场查看
推荐责任科室	质量控制科

（三）各业务科室成立本科室医疗质量管理工作小组，人员组成和职责符合《医疗质量管理办法》要求

实施细则	1. 各业务科室设医疗质量管理工作小组，人员、职责符合《医疗质量管理办法》要求。 2. 制定工作计划，有工作记录，可追溯。
衡量要素	【合格】 1. 各业务科室成立本科室医疗质量管理工作小组，组长由科室主要负责人担任，指定专人负责日常具体工作，定期召开管理小组会议，有记录。 2. 能够贯彻执行医疗质量管理相关的法律、法规、规章、规范性文件及本科室医疗质量管理制度。 3. 制定本科室年度质量控制实施方案，组织开展科室医疗质量管理与控制工作。 4. 制定本科室医疗质量持续改进计划与具体落实措施。 5. 定期对科室医疗质量进行分析和评估，对医疗质量薄弱环节提出整改措施并组织实施。 6. 对本科室医务人员进行医疗质量管理相关法律、法规、规章制度、技术规范、标准、诊疗常规及指南的培训与宣传教育。 7. 进行专科医疗质量安全指标监测。 【良好】符合"合格"，并满足以下条件： 1. 质量管理小组对科室质量与安全进行定期检查，能运用质量管理方法与工具对本科

续表

实施细则	室存在的问题和相关质量指标进行分析，对存在问题有改进措施，并落实执行。 2. 主管部门对各科室医疗质量管理小组工作落实情况有督导检查、分析、反馈，对存在问题有改进建议。 【优秀】符合"良好"，并满足以下条件： 持续改进有成效，科室对质量与安全工作计划、问题改进落实到位。
评价方法	文件查阅、记录查看、职工访谈、现场查看
推荐责任科室	质量控制科、临床科室、医技科室

（四）建立健全医疗质量管理人员培训与考核制度，充分发挥专业人员在医疗质量管理工作中的作用

实施细则	1. 建立健全医疗质量管理人员培训与考核制度，培训范围包括所有参与医疗质量管理工作的人员，有相关培训记录。 2. 有相关制度措施调动专业人员参与质量管理的积极性，充分发挥专业人员在医疗质量管理工作中的作用。
衡量要素	【合格】 1. 建立医疗质量管理人员培训、考核制度。强化医疗质量与安全意识，提高全员医疗质量管理与改进的参与能力。 2. 根据医院年度质量与安全管理目标，制定教育培训计划。 3. 定期开展形式多样的院、科两级质量与安全教育、培训、考核，有记录。 【良好】符合"合格"，并满足以下条件： 主管部门对教育培训效果有检查与监管。 【优秀】符合"良好"，并满足以下条件： 持续改进有成效，职工能够主动参与质量与安全管理。
评价方法	文件查阅、记录查看、职工访谈、现场检查、职工操作
推荐责任科室	质量控制科

（五）遵循临床诊疗指南、医疗技术操作规范、行业标准及临床路径等有关要求开展诊疗工作

实施细则	1. 遵循临床诊疗指南、医疗技术操作规范、行业标准及临床路径等有关要求开展诊疗工作。 2. 对落实上述诊疗指南、操作规范、行业标准及临床路径开展定期或不定期的自查和督查。
衡量要素	【合格】 1. 根据国际、国内临床诊疗指南、医疗技术操作规范及相关行业标准，结合医院实际情况，制定适合本院使用的临床诊疗指南、医疗技术操作规范、医疗质量安全管理标准。 2. 对临床诊疗指南、医疗技术操作规范、医疗质量安全管理标准等进行培训。

续表

衡量要素	3. 相关人员掌握临床诊疗指南、医疗技术操作规范、医疗质量安全管理标准。 4. 临床诊疗工作遵循临床诊疗指南、医疗技术操作规范、医疗质量安全管理标准。 【良好】符合"合格",并满足以下条件: 1. 科室对临床诊疗指南、医疗技术操作规范、医疗质量安全管理标准执行情况有定期评价、分析。 2. 主管部门对执行情况有监管,对落实中存在问题进行分析与反馈。 【优秀】符合"良好",并满足以下条件: 持续改进有成效,科室医务人员均能按照指南或规范开展医疗活动,无违规执业事件发生。
	【合格】 1. 有对临床路径管理组织、实施的相关制度与工作职责。 2. 根据本院实际情况选择进入临床路径病种目录文本。 3. 临床路径监测指标包括患者的入组率、入组后完成率、平均住院日、平均住院费用。 4. 临床路径实施有多个部门与科室间协调配合。 【良好】符合"合格",并满足以下条件: 1. 科室对临床路径执行情况有定期评价、分析。 2. 主管部门对执行情况有检查与监管,对存在问题进行分析与反馈。 【优秀】符合"良好",并满足以下条件: 临床路径实施病种数量与总数量达到卫生健康行政主管部门要求,实行信息化管理。
评价方法	文件查阅、记录查看、职工访谈、现场检查、职工操作、病历检查、病案检查
推荐责任科室	医务部、质量控制科

(六)开展诊疗活动应当遵循患者知情同意原则,履行告知义务,尊重患者的自主选择权与隐私权,尊重民族习惯与宗教信仰,并对患者的隐私保密,完善保护患者隐私的设施与管理措施

实施细则	1. 诊疗活动中遵循患者知情同意原则,履行告知义务,尊重患者的自主选择权。 2. 尊重患者的隐私权,并对患者的隐私保密,有保护患者隐私的设施与管理措施。 3. 尊重民族习惯与宗教信仰。
衡量要素	【合格】 1. 有保障患者合法权益的相关制度并落实。 2. 对患者病情、诊断、医疗措施、医疗风险和替代医疗方案进行告知。 3. 患方对医务人员的告知情况能理解并在病历中体现。 【良好】符合"合格",并满足以下条件: 主管部门对医务人员履行告知义务进行检查与监管,对存在问题有改进建议。 【优秀】符合"良好",并满足以下条件: 持续改进有成效,患者合法权益得到保障。

续表

衡量要素	【合格】 1. 对医务人员有知情同意与告知技能的培训。 2. 医务人员能根据医患沟通的制度、流程，用患者易懂的方式、语言与患方进行沟通，并履行书面同意手续。 3. 实施手术、麻醉、高危诊疗操作、特殊检查、特殊治疗（化学治疗、放射治疗）、使用血液制品、贵重药品、耗材等，医务人员能够使用患者易懂的方式、语言，与患方进行沟通并履行书面知情同意书。 【良好】符合"合格"，并满足以下条件： 1. 科室有自查，对存在问题有改进措施。 2. 主管部门对患方知情同意工作管理有检查、分析、反馈，对存在问题有改进建议。 【优秀】符合"良好"，并满足以下条件： 持续改进有成效，患方知情同意权益得到维护，满意度逐渐提高。 【合格】 1. 有保护患者隐私权的相关制度和具体措施。 2. 有尊重民族习惯与宗教信仰的相关制度与具体措施。 3. 医务人员熟悉相关制度，了解不同民族、种族、国籍及不同宗教患者的不同习惯。 4. 医务人员自觉保护患者隐私，除法律规定外，未经本人同意不得向他人泄露患者情况。 【良好】符合"合格"，并满足以下条件： 主管部门对患者隐私保护有检查与监管，对存在问题有改进建议。 【优秀】符合"良好"，并满足以下条件： 持续改进有成效，患者隐私保护落实到位。 【合格】 1. 有私密性的诊疗环境。 2. 在患者进行暴露躯体检查时提供保护隐私的措施。 3. 多人病房各病床之间有间隔设施。 【良好】符合"合格"，并满足以下条件： 1. 有私密性的医患沟通与知情告知场所。 2. 主管部门对保护患者隐私的设施与管理措施有检查与监管，对存在问题有改进建议。 【优秀】符合"良好"，并满足以下条件： 持续改进有成效，保护患者隐私的设施与管理措施健全。
评价方法	文件查阅、记录查看、职工访谈、现场检查、患者访谈、病历检查、病案检查
推荐责任科室	质量控制科、医务部

（七）建立医院全员参与、覆盖临床诊疗服务全过程的医疗质量管理与控制工作制度

实施细则	医院建立有全员参与、覆盖临床诊疗服务全过程的医疗质量管理与控制制度。
衡量要素	【合格】 1. 根据医院年度质量与安全管理目标，制定教育培训计划。

续表

衡量要素	2. 定期开展形式多样的院、科两级质量与安全教育、培训，有记录。 【良好】符合"合格"，并满足以下条件： 主管部门对教育、培训效果有检查与监管，对存在问题有改进建议。 【优秀】符合"良好"，并满足以下条件： 持续改进有成效，职工能够主动参与质量与安全管理。
	【合格】 1. 医院有医疗质量管理方案，包括质量管理目标、质量指标、考核项目、考核标准、考核办法等，以及配套制度。 2. 有院、科两级医疗质量管理与监督工作流程。 【良好】符合"合格"，并满足以下条件： 1. 科室对质量指标考核项目自查，对存在问题有分析与改进措施，并有记录。 2. 主管部门对考核存在的问题有检查、分析、反馈。 【优秀】符合"良好"，并满足以下条件： 持续改进有成效，医疗质量实现目标管理。
	【合格】 1. 有医疗质量关键环节（危急重症患者管理、围手术期管理、输血与药物管理、有创诊疗操作等）管理制度与措施。 2. 有重点部门（急诊科、手术室、血液透析室、内窥镜室、导管室、重症监护室、产房、新生儿病房、消毒供应中心等）的管理制度与措施。 3. 相关人员知晓本岗位相关质量管理制度与措施，并落实。 【良好】符合"合格"，并满足以下条件： 1. 科室有自查，对存在问题有分析与改进措施，并有记录。 2. 主管部门定期对各项管理制度与改进措施的落实情况有检查、分析、反馈，对存在问题有改进建议。 【优秀】符合"良好"，并满足以下条件： 持续改进有成效，关键环节、重点部门医疗质量不断提高。
评价方法	文件查阅、记录查看、职工访谈、现场检查
推荐责任科室	质量控制科

（八）熟练运用医疗质量管理工具开展医疗质量管理与自我评价，完善医院医疗质量管理相关指标体系，掌握医院医疗质量基础数据

实施细则	1. 熟练运用医疗质量管理工具开展医疗质量管理与自我评价。 2. 完善医院医疗质量管理相关指标体系，包括但不限于国家发布的医疗质量控制指标与《国家医疗质量安全改进目标》相关指标。 3. 相关人员应掌握其岗位职责范围内的医疗质量基础数据。
衡量要素	【合格】 1. 医院领导与职能部门管理人员接受全面质量管理培训与教育。 2. 医院领导与职能部门管理人员掌握一种及以上管理常用技术工具。

续表

衡量要素	【良好】符合"合格",并满足以下条件: 医院领导与职能部门能将管理工具运用于日常质量管理活动,有案例说明。 【优秀】符合"良好",并满足以下条件: 对落实情况进行追踪与评价,医院管理工作有持续改进。	
	【合格】 科室质量管理小组人员接受质量管理培训,具备相关质量管理技能。 【良好】符合"合格",并满足以下条件: 应用质量管理技能开展质量管理与改进活动,有案例说明。 【优秀】符合"良好",并满足以下条件: 科室质量安全管理工作有持续改进。	
	【合格】 1. 建立医院医疗质量管理相关指标体系。 2. 建立医疗质量控制、安全管理信息数据库,为质量管理提供依据。 3. 有指定部门负责收集与处理相关信息,信息数据集中归口管理,方便管理人员调阅使用。 【良好】符合"合格",并满足以下条件: 1. 医院质量安全监测指标涵盖本书"第二部分　医疗服务能力与质量安全监测数据"的全部内容。 2. 职能部门能够运用数据库开展质量管理活动。 【优秀】符合"良好",并满足以下条件: 数据库能满足医学统计与质量管理需要,能自动根据质量管理相关指标要求生成质量统计报表。	
评价方法	文件查阅、记录查看、职工访谈、数据核查、现场检查	
推荐责任科室	质量控制科	

(九) 加强临床专科服务能力建设,重视专科协同与中西医共同发展,制定专科建设发展规划并组织实施,推行"以患者为中心、以疾病为链条"的多学科诊疗模式

实施细则	1. 制定切合学科发展趋势、满足社会需求、符合医院实际情况的专科建设发展规划,并组织实施。 2. 重视专科协同和中西医共同发展,推行"以患者为中心、以疾病为链条"的多学科诊疗模式。
衡量要素	【合格】 1. 有重点学科(或专科)建设发展规划。有学科带头人选拔与激励机制。 2. 有人才培养计划,有重点学科(或专科)培育与支持措施,包括经费投入等,人才梯队合理。 【良好】符合"合格",并满足以下条件: 主管部门有检查、分析、反馈,对存在问题有改进建议。 【优秀】符合"良好",并满足以下条件: 持续改进有成效,学科建设规划得到有效落实。

衡量要素	【合格】 推行"以患者为中心、以疾病为链条"的多学科诊疗模式，有开展多学科综合门诊的相关制度与流程，并落实。 【良好】符合"合格"，并满足以下条件： 主管部门对多学科综合门诊工作有检查与监管，对存在问题有改进建议。 【优秀】符合"良好"，并满足以下条件： 持续改进有成效，多学科综合门诊服务能力不断提高。
	【合格】 1. 有疑难危重患者、恶性肿瘤患者多学科综合诊疗的相关制度与程序，并落实。 2. 根据患者病情，对急危重症与疑难患者实施多学科联合会诊，为患者制定适宜的住院诊疗计划与方案。 【良好】符合"合格"，并满足以下条件： 1. 科室对多学科综合诊疗有自查，对存在问题有改进措施。 2. 主管部门对疑难危重患者与恶性肿瘤患者诊疗工作有检查、分析、反馈，对存在问题有改进建议。 【优秀】符合"良好"，并满足以下条件： 持续改进有成效，多学科综合诊疗管理措施落实到位，重症疑难患者能够得到多学科联合诊治。
	【合格】 1. 有中医与西医临床科室的会诊、转诊相关制度，并落实。 2. 通过科间会诊，开展疑难危急重症的病情评估，制定适宜的诊疗方案。 【良好】符合"合格"，并满足以下条件： 主管部门对中西医开展联合诊治工作有检查与监管，对存在问题有改进建议。 【优秀】符合"良好"，并满足以下条件： 持续改进有成效，中医特色诊疗在多学科综合诊疗工作中发挥作用。
评价方法	文件查阅、记录查看、职工访谈、病历检查、病案检查
推荐责任科室	研究生与继续教育科、医务部

（十）加强单病种质量管理与控制工作，建立医院单病种管理的指标与质量参考标准体系，促进医疗质量精细化管理

实施细则	1. 将单病种质量管理与控制工作纳入医院医疗质量管理工作体系。 2. 建立医院单病种管理的指标与质量参考标准体系，并开展应用。 3. 按照相关要求，及时、全面、准确地上报国家单病种质量管理与控制平台数据。
衡量要素	【合格】 1. 结合医院实际情况制定单病种管理要求与措施。 2. 建立单病种质量指标数据库。 3. 有专人按规定负责上报单病种质量管理信息。

续表

衡量要素	【良好】符合"合格"，并满足以下条件： 1. 科室对单病种质量管理中存在的问题有整改。 2. 主管部门有监管，每季度对监测指标进行汇总与分析，存在问题及时反馈。 【优秀】符合"良好"，并满足以下条件： 单病种管理达到卫生行政主管部门要求，实行信息化管理。
评价方法	文件查阅、记录查看、职工访谈、数据核查、现场检查、病案检查
推荐责任科室	质量控制科

（十一）制定满意度监测指标并不断完善，定期开展患者与职工满意度监测，改善患者就医体验和职工执业感受

实施细则	1. 医院指定部门负责患者与职工满意度监测管理，有相关的制度、流程及适宜的评价内容。 2. 对满意度监测中发现的问题，及时沟通、协商、整改、反馈。
衡量要素	【合格】 1. 建立社会满意度测评指标体系并开展社会评价活动，确保社会评价结果的客观公正。 2. 有定期收集院内、外对医院服务意见与建议与相关制度与流程，且有多种渠道。 3. 制定满意度监测指标，定期开展患者与职工满意度监测。 【良好】符合"合格"，并满足以下条件： 主管部门对所收集的意见、建议及社会评价活动结果进行分析与反馈，有持续改进措施，并得到落实。 【优秀】符合"良好"，并满足以下条件： 持续改进有成效，不断提高患者与职工满意度。
评价方法	文件查阅、记录查看、职工访谈、数据核查、现场检查、患者访谈
推荐责任科室	院办、工会

（十二）建立医院各科室医疗质量内部现场检查与公示制度

实施细则	1. 建立医院各科室医疗质量内部现场检查制度并落实。 2. 建立医院医疗质量内部公示制度，对各科室医疗质量关键指标的完成情况予以内部公示。
衡量要素	【合格】 1. 根据医院质量方针与目标，制定并实施相应的质量与安全管理工作计划、管理方案。 2. 建立医院各科室医疗质量内部现场检查与公示制度。 2. 科室质量管理小组履行指导、检查、监督、考核、评价、控制职能，有履行职责的工作记录。 【良好】符合"合格"，并满足以下条件： 主管部门能运用管理工具统计分析质量与安全指标、风险数据、重大质量缺陷等资料，对质量与安全工作实施监控，并定期总结、分析、反馈，对存在问题有改进建议，并有记录。

续表

衡量要素	【优秀】符合"良好",并满足以下条件: 持续改进有成效,质量管理工作落实到位。
评价方法	文件查阅、记录查看、职工访谈、数据核查、现场检查
推荐责任科室	质量控制科

(十三)强化基于电子病历的医院信息平台建设,满足医疗质量管理与控制工作需要

实施细则	1. 基于电子病历的医院信息平台建设符合《全国医院信息化建设标准与规范(试行)》要求,功能具备《医院信息平台应用功能指引》要求,技术符合《医院信息化建设应用技术指引(2017版)》要求。 2. 医院信息平台能够提供医疗质量管理与控制工作所需的数据信息,数据符合《全国医院数据上报管理方案(试行)》《全国医院上报数据统计分析指标集(试行)》要求。
衡量要素	【合格】 1. 信息系统符合《基于电子病历的医院信息平台建设技术解决方案》相关要求,符合国家医疗管理相关管理规范与技术规范。 2. 有医疗质量与安全管理信息相关数据库,并有提取数据的管理制度。 3. 有临床信息系统(CIS),建立基于电子病历(EMR)的医院信息平台。 4. 医院信息系统满足临床诊疗需求,如临床路径、单病种管理等。 【良好】符合"合格",并满足以下条件: 1. 主管部门对信息系统满足临床需求情况有检查、分析、反馈,对存在问题有改进建议。 2. 医院电子病历满足国家评级要求。 【优秀】符合"良好",并满足以下条件: 持续改进有成效,满足医疗质量管理与控制工作需要。 【合格】 1. 建立符合规范的电子病历系统,具备病案质量控制功能,能满足医院病案基本信息的采集,以及医疗质量指标数据的统计与分析。 2. 电子病历个人信息有严格的安全管理制度,有保护措施,并执行。 【良好】符合"合格",并满足以下条件: 主管部门有检查与监管,对存在问题有改进建议。 【优秀】符合"良好",并满足以下条件: 持续改进有成效,电子病历完全符合《电子病历基本规范》,个人信息安全有保障。
评价方法	文件查阅、记录查看、职工访谈、数据核查、现场检查、病历检查、病案检查
推荐责任科室	信息科、质量控制科

(十四) 对医疗质量管理要求执行情况进行定期评估，对医疗质量信息数据开展内部验证并及时分析与反馈，对医疗质量问题、医疗安全风险进行预警与干预，对存在的问题及时采取有效干预措施，评估干预效果，促进医疗质量的持续改进

实施细则	1. 对医疗质量管理要求执行情况进行定期评估。 2. 对医疗质量信息数据开展内部验证，并及时分析与反馈。 3. 对医疗质量问题、医疗安全风险进行预警与干预，对存在的问题及时采取有效干预措施，评估干预效果，促进医疗质量的持续改进。
衡量要素	【合格】 1. 有医疗质量管理与持续改进实施方案，以及相配套制度、考核标准、考核办法、质量指标。 2. 有医疗质量管理考核体系与管理流程，定期评估医疗质量。 【良好】符合"合格"，并满足以下条件： 1. 落实医疗质量考核，有记录。 2. 对医疗质量信息数据开展内部验证并及时分析与反馈。 3. 对方案执行、制度落实、考核结果等内容有分析、总结、反馈及改进措施。 【优秀】符合"良好"，并满足以下条件： 三级公立医院绩效考核医疗质量指标能够体现持续改进成效。 【合格】 1. 医院针对医疗风险制定相应的制度与流程。 2. 有医疗风险管理方案，包括医疗风险识别、评估、分析、处理、监控等内容。 3. 落实相关制度与流程。 【良好】符合"合格"，并满足以下条件： 1. 科室有自查，对存在问题有改进措施。 2. 主管部门对医疗风险的防范有检查、分析、反馈。 【优秀】符合"良好"，并满足以下条件： 持续改进有成效，有信息化的医疗风险监控与预警系统，建立跨部门的协调机制。 【合格】 1. 医院有医疗风险防范培训的计划。 2. 定期进行防范医疗风险的相关教育与培训。 3. 有针对各科室专业特点及共性，制定相关教育与培训的课程内容。 【良好】符合"合格"，并满足以下条件： 主管部门对培训效果有检查与监管。 【优秀】符合"良好"，并满足以下条件： 持续改进有成效，培训计划落实到位，医务人员防范医疗风险知识普遍提升。
评价方法	记录查看、职工访谈、数据核查、现场检查
推荐责任科室	质量控制科

第二节 医疗质量安全核心制度

（一）医院应当落实《医疗质量管理办法》《医疗质量安全核心制度要点》要求，制定发布医院医疗质量安全核心制度，并组织全员培训

实施细则	1. 落实《医疗质量管理办法》《医疗质量安全核心制度要点》要求，制定并发布医院医疗质量安全核心制度。 2. 开展针对医疗质量安全核心制度的全员培训。 3. 有针对新职工的专项培训，确保新职工尽快知晓其职责范围相关的医疗质量安全核心制度。
衡量要素	【合格】 1. 依据《医疗质量管理办法》《医疗质量安全核心制度要点》结合医院实际情况，制定医院医疗质量安全核心制度。 2. 对医疗质量安全核心制度有培训。 3. 医务人员知晓本岗位相关制度。 4. 执行与落实各项医疗质量管理制度，重点是核心制度。 【良好】符合"合格"，并满足以下条件： 1. 科室对制度执行与落实情况有自查与整改。 2. 主管部门对制度执行与落实情况有检查与监管，对存在问题有改进建议。 【优秀】符合"良好"，并满足以下条件： 持续改进有成效，科室对医疗质量安全核心制度要求内容落实到位。
评价方法	文件查阅、记录查看、职工访谈、现场检查
推荐责任科室	质量控制科、医务部、人力资源部

（二）建立首诊负责制度。明确诊疗过程中不同阶段的责任主体，保障患者诊疗服务连续性与医疗行为可追溯

实施细则	1. 明确诊疗过程中不同阶段的责任主体，确保患者的所有诊疗过程都有人负责。 2. 各项诊疗过程、项目有转接机制，保障患者诊疗服务连续性。 3. 医疗行为有记录，可追溯。
衡量要素	【合格】 1. 建立首诊负责制度，明确诊疗过程中不同阶段的责任主体，保障患者诊疗服务连续性与医疗行为可追溯，医务人员熟知制度相关要求并执行。 2. 急诊患者、留观患者、抢救患者有急诊病历，记录急诊救治的全过程。 3. 有急诊科与"120"急救中心、基层医疗机构急诊患者转接流程，保障患者得到连贯的抢救治疗。

续表

衡量要素	4. 转送急危重症患者均有病情资料交接。登记资料能够对患者的来源、去向及急救全过程进行追溯。 【良好】符合"合格"，并满足以下条件： 主管部门对首诊负责制度执行情况、急诊病历书写情况等有检查与监管，对存在问题有改进建议。 【优秀】符合"良好"，并满足以下条件： 持续改进有成效，首诊负责制度得到有效落实。
评价方法	文件查阅、记录查看、职工访谈、现场检查、病历检查、病案检查
推荐责任科室	医务部、质量控制科

（三）建立三级查房制度。实行科室主任领导下的 3 个不同级别的医师查房制度，严格明确查房周期。明确各级医师的医疗决策与实施权限

实施细则	1. 实行科室主任领导下的 3 个不同级别的医师查房制度。3 个不同级别的医师包括但不限于主任医师或副主任医师—主治医师—住院医师。 2. 严格明确查房周期。工作日每日至少查房 2 次，非工作日每日至少查房 1 次。三级医师中，最高级别的医师每周至少查房 2 次，中间级别的医师每周至少查房 3 次。对术者，必须亲自在术前和术后 24 小时内查房。 3. 明确各级医师的医疗决策与实施权限，有职工相关权限的授权目录，有落实，有定期调整。
衡量要素	【合格】 1. 建立三级查房制度。实行科室主任领导下的 3 个不同级别的医师查房制度，明确各级医师的医疗决策、实施权限、查房周期。 2. 在科室主任领导下完成住院诊疗活动，实行分级管理。 3. 根据床位、工作量、医师的资质层次分成诊疗小组。 4. 诊疗小组的组长由副主任医师及以上人员担任，对本小组收治患者的诊疗工作承担责任。 【良好】符合"合格"，并满足以下条件： 1. 科室对三级查房制度有自查，对存在问题有改进措施。 2. 主管部门对三级查房制度有检查与监管，对存在问题有改进建议。 【优秀】符合"良好"，并满足以下条件： 持续改进有成效，三级查房制度得到有效落实。 【合格】 1. 依据诊疗规范、诊疗指南为患者制定适宜的诊疗方案，包括检查、治疗、护理内容等。 2. 根据患者病情与检查结果，及时调整诊疗方案，并将调整原因录入病程记录中。 3. 诊疗方案由诊疗小组组长负责检查审阅并签名，能够体现三级查房制度。 【良好】符合"合格"，并满足以下条件： 持续改进有成效，三级查房制度得到有效落实。

续表

衡量要素	【合格】 1. 建立三级查房制度。实行科室主任领导下的 3 个不同级别的医师查房制度，明确各级医师的医疗决策、实施权限、查房周期。 2. 在科室主任领导下完成住院诊疗活动，实行分级管理。 3. 根据床位、工作量、医师的资质层次分成诊疗小组。 4. 诊疗小组的组长由副主任医师及以上人员担任，对本小组收治患者的诊疗工作承担责任。 【良好】符合"合格"，并满足以下条件： 1. 科室对三级查房制度有自查，对存在问题有改进措施。 2. 主管部门对三级查房制度有检查与监管，对存在问题有改进建议。 【优秀】符合"良好"，并满足以下条件： 持续改进有成效，三级查房制度得到有效落实。
	【合格】 1. 按照诊疗规范、诊疗指南为患者制定适宜的诊疗方案，包括检查、治疗、护理内容等。 2. 根据患者病情与检查结果，及时调整诊疗方案，并将调整原因录入病程记录中。 3. 诊疗方案由诊疗小组组长负责检查审阅并签名，能够体现三级查房制度。 【良好】符合"合格"，并满足以下条件： 1. 科室有自查，对存在问题有改进措施。 2. 主管部门对患者诊疗方案书写规范有检查与监管，对存在问题有改进建议。 【优秀】符合"良好"，并满足以下条件： 持续改进有成效，每例诊疗方案均有上级医师审阅签字。
评价方法	文件查阅、记录查看、职工访谈、现场检查、患者访谈、病历检查、病案检查
推荐责任科室	医务部

（四）建立会诊制度。明确各类会诊的具体流程与时间要求，统一会诊单格式与填写规范。会诊请求人员应当陪同完成会诊，并按规定进行记录

实施细则	1. 明确各类会诊的具体流程与时间要求，急会诊必须在 10 分钟之内到位，普通会诊应当在会诊发出后 24 小时内完成。 2. 会诊请求人员应当陪同完成会诊。 3. 医院统一会诊单格式与填写规范，职工知晓。 4. 会诊情况与处置按规定进行记录，有定期自查与督查。
衡量要素	【合格】 1. 建立会诊制度。明确各类会诊的具体流程与时间要求，统一会诊单格式与填写规范。 2. 会诊请求人员应当陪同完成会诊，并按规定进行记录。 3. 根据病情，对急危重症患者与疑难病症患者实施多学科联合会诊。 4. 相关人员知晓并执行。

续表

衡量要素	【良好】符合"合格",并满足以下条件: 1. 科室有自查,对存在问题有改进措施。 2. 主管部门对院内会诊管理有检查与监管,对存在问题有改进建议。 【优秀】符合"良好",并满足以下条件: 持续改进有成效,院内会诊制度得到有效落实。
	【合格】 1. 有医师外出会诊管理的制度与流程。 2. 建立医师外出会诊管理档案。 3. 相关人员知晓并执行。 【良好】符合"合格",并满足以下条件: 主管部门对外出会诊管理有登记与备案。 【优秀】符合"良好",并满足以下条件: 持续改进有成效,外出会诊制度得到有效落实。
	【合格】 1. 医院有急会诊相关制度与流程。 2. 有明确的会诊时限规定。相关科室与人员均能知晓与执行。 【良好】符合"合格",并满足以下条件: 1. 科室对存在问题有分析与整改。 2. 主管部门对急会诊制度有检查与监管,对存在问题有分析与反馈,并有改进建议。 【优秀】符合"良好",并满足以下条件: 持续改进有成效,紧急会诊制度落实到位,患者得到及时有效救治。
评价方法	文件查阅、记录查看、职工访谈、现场检查、病历检查、病案检查
推荐责任科室	医务部、质量控制科

(五)建立分级护理制度。按照国家分级护理管理相关指导原则与护理服务工作标准,规范各级别护理的内容。合理动态调整护理级别,护理级别应当明确标识

实施细则	1. 依据国家分级护理管理相关指导原则,制定医院分级护理制度,有针对各级别护理的工作规范。 2. 根据患者病情与生活自理能力的变化情况,合理动态调整患者护理级别。 3. 护理级别应实时在病历、患者一览表及床头卡有明确标识。
衡量要素	【合格】 1. 依据国家分级护理管理相关指导原则和护理服务工作标准,制定符合医院与专科实际的分级护理制度。 2. 对分级护理制度有培训与考核,并落实。 3. 合理动态调整护理级别并有明确标识。 【良好】符合"合格",并满足以下条件: 1. 科室对分级护理制度落实情况进行定期自查,对存在问题有改进措施。 2. 主管部门对分级护理制度落实情况有检查与监管,对存在问题有改进建议。

续表

衡量要素	【优秀】符合"良好",并满足以下条件: 持续改进有成效,根据患者病情与自理能力确定护理级别,并落实到位。
评价方法	文件查阅、职工访谈、数据核查、现场检查、病历检查
推荐责任科室	护理部、医务部

(六)建立值班与交接班制度。有全院性医疗值班体系,明确值班岗位职责、人员资质、人数并保证常态运行。实行医院总值班制度,总值班人员须接受培训并考核合格。医院及科室值班表应当全院公开,值班表应当涵盖与患者诊疗相关的所有岗位、时间。值班人员资质与值班记录应当符合规定,非本机构执业医务人员不得单独值班。值班期间所有诊疗活动必须及时记入病历

实施细则	1. 有全院性医疗值班体系,包括临床、医技、护理部门及提供诊疗支持的后勤部门,明确值班岗位职责并纳入职责汇编,职工知晓。 2. 值班人数应满足岗位职责需要,并保证常态运行。 3. 实行医院总值班制度,总值班人员须接受培训并考核合格。 4. 医院及科室值班表应当定期提前全院公开,值班表应当涵盖与患者诊疗相关的所有岗位、时间。 5. 值班人员资质与值班记录应当符合规定,非本机构执业医务人员不得单独值班。 6. 值班期间所有诊疗活动必须及时记入病历,有定期自查与督查。
衡量要素	【合格】 1. 建立值班与交接班制度。有全院性医疗值班体系,包括临床、医技、护理及提供诊疗支持的后勤部门。 2. 有明确的值班岗位职责、人员资质、人数并保证常态运行。 3. 医院及科室值班表全院公开,值班表涵盖与患者诊疗相关的所有岗位、时间。 4. 值班人员资质与值班记录符合规定。 5. 非本院执业医务人员不得单独值班。 6. 值班期间所有诊疗活动必须及时记入病历。 【良好】符合"合格",并满足以下条件: 1. 科室对值班与交接班制度落实情况进行自查,对存在问题有改进措施。 2. 主管部门对值班与交接班制度落实情况有检查与监管,对存在问题有改进建议。 【优秀】符合"良好",并满足以下条件: 持续改进有成效,医院为患者提供连续性医疗服务。 【合格】 1. 实行医院总值班制度,有条件的医院可以除医院总值班外,单独设置医疗总值班与护理总值班。 2. 医院总值班有应急管理的明确职责与流程。 3. 总值班人员须接受相应的培训并经考核合格。

续表

衡量要素	【良好】符合"合格",并满足以下条件: 主管部门对总值班制度的落实情况有检查与监管,对存在问题有改进建议。 【优秀】符合"良好",并满足以下条件: 持续改进有成效,医院为患者提供连续性医疗服务。
评价方法	文件查阅、记录查看、职工访谈、现场检查、病历检查、病案检查
推荐责任科室	医务部、护理部、院办

(七) 交接班内容应当专册记录,并由交班人员与接班人员共同签字确认。四级手术患者手术当日与急危重患者必须床旁交班

实施细则	1. 交接班内容应当专册记录,并由交班人员与接班人员共同签字确认。 2. 四级手术患者手术当日与急危重患者必须床旁交班,并在交接班记录中予以体现。
衡量要素	【合格】 1. 建立交接班记录本,由交班人员与接班人员共同签字确认。 2. 四级手术患者手术当日与急危重患者进行床旁交班。 【良好】符合"合格",并满足以下条件: 1. 科室对交接班记录与床旁交班落实情况进行自查,对存在问题有改进措施。 2. 主管部门对交接班记录与床旁交班的落实情况有检查与监管,对存在问题有改进建议。 【优秀】符合"良好",并满足以下条件: 持续改进有成效,医院为患者提供连续性医疗服务,保障患者安全。
评价方法	文件查阅、记录查看、职工访谈、现场检查
推荐责任科室	医务部、护理部

(八) 建立疑难病例讨论制度。医院与科室应当确定疑难病例的范围,明确参与讨论人员范围、组成及流程要求。讨论内容专册记录,讨论结论记入病历

实施细则	1. 医院与科室应当确定疑难病例的范围,包括但不限于出现以下情形的患者:没有明确诊断或诊疗方案难以确定、疾病在应有明确疗效的周期内未能达到预期疗效、非计划再次住院与非计划再次手术、出现可能危及生命或造成器官功能严重损害的并发症等。 2. 明确参与疑难病例讨论的人员范围、人员组成及流程要求。原则上讨论应由科室主任主持,全科人员参加。讨论成员中应当至少有2人具有主治及以上专业技术职务任职资格。 3. 疑难病例讨论内容专册记录,主持人须审核并签字。 4. 疑难病例讨论结论记入病历,定期自查与督查。

续表

衡量要素	【合格】 1. 建立疑难病例讨论制度。医院与科室应当确定疑难病例的范围，明确参与讨论人员范围、组成及流程要求。 2. 讨论内容专册记录，讨论结论记入病历。 3. 有疑难危重患者多学科综合诊疗的相关制度与流程，并落实。 【良好】符合"合格"，并满足以下条件： 1. 科室对疑难病例讨论制度落实情况进行自查，对存在问题有改进措施。 2. 主管部门对疑难病例讨论制度落实情况有检查与监管，对存在问题有改进建议。 【优秀】符合"良好"，并满足以下条件： 持续改进有成效。
评价方法	文件查阅、记录查看、职工访谈、现场检查、病历检查、病案检查
推荐责任科室	医务部、质量控制科

（九）建立急危重患者抢救制度。医院与科室应当确定急危重患者的范围，医院建立抢救资源配置机制、抢救资源紧急调配机制、绿色通道机制。抢救完成后6小时内应当将抢救记录记入病历

实施细则	1. 医院与科室应当确定急危重患者的范围，包括但不限于出现以下情形的患者：病情危重，不立即处置可能存在危及生命或出现重要脏器功能严重损害；生命体征不稳定并有恶化倾向等。 2. 建立抢救资源配置机制。抢救资源包括但不限于抢救人员、抢救药品、抢救设备及病区抢救区域、抢救床位。 3. 建立抢救资源紧急调配机制。紧急调配机制可以包括人员调配、抢救用药保障、医疗设备紧急调配、应急床位统一调配、多科室紧急抢救协作机制。 4. 医院建立急危重患者相关绿色通道，明确进入绿色通道的情形及绿色通道的运行机制。 5. 抢救完成后6小时内应当将抢救记录记入病历，有定期自查与督查。
衡量要素	【合格】 1. 建立并执行急危重患者抢救制度。 2. 医院与科室明确急危重患者的范围。 3. 医院建立抢救资源配置机制与抢救资源紧急调配机制，确保各科室抢救设备与药品可用。 4. 医院建立绿色通道机制，确保急危重患者优先救治。 5. 抢救完成后6小时内将抢救记录记入病历。 6. 医院为非本院诊疗范围内的急危重患者转诊提供必要的帮助。 【良好】符合"合格"，并满足以下条件： 1. 科室对急危重患者抢救制度落实情况进行自查，对存在问题有改进措施。 2. 主管部门对急危重患者抢救制度落实情况有检查与监管，对存在问题有改进建议。 【优秀】符合"良好"，并满足以下条件： 持续改进有成效，急危重患者得到及时有序救治。

续表

衡量要素	【合格】 1. 有急危重症抢救患者优先住院的制度。 2. 对急危重患者实行"先抢救、后付费"。 3. 有拟收住院科室无床位时的应急保障措施，滞留急诊观察比例下降。 4. 急危重患者经处置后，需住院治疗的患者能够被及时收入相应的病房。 【良好】符合"合格"，并满足以下条件： 主管部门对急危重患者住院管理制度落实情况有检查与监管，对存在问题有改进建议。 【优秀】符合"良好"，并满足以下条件： 持续改进有成效，急危重患者优先住院有效落实。
评价方法	文件查阅、记录查看、职工访谈、现场检查、职工操作、病历检查、病案检查
推荐责任科室	医务部、质量控制科

（十）建立术前讨论制度。医院应当明确不同术前讨论形式的参加人员范围与流程。科室应当明确本科室开展的各级手术术前讨论的范围，并经医疗管理部门审定。术前讨论的结论记入病历

实施细则	1. 明确不同术前讨论形式的参加人员范围，包括手术组讨论、医师团队讨论、病区内讨论、全科讨论。 2. 明确术前讨论的流程，术前讨论完成后，方可开具手术医嘱，签署手术知情同意书。 3. 科室明确本科室开展的各级手术术前讨论的范围并经医疗管理部门审定。 4. 术前讨论的结论记入病历，有定期自查与督查。
衡量要素	【合格】 1. 有手术患者评估制度，包括术前病史、体格检查、影像与实验室资料等。 2. 有术前讨论制度，明确不同术前讨论形式的参加人员范围和流程，包括患者术前病情评估的重点范围、手术风险、术前准备、临床诊断、拟施行的手术方式。 3. 除以紧急抢救生命为目的的急诊手术外，所有住院患者手术必须实施术前讨论，术者必须参加。 4. 术前讨论内容记录在病历中。 5. 择期手术患者在完成各项术前检查、病情和风险评估及履行知情同意手续后方可下达手术医嘱。 6. 对相关岗位人员进行培训。 【良好】符合"合格"，并满足以下条件： 1. 科室对手术患者评估与术前讨论制度落实情况有自查、分析，对存在问题有改进措施。 2. 主管部门对手术患者评估与术前讨论制度落实情况有检查、分析、反馈，对存在问题有改进建议。 【优秀】符合"良好"，并满足以下条件： 持续改进有成效，手术患者术前评估、讨论规范，记录完整。
评价方法	文件查阅、记录查看、职工访谈、病历检查、病案检查
推荐责任科室	医务部、质量控制科

（十一）建立死亡病例讨论制度。医院应当监测全院死亡病例并及时进行汇总分析，提出持续改进意见。死亡病例讨论范围、参加人员、时限和记录应当符合规定

实施细则	1. 医院监测全院死亡病例发生情况并及时进行汇总分析，提出持续改进意见。 2. 死亡讨论在全科室范围内完成，由科室主任主持死亡讨论。 3. 死亡讨论在患者死亡1周内完成，尸检病例在尸检报告出具后1周内必须再次讨论。 4. 死亡病例讨论结果记入病历，讨论内容专册记录。
衡量要素	【合格】 1. 建立并执行死亡病例讨论制度。 2. 死亡病例讨论在患者死亡1周内完成。尸检病例在尸检报告出具后1周内必须再次讨论。 3. 死亡病例讨论在全科范围内进行，由科室主任主持，必要时邀请医务部、质量控制科等医疗管理部门和相关科室参加。 4. 死亡病例讨论按医院统一制定的模板进行专册记录，由主持人审核并签字。 5. 死亡病例讨论结果记入病历。 【良好】符合"合格"，并满足以下条件： 1. 科室对死亡病例讨论制度落实情况有自查、分析、整改，对存在问题有改进措施。 2. 主管部门对死亡病例讨论制度落实情况有定期的检查、分析、反馈，对存在问题有改进建议。 3. 主管部门对全院死亡病例进行监测并及时进行汇总分析，制定改进措施。 【优秀】符合"良好"，并满足以下条件： 持续改进有成效。
评价方法	文件查阅、记录查看、职工访谈、数据核查、病历检查、病案检查
推荐责任科室	医务部、质量控制科

（十二）建立查对制度。医院查对制度应当涵盖患者身份识别、临床诊疗行为、设备设施运行和医疗环境安全等方面。医疗器械、设施、药品、标本等查对要求按照国家有关规定和标准执行

实施细则	1. 医院建立患者身份识别制度，患者的身份查对不少于两种独立的核对方式，床号不得用于查对。 2. 有临床诊疗行为的查对制度，包括但不限于开具和执行医嘱、给药、手术/操作、麻醉、输血、检验标本采集、检查、发放营养膳食、接送转运患者、检验检查结果/报告等环节。 3. 建立医疗器械、设备设施运行和医疗环境安全等查对制度。 4. 药品、标本等查对要求按照国家有关规定和标准执行。

续表

衡量要素	【合格】 1. 建立查对制度。查对制度涵盖患者身份识别、临床诊疗行为、设备设施运行和医疗环境安全等方面。 2. 有标本采集、给药、输血或血制品、发放特殊饮食及诊疗活动时患者身份确认的制度、方法、核对程序。核对时应让患者或其近亲属陈述患者姓名。 3. 至少同时使用两种患者身份识别方式，如姓名、性别、年龄、出生年月日、病历号、床号，禁止以房间号或床号作为患者身份识别的唯一依据。 4. 相关人员熟悉上述制度和流程并执行。 【良好】符合"合格"，并满足以下条件： 主管部门对查对工作落实情况有检查、分析、反馈，对存在问题改进建议。 【优秀】符合"良好"，并满足以下条件： 持续改进有成效，确保对正确的患者实施正确的诊疗。 【合格】 1. 对门诊就诊患者和住院患者的身份标识有制度规定，且在全院范围内统一实施。 2. 对就诊患者住院病历实行唯一标识管理，如使用医保卡、身份证号码等。 3. 住院患者、急诊留观患者、急诊抢救室患者均使用"腕带"，对传染病、药物过敏等特殊患者有标识（腕带与床头卡），且有明确制度规定。 4. 患者转科交接时执行身份识别制度和流程，尤其是急诊、病房、手术室、ICU、产房、新生儿室之间的转接。 5. 对需转科交接的产妇、新生儿、儿童、无名氏，以及手术、重症监护、急诊、意识不清、语言交流障碍及（或）镇静期间的患者，其身份识别和交接流程有明确的制度规定。 【良好】符合"合格"，并满足以下条件： 1. 重点部门（急诊、新生儿室、ICU、产房、手术室）使用"腕带"条码等技术识别患者（儿）身份。 2. 主管部门对患者身份识别制度落实情况有检查与监管，对存在问题改进建议。 【优秀】符合"良好"，并满足以下条件： 持续改进有成效，患者的身份标识制度落实到位。
评价方法	文件查阅、记录查看、职工访谈、现场检查、职工操作
推荐责任科室	护理部、医务部

（十三）建立手术安全核查制度。建立手术安全核查制度和标准化流程，将产房分娩核查纳入核查内容。手术安全核查过程和内容按国家相关规定执行。手术安全核查表纳入病历

实施细则	1. 建立手术安全核查制度和标准化流程，手术安全核查过程和内容按国家相关规定执行。 2. 建立产房分娩核查制度和标准化流程。 3. 手术安全核查表纳入病历。

续表

衡量要素	【合格】 1. 有手术安全核查的管理制度与流程，涵盖手术室外手术，如产房分娩核查、口腔科拔牙核查等。 2. 手术医师、麻醉师、巡回护士按流程在麻醉实施前、手术开始前、患者离开手术室前实行"手术安全核查"。 3. 手术安全核查表填写完整并纳入病历。 【良好】符合"合格"，并满足以下条件： 主管部门对手术安全核查管理有检查、分析、反馈，对存在问题有改进建议。 【优秀】符合"良好"，并满足的落实情况以下条件： 持续改进有成效，每例手术患者均执行手术安全核查，确保对正确的患者实施正确的手术。
评价方法	文件查阅、记录查看、职工访谈、现场检查、职工操作、病历检查、病案检查
推荐责任科室	质量控制科

（十四）建立手术分级管理制度。建立手术分级管理工作制度和手术分级管理目录。建立手术分级授权管理机制和手术医师技术档案。医院应当对手术医师的手术能力进行定期评估，根据评估结果对手术权限进行动态调整

实施细则	1. 建立手术分级管理工作制度和手术分级管理目录。 2. 制定本机构手术医师资质与授权管理制度及规范文件，按照手术名称授权。 3. 手术分级授权管理制度必须落实到本机构每一位医师，确保每一位医师的实际能力及其手术资质与授权情况相一致。 4. 建立手术医师技术档案，包括但不限于医师的开展手术年限、手术数量、手术效果、手术质量与安全指标完成情况，科室对手术医师年度考核结果等。 5. 定期对手术医师的手术能力进行再评估，动态调整手术医师的手术权限。
衡量要素	【合格】 1. 有手术分级管理工作制度和手术分级管理目录。 2. 有手术医师授权组织、制度、流程。 3. 有手术医师资格初评、复评、取消及级别变更的标准。 4. 有手术医师技术档案与授权动态管理的资料。 5. 医师知晓自身手术权限。 【良好】符合"合格"，并满足以下条件： 1. 科室有自查，对存在问题有改进措施。 2. 主管部门对手术分级管理及手术医师授权的落实情况有检查与监管，对存在问题有改进建议。 【优秀】符合"良好"，并满足以下条件： 持续改进有成效，无医师越级或未经授权实施手术的案例。

衡量要素	【合格】 1. 有手术医师授权目录。 2. 实施手术医师、手术级别与授权名单完全一致。 【良好】符合"合格",并满足以下条件: 1. 科室对权限使用有自查,对存在有问题有改进措施。 2. 主管部门对手术医师实施权限的落实情况进行全程监管,对存在问题有改进建议。 【优秀】符合"良好",并满足以下条件: 持续改进有成效,手术分级管理与医师授权在医院信息系统支持下对资质授权的权限做到动态管理。
评价方法	文件查阅、记录查看、职工访谈、数据核查、现场检查、病历检查、病案检查
推荐责任科室	医务部

(十五)建立新技术和新项目准入制度。建立医院医疗技术临床应用目录并定期更新。建立新技术和新项目审批流程,所有新技术和新项目必须通过医院医学伦理委员会和医疗技术临床应用管理委员会审核同意后开展临床应用

实施细则	1. 建立医院医疗技术临床应用目录,涵盖所有常规开展的临床诊疗项目并定期更新。 2. 建立符合法律、法规要求的新技术和新项目审批流程并落实。 3. 所有新技术和新项目必须通过医院医学伦理委员会和医疗技术临床应用管理委员会审核同意后开展临床应用。
衡量要素	【合格】 1. 有医院医疗技术临床应用目录并定期更新。 2. 有新技术和新项目准入管理制度,包括立项、论证、风险评估、审批、追踪、评价等管理程序。 3. 所有新技术和新项目必须通过医院医学伦理委员会和医疗技术应用管理委员会审核同意后开展临床应用。 【良好】符合"合格",并满足以下条件: 主管部门定期对诊疗新技术和新项目的实施情况进行动态的全程追踪评估管理,对存在问题有改进建议。 【优秀】符合"良好",并满足以下条件: 持续改进有成效,诊疗新技术和新项目阶段总结、定期评估与监管等资料完整。
评价方法	文件查阅、记录查看、职工访谈、现场检查
推荐责任科室	医务部

（十六）明确开展新技术和新项目临床应用的专业人员范围，论证可能存在的安全隐患或技术风险并制定相应预案。建立新技术和新项目临床应用动态评估制度，对新技术和新项目实施全程追踪管理、质量控制和动态评估

实施细则	1. 明确开展新技术和新项目临床应用的专业人员范围，所有新技术和新项目实施人均有授权。 2. 对可能存在的安全隐患或技术风险开展论证并制定相应预案。 3. 建立新技术和新项目临床应用动态评估制度，对新技术和新项目实施全程追踪管理、质量控制和动态评估。
衡量要素	【合格】 1. 新技术和新项目临床应用前，充分论证可能存在的安全隐患或技术风险，并制定相应预案。 2. 新技术和新项目临床应用前，明确专业人员范围。 3. 有新技术和新项目临床应用动态评估制度。 【良好】符合"合格"，并满足以下条件： 主管部门对新技术和新项目实施全程追踪管理、质量控制和动态评估，对存在问题有改进建议。 【优秀】符合"良好"，并满足以下条件： 持续改进有成效，无违规擅自开展医疗技术案例。
评价方法	文件查阅、记录查看、职工访谈、现场检查、病历检查、病案检查
推荐责任科室	医务部、质量控制科

（十七）建立危急值报告制度。制定可能危及患者生命的各项检查、检验结果危急值清单并定期调整。分别建立住院患者和门急诊患者危急值报告具体管理流程和记录规范，确保危急值信息传递各环节无缝对接和关键要素可追溯。临床危急值信息专册登记

实施细则	1. 制定可能危及患者生命的各项检查、检验结果危急值清单，包括疾病危急值清单，并定期调整。 2. 建立住院患者和门急诊患者危急值报告具体管理流程和记录规范。 3. 确保危急值信息传递各环节无缝对接，每个环节都必须详细记录处理情况及处理时间，处理时间应精准到分钟。 4. 临床危急值信息专册登记，患者信息、检查结果、检验结果、报告与接收人、时间等关键要素可追溯。
衡量要素	【合格】 1. 有临床危急值管理制度与工作流程，明确住院患者和门急诊患者危急值报告流程及记录规范，确保危急值信息传递各环节无缝对接和关键要素可追溯。 2. 有医技部门"危急值"项目表，并向全院公布，临床科室可查阅。

— 165 —

续表

实施细则	3. 相关科室人员熟悉危急值项目，并遵循上述制度和工作流程。 【良好】符合"合格"，并满足以下条件： 主管部门对危急值管理的落实情况有检查与监管，对存在有改进建议。 【优秀】符合"良好"，并满足以下条件： 持续改进有成效，危急值项目及时更新，管理制度落实到位。 【合格】 1. 医技科室相关人员按照危急值报告流程，及时向临床发出危急值信息。 2. 医护人员接获危急值报告后应记录患者信息、危急值内容、报告者信息，及时向经治医师或值班医师报告，并做好记录。 3. 医师接获危急值报告后应及时处置并记录。 【良好】符合"合格"，并满足以下条件： 主管部门对危急值报告管理的落实情况有检查与监管，对存在问题有改进建议。 【优秀】符合"良好"，并满足以下条件： 持续改进有成效，危急值处理及时、记录规范。
评价方法	文件查阅、记录查看、职工访谈、数据核查、现场检查、职工操作、病历检查、病案检查
推荐责任科室	质量控制科

（十八）建立病历管理制度。**严格落实国家相关法律、法规及病历书写、分类编码、管理与应用相关规定，建立门急诊病历及住院病历规范书写、管理和质量控制制度。医院应当保障病历资料安全，病历内容记录与修改信息可追溯**

实施细则	1. 建立门急诊病历及住院病历规范书写、管理和质量控制制度，建立病历质量检查、评估与反馈机制。 2. 病历书写应当做到客观、真实、准确、及时、完整、规范，并明确病历书写的格式、内容和时限，内容记录与修改信息可追溯。 3. 建立病案管理体系，落实分类编码的相关规定。 4. 有保护病历与病案及信息安全的相关制度。
衡量要素	【合格】 1. 有病历管理制度。 2. 对来院就诊患者（门诊、急诊、住院）建立基本信息，书写和建立相关病历（包括急诊留观患者的急诊留观病历）。 3. 住院患者有姓名索引系统，内容至少包括病案号、姓名、性别、出生日期（或年龄）、有效身份证号。 4. 为同一患者病历建立唯一的标识号码，通过同一患者的病历编号可获得其所有以前的住院病历资料。

衡量要素	【良好】符合"合格"，并满足以下条件： 1. 科室对患者基本信息记录与病历建立有自查，对存在的问题与缺陷有整改。 2. 主管部门有检查、分析、反馈。 【优秀】符合"良好"，并满足以下条件： 持续改进有成效，患者就诊信息填写和病历书写项目规范，错误发生现象逐渐减少。 【合格】 1. 有病历书写制度，以及相关管理规定。 2. 病历书写作为医师岗前培训的主要内容之一，有记录。 3. 医务人员按病历书写基本规范要求书写病历，书写质量达到规范的基本要求。 4. 病历中各种手术与操作并发症、使用药物或器材所致不良反应、病程记录、检查报告所获得的诊断应规范填写在病历首页中，无遗漏。 5. 病程记录应根据病情观察、查房情况并结合检查结果进行分析、判断，记录体现三级医师的诊断思路和处理方案。 【良好】符合"合格"，并满足以下条件： 1. 科室定期对病历质量有自查，对存在的问题与缺陷有改进措施。 2. 主管部门有检查、分析、反馈，对存在问题有改进建议。 【优秀】符合"良好"，并满足以下条件： 持续改进有成效，病历书写质量逐渐提高，符合病历书写规范。
评价方法	文件查阅、记录查看、职工访谈、现场检查、病历检查、病案检查
推荐责任科室	质量控制科、病案管理科

（十九）实施电子病历的医院，应当建立电子病历的建立、记录、修改、使用、存储、传输、质量控制、安全等级保护等管理制度

实施细则	1. 实施电子病历的医院，建立电子病历的建立、记录、修改、使用等管理制度。 2. 实施电子病历的医院，建立电子病历的存储、传输等管理制度。 3. 实施电子病历的医院，建立电子病历的质量控制、安全等级保护等管理制度。
衡量要素	【合格】 1. 建立符合规范的电子病历系统，具备病案质量控制功能，能满足医院病历基本信息的采集、医疗质量指标数据的统计与分析。 2. 电子病历个人信息有严格的安全管理制度，有保护措施，并执行。 【良好】符合"合格"，并 主管部门有检查与监管，对存在问题有改进建议。

续表

衡量要素	【优秀】符合"良好",并满足以下条件: 1. 持续改进有成效,电子病历完全符合《电子病历基本规范》,个人信息安全有保障。 2. 施行无纸化病历。
评价方法	文件查阅、职工访谈、现场检查、病历检查、病案检查
推荐责任科室	质量控制科、信息科

(二十) 建立抗菌药物分级管理制度。严格按照《抗菌药物临床应用管理办法》等有关规定,建立医院抗菌药物遴选、采购、处方、调剂、临床应用和药物评价的管理制度和具体操作流程,确定抗菌药物分级管理目录、医师抗菌药物处方权限和医师会诊权限,并定期调整

实施细则	1. 建立医院抗菌药物遴选、采购、处方、调剂和药物评价的管理制度和具体操作流程。 2. 建立医院抗菌药物临床应用的管理制度和具体操作流程。 3. 确定抗菌药物分级管理目录,抗菌药物分为非限制使用级、限制使用级与特殊使用级。 4. 确定医师抗菌药物处方权限和医师会诊权限,有医师权限目录,并定期调整。
衡量要素	【合格】 1. 有抗菌药物临床应用和管理实施细则,以及抗菌药物分级管理制度。 2. 有抗菌药物分级管理目录、医师抗菌药物处方权限和医师会诊权限,有明确的特殊使用级抗菌药物临床应用程序。 3. 有抗菌药物遴选、采购、处方、调剂、临床应用的管理、监测与评价制度,有评价标准。 4. 有细菌耐药预警和通报机制,对监测结果有评价分析,对不合理使用情况有检查、干预和改进措施。 5. 有检验秤、医院感染控制科、药学部三方联合完成的细菌耐药情况分析与对策报告,至少每半年一次。 【良好】符合"合格",并满足以下条件: 1. 药学部门对抗菌药物使用管理指标达标情况及处方点评结果有检查、分析、反馈。 2. 相关部门对抗菌药物分级管理和使用情况进行全程联合监管,对存在问题有反馈,并实施监控和干预。 3. 定期调整医师抗菌药物处方权限和会诊权限。 【优秀】符合"良好",并满足以下条件: 持续改进有成效,抗菌药物追踪评价、用药指标均达到相关规定。
评价方法	文件查阅、记录查看、职工访谈、病历检查、病案检查
推荐责任科室	临床药学室、医务部

第三部分 现场评价

（二十一）建立临床用血审核制度。应当严格落实国家关于医院临床用血的相关规定，设立临床用血管理委员会或工作组，制定医院临床合理用血管理制度，完善管理机制和具体流程，保障急救用血治疗需要

实施细则	1. 建立临床用血管理委员会或工作组，成员由医务部门、输血科、麻醉科、开展输血治疗的主要临床科室、护理部门、手术室等部门负责人组成，有职责、工作计划、工作记录。 2. 制定临床合理用血管理制度，完善管理机制和具体流程。 3. 建立保障急救用血治疗的机制。
衡量要素	【合格】 1. 建立临床用血管理委员会或工作组，并有效运行。 2. 落实《中华人民共和国献血法》《医疗机构临床用血管理办法》和《临床输血技术规范》等相关法律和规范。 3. 有临床输血管理相关制度和实施细则，包括血液预订、接收、入库、储存、出库、库存预警、临床合理用血等管理制度，内容覆盖医院临床输血管理的全过程。 4. 有完善的临床用血申请、审核、监测、分析、评估、改进等管理制度、机制和具体流程。 5. 临床用血审核包括但不限于用血申请、输血治疗知情同意、适应证判断、配血、取血、发血、临床、输血、输血中观察、输血后管理等环节，并全程记录，保障信息可追溯，健全临床合理用血评估与结果应用制度、输血不良反应监测和处置流程。 6. 有完善的急救用血管理制度和流程，保障急救治疗需要。 7. 对医务人员进行临床输血相关法律、法规、规章制度培训，有考核。 【良好】符合"合格"，并满足以下条件： 1. 临床科室针对临床用血审核制度的落实情况有自查，对存在问题有改进措施。 2. 主管部门对临床用血审核制度的落实情况有检查、分析、反馈，对存在问题有改进建议。 【优秀】符合"良好"，并满足以下条件： 持续改进有成效，临床用血审核制度得到有效落实。
评价方法	文件查阅、记录查看、职工访谈、病历检查、病案检查
推荐责任科室	输血科、医务部

（二十二）建立信息安全管理制度。明确医院主要负责人是患者诊疗信息安全管理第一责任人，依法、依规建立覆盖患者诊疗信息管理全流程的制度和技术保障体系

实施细则	1. 明确医院主要负责人是患者诊疗信息安全管理第一责任人。 2. 建立全面的信息安全管理制度，从组织结构、责任分工、安全管理范围、信息访问权限、应急处置方法等方面建立制度体系。 3. 建立完整的信息安全技术体系，从信息产生、传输、存储、交换、调阅等各个环节，对用户身份识别、用户鉴权、网络入侵监测等进行安全管理。 4. 建立应急响应机制，定期评估信息安全风险，定期开展信息安全应急演练。

续表

衡量要素	【合格】 1. 按照国家信息安全等级保护规定和国家标准，建立信息安全管理制度。 2. 医院主要负责人是患者诊疗信息安全管理第一责任人，依法、依规建立覆盖患者诊疗信息管理全流程的制度和技术保障体系。 3. 信息系统运行稳定、安全，具有防灾备份系统，实行网络运行监控，有防病毒、防入侵措施、应急处理预案。 4. 实行信息系统操作权限分级管理，信息安全采用身份认证、权限控制（包括数据库和运用系统）、患者数据使用控制、保障网络信息安全和保护患者隐私。 【良好】符合"合格"，并满足以下条件： 主管部门有安全监管记录，定期分析，及时处理安全预警，对存在问题有改进建议。 【优秀】符合"良好"，并满足以下条件： 持续改进有成效，信息系统安全保护等级完全符合相关要求。
评价方法	文件查阅、记录查看、职工访谈、现场检查、职工操作
推荐责任科室	信息科

（二十三）确保实现医院患者诊疗信息管理全流程的安全性、真实性、连续性、完整性、稳定性、时效性、溯源性。对职工使用患者诊疗信息实行授权管理，明晰权责，为职工使用患者诊疗信息提供便利和安全保障

实施细则	1. 确保实现医院患者诊疗信息管理全流程的安全性、真实性、连续性、完整性、稳定性、时效性、溯源性。 2. 对职工使用患者诊疗信息实行授权管理，明晰权责。 3. 为职工使用患者诊疗信息提供便利和安全保障。
衡量要素	【合格】 1. 实现患者诊疗信息的安全性、真实性、连续性、完整性、稳定性、时效性、溯源性的全流程管理。 2. 建立患者诊疗信息安全风险评估和应急工作机制，制定应急预案。 3. 建立患者诊疗信息保护制度，使用患者诊疗信息时应当遵循合法、依规、正当、必要的原则，不得出售或擅自向他人或其他机构提供患者诊疗信息。 4. 对职工使用患者诊疗信息实行授权管理，明晰权责，为职工使用患者诊疗信息提供便利和安全保障。 【良好】符合"合格"，并满足以下条件： 主管部门有安全监管记录，定期分析，及时处理安全预警。 【优秀】符合"良好"，并满足以下条件： 持续改进有成效，无患者诊疗信息泄露、毁损、丢失。
评价方法	文件查阅、记录查看、职工访谈、现场检查
推荐责任科室	信息科

第三节 医疗技术临床应用管理

（一）医院开展医疗技术服务应当与其技术能力相适应。医疗技术临床应用应当遵循科学、安全、规范、有效、经济、符合伦理的原则

实施细则	1. 医院开展医疗技术服务应当与其技术能力相适应，包括但不限于对医务人员的技能要求、对相应的药品与设备设施的功能要求、对开展该项医疗技术的环境要求。 2. 医疗技术临床应用应当遵循科学、安全、规范、有效、经济原则，并在实际工作中予以体现。 3. 医院开展医疗技术服务符合不伤害、有利、尊重和公平的伦理原则。
衡量要素	【合格】 1. 医院开展的医疗技术服务项目符合医院执业许可证中的诊疗科目范围要求，与功能任务相适应。 2. 医疗技术临床应用遵循科学、安全、规范、有效、经济、符合伦理的原则。 3. 有相关部门负责医疗技术管理工作，有统一的审批、管理流程。 4. 管理人员和医务人员知晓医疗技术管理要求。 【良好】符合"合格"，并满足以下条件： 主管部门对医疗技术服务有检查与监管，对存在问题有改进建议。 【优秀】符合"良好"，并满足以下条件： 持续改进有成效，相关医疗技术管理资料完整，均在有效期内。
评价方法	文件查阅、记录查看、职工访谈、现场检查、职工操作、病历检查、病案检查
推荐责任科室	医务部

（二）医院在医疗质量管理委员会下设立医疗技术临床应用管理专门组织。人员组成和功能任务符合《医疗技术临床应用管理办法》要求

实施细则	1. 在医疗质量管理委员会下常设医疗技术临床应用管理专门组织，由医务、质量控制、药学、护理、医院感染控制、设备等部门负责人和具有高级技术职务任职资格的临床、管理、伦理等相关专业人员组成。 2. 医疗技术临床应用管理专门组织履行医疗技术临床应用管理职责，有工作计划、工作记录，可追溯。
衡量要素	【合格】 1. 医院在医疗质量管理委员会下设立医疗技术临床应用管理专门组织。 2. 医疗技术临床应用管理专门组织由医务、质量控制、药学、护理、医院感染控制、设备等部门负责人和具有高级技术职务任职资格的临床、管理、伦理等相关专业人员组成，负责人由医疗机构主要负责人担任。

续表

衡量要素	3. 根据医疗技术临床应用管理相关的法律、法规、规章，制定医院医疗技术临床应用管理制度并组织实施。 4. 对首次应用于医院的医疗技术组织论证，对医院临床应用的医疗技术定期开展评估。 【良好】符合"合格"，并满足以下条件： 主管部门对医疗技术临床应用有检查、监管、评价、反馈，对存在问题有改进建议。 【优秀】符合"良好"，并满足以下条件： 持续改进有成效，无违规开展医疗技术案例。
评价方法	文件查阅、记录查看、职工访谈、现场检查
推荐责任科室	医务部、质量控制科

（三）医院开展的医疗技术临床应用应当具有符合要求的诊疗科目、人员、设备、设施、质量控制体系，并遵守相关技术临床应用管理规范

实施细则	1. 开展的医疗技术临床应用与诊疗科目一致。 2. 开展相关医疗技术的人员具备相应资质、权限。 3. 开展相关医疗技术的设备、设施功能完好，符合要求。 4. 建立医疗技术临床应用质量控制体系，有重点医疗技术实施路径或操作规范，有重点医疗技术临床应用质量管理指标，定期分析和反馈，持续改进。 5. 遵守相关技术临床应用管理规范。
衡量要素	【合格】 1. 医院开展的医疗技术具有符合要求的诊疗科目、人员、设备、设施、质量控制体系，并遵守相关技术临床应用管理规范。 2. 未被纳入禁止类技术和限制类技术目录的医疗技术经过医院审核批准。 3. 有医院医疗技术分类目录。 4. 有完整的医疗技术管理档案数据资料。 5. 未应用未经批准或已经废止和淘汰的技术。 【良好】符合"合格"，并满足以下条件： 主管部门对医院开展的医疗技术临床应用情况有检查与监管，对存在问题有改进建议。 【优秀】符合"良好"，并满足以下条件： 持续改进有成效，医疗技术临床应用做到分类、准入、中止的动态管理。
评价方法	文件查阅、记录查看、职工访谈、现场检查、数据核查
推荐责任科室	医务部、质量控制科

（四）医院开展限制类医疗技术，应当按照《医疗技术临床应用管理办法》履行自我评估和备案程序

实施细则	1. 医院开展限制类医疗技术，应当按照《医疗技术临床应用管理办法》进行自我评估，内容包括但不限于对医院、开展人员、技术管理、设备设施、环境等方面的基本要求。

续表

实施细则	2. 自我评估结果报医疗技术临床应用管理专门组织审核。 3. 开展首例限制类医疗技术临床应用之日起 15 个工作日，内向卫生健康行政部门完成备案。
衡量要素	【合格】 1. 对限制类医疗技术实施备案管理。 2. 医院若拟开展限制类医疗技术临床应用，应当按照相关医疗技术临床应用管理规范进行自我评估。 3. 医院开展首例限制类医疗技术临床应用之日起 15 个工作日内，向核发其"医疗机构执业许可证"的卫生健康行政部门备案。 4. 医院有限制类医疗技术目录及完整的备案资料。 【良好】符合"合格"，并满足以下条件： 主管部门对医院开展的限制类医疗技术临床应用情况有检查与监管，对存在问题有改进建议。 【优秀】符合"良好"，并满足以下条件： 持续改进有成效，无违规开展限制类医疗技术案例。
评价方法	文件查阅、记录查看、职工访谈
推荐责任科室	医务部

（五）未经医学伦理委员会审查通过的医疗技术，特别是限制类医疗技术和存在重大伦理风险的医疗技术，不得应用于临床

实施细则	未经伦理委员会审查通过的医疗技术，不得应用于临床。
衡量要素	【合格】 1. 医学伦理委员会承担医疗技术的伦理审核工作，重点是限制类医疗技术、存在重大伦理风险的医疗技术、诊疗新技术等的审核。 2. 有医学伦理审核的回避程序。 【良好】符合"合格"，并满足以下条件： 主管部门和医学伦理委员会对医疗技术的临床应用实施全程监管，对存在问题有改进建议。 【优秀】符合"良好"，并满足以下条件： 持续改进有成效，医院开展的医疗技术经过医学伦理委员会讨论通过，无违规擅自开展医疗技术案例。
评价方法	文件查阅、记录查看、职工访谈、现场检查
推荐责任科室	医务部

（六）制定医院医疗技术临床应用管理目录并及时调整，对列入目录的手术进行分级管理

实施细则	1. 制定医院医疗技术临床应用管理目录并及时调整，目录应当包括医院开展临床应用的所有医疗技术。 2. 对医疗技术临床应用管理目录内的手术进行分级管理，有手术分级目录，并根据手术开展情况定期调整。

续表

衡量要素	【合格】 1. 有医院医疗技术临床应用管理目录并实行动态调整。 2. 有医院手术分级管理目录并实行动态调整。 3. 医务人员知晓所在科室开展的医疗技术。 【良好】符合"合格",并满足以下条件: 主管部门对医疗技术临床应用、手术分级管理有检查与监管,对存在问题有改进建议。 【优秀】符合"良好",并满足以下条件: 持续改进有成效,无违规开展医疗技术与越级手术案例。
评价方法	文件查阅、记录查看、职工访谈、现场检查、病历检查、病案检查
推荐责任科室	医务部

(七)建立医师手术授权与动态管理制度,根据医师的专业能力、临床实践、手术质量安全和培训情况,授予或者取消相应的手术级别和具体手术项目权限

实施细则	1. 建立医师手术授权制度,根据医师的专业能力、临床实践、手术质量安全和培训情况,授予或者取消相应的手术级别和具体手术项目权限。 2. 建立动态管理制度,明确取消和增加医师手术授权的情形,并有相应调整记录。 3. 建立医师手术质量监测制度,供定期调整手术授权时参考、决策。
衡量要素	【合格】 1. 建立并执行医师手术授权与动态管理制度。 2. 根据医师的专业能力、临床实践、手术质量安全和培训情况,授予或者取消相应的手术级别和具体手术项目权限。 3. 医师知晓自身手术权限。 4. 医师手术授权与授权动态管理资料齐全。 【良好】符合"合格",并满足以下条件: 主管部门对医师手术权限有检查与监管,对存在问题有改进建议。 【优秀】符合"良好",并满足以下条件: 持续改进有成效,无医师越级或未经授权实施手术案例。
评价方法	文件查阅、记录查看、职工访谈、现场检查、病历检查、病案检查
推荐责任科室	医务部

(八)医院依法准予医务人员实施与其专业能力相适应的医疗技术,为医务人员建立医疗技术临床应用管理档案,并纳入个人专业技术档案管理

实施细则	1. 建立医务人员医疗技术临床应用管理档案,内容包括但不限于准予医务人员实施的与其专业能力相适应的医疗技术目录、医疗质量情况、医疗技术差错事故、医疗技术培训考核情况等。 2. 医疗技术临床应用管理档案纳入个人专业技术档案管理。
衡量要素	【合格】 1. 有医务人员医疗技术资格许可授权组织、制度、流程、目录。

续表

衡量要素	2. 有医疗技术资格初评、复评、取消级别变更的标准。 3. 医务人员知晓自身医疗技术资格许可的授权。 4. 为医务人员建立医疗技术临床应用管理档案，并纳入个人专业技术档案管理。 【良好】符合"合格"，并满足以下条件： 1. 科室有自查，对存在问题有改进措施。 2. 主管部门对医疗技术资格授权有检查与监管，对存在问题有改进建议。 【优秀】符合"良好"，并满足以下条件： 持续改进有成效，无医务人员越级或未经授权实施医疗技术案例。
评价方法	文件查阅、记录查看、职工访谈、数据核查、现场检查
推荐责任科室	医务部

（九）建立医疗技术临床应用论证制度。对于已证明安全有效但属于医院首次应用的医疗技术，应当组织开展技术能力和安全保障能力论证，并进行伦理审查

实施细则	1. 建立医疗技术临床应用论证制度。 2. 对已证明安全有效但属于医院首次应用的医疗技术，应当组织开展技术能力和安全保障能力论证。 3. 医院首次应用的医疗技术通过伦理审查。
衡量要素	【合格】 1. 建立并执行医疗技术临床应用论证制度。 2. 对已证明安全有效但属于医院首次应用的医疗技术，组织开展技术能力和安全保障能力论证，并进行伦理审查。 【良好】符合"合格"，并满足以下条件： 主管部门对医院首次应用的医疗技术的论证及伦理审查情况有检查与监管，对存在问题有改进建议。 【优秀】符合"良好"，并满足以下条件： 持续改进有成效，医院首次应用的医疗技术均进行临床应用论证及伦理审查。
评价方法	文件查阅、记录查看、职工访谈、现场检查、病历检查、病案检查
推荐责任科室	医务部

（十）建立医疗技术临床应用评估制度。对限制类医疗技术的质量安全和技术保证能力进行重点评估，并根据评估结果及时调整医院医疗技术临床应用管理目录、医师相关技术临床应用权限、医疗技术相关管理要求

实施细则	1. 建立医疗技术临床应用评估制度。 2. 对限制类医疗技术的质量安全和技术保证能力进行重点评估，评估内容包括但不限于接受该项医疗技术的患者评估（适应证和禁忌证、临床床应用效果和患者生存质量、不良反应、死亡、医疗事故）、环境评估和设备设施评估等。

续表

实施细则	3. 遵循科学、安全、规范、有效、经济、符合伦理的评估原则，评估指标量化。 4. 根据评估结果及时调整医院医疗技术临床应用管理目录、医师相关技术临床应用权限、医疗技术临床应用管理要求。
衡量要素	【合格】 1. 建立并执行医疗技术临床应用评估制度。 2. 医院重点对限制类医疗技术的质量安全和技术保证能力进行评估。 3. 根据医疗技术临床应用评估结果及时调整医院医疗技术临床应用管理目录、医师相关技术临床应用权限、医疗技术临床应用管理要求。 4. 对存在严重质量安全问题或不再符合相关技术管理要求的，须立即停止该项技术的临床应用。 【良好】符合"合格"，并满足以下条件： 主管部门对医疗技术临床应用评估制度执行情况进行检查与监管，对存在问题有改进建议。 【优秀】符合"良好"，并满足以下条件： 持续改进有成效，医院开展的医疗技术均进行定期评估与动态调整。
评价方法	文件查阅、记录查看、职工访谈、数据核查、现场检查、职工操作、患者访谈、病历检查、病案检查
推荐责任科室	医务部

（十一）建立医疗技术临床应用质量控制制度。以限制类技术为重点，制定医院医疗技术质量控制指标，加强信息收集、分析与反馈，持续改进医疗技术临床应用质量

实施细则	1. 建立医疗技术临床应用质量控制制度，覆盖医疗技术临床应用全过程。 2. 以限制类医疗技术为重点，制定医院医疗技术质量控制指标，须符合国家和省级管理要求。 3. 根据医院开展的医疗技术，制定科室医疗技术临床应用质量控制指标，关注本科室日常开展的医疗技术。 4. 加强信息收集、分析与反馈，持续改进医疗技术临床应用质量。
衡量要素	【合格】 1. 建立并执行医疗技术临床应用质量控制制度。 2. 以限制类医疗技术为重点，制定医院医疗技术质量控制指标。 3. 明确相关质量控制指标数据收集方法与数据内部验证程序，按季度进行医院数据收集、分析、反馈，并建立激励约束机制。 【良好】符合"合格"，并满足以下条件： 主管部门对医疗技术质量控制指标数据进行收集、分析、反馈，对存在问题有改进建议。 【优秀】符合"良好"，并满足以下条件： 持续改进有成效。
评价方法	文件查阅、记录查看、职工访谈、数据核查、现场检查、病历检查、病案检查
推荐责任科室	质量控制科、医务部

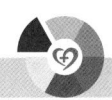

（十二）建立医疗技术临床应用规范化培训制度。重视医疗技术临床应用管理人才队伍的建设和培养

实施细则	1. 建立医疗技术临床应用规范化培训制度，有培训大纲、培训计划、考核标准，培训内容包括但不限于对法律、法规、规章、规范及专项技术的学习。 2. 重视医疗技术临床应用管理人才队伍的建设和培养，进行管理学理论及方法的培训，强化自我管理意识，提高管理水平和技能。
衡量要素	【合格】 1. 建立并执行医疗技术临床应用规范化培训制度。 2. 医院为医务人员参加医疗技术临床应用规范化培训创造条件，重视医疗技术临床应用管理人才队伍的建设和培养。 3. 对首次在医院临床应用的医疗技术进行规范化培训。 【良好】符合"合格"，并满足以下条件： 主管部门对医疗技术临床应用规范化培训检查与监管，对存在问题有改进建议。 【优秀】符合"良好"，并满足以下条件： 持续改进有成效，医院开展的医疗技术均进行规范化培训与再培训。
评价方法	文件查阅、记录查看、职工访谈、现场检查
推荐责任科室	医务部

（十三）医院开展的限制类医疗技术目录、手术分级管理目录、限制类医疗技术临床应用情况应当纳入医院院务公开范围，接受社会监督

实施细则	1. 限制类医疗技术目录、手术分级管理目录纳入医院院务公开范围，接受社会监督。 2. 限制类医疗技术临床应用情况纳入医院院务公开范围，接受社会监督。
衡量要素	【合格】 1. 医院开展的限制类医疗技术目录、手术分级管理目录、限制类医疗技术临床应用情况纳入医院院务公开范围。 2. 通过医院网站、微信公众号、显示屏、公示栏等方式主动向社会公开，接受社会监督。 【良好】符合"合格"，并满足以下条件： 主管部门对医疗技术临床应用的院务公开情况进行检查与监管。 【优秀】符合"良好"，并满足以下条件： 持续改进有成效，医疗技术临床应用相关信息公开与更新及时。
评价方法	文件查阅、记录查看、现场检查
推荐责任科室	医务部

（十三）医院按照规定停止出现相关情形的医疗技术临床应用，并按规定履行报告程序

实施细则	1. 按照规定，出现以下情形时应立即停用：被国家卫生健康委员会列入"禁止类技术"的医疗技术；从事该项医疗技术的主要专业技术人员或者关键设备设施及其他辅助条件发生变化，不能满足相关技术临床应用管理规范要求，或者影响临床应用效果；该项医疗技术在医院应用过程中出现重大医疗质量、医疗安全或伦理问题；发生与医疗医疗技术相关的严重不良后果；该项医疗技术临床应用效果不确切，或存在重大质量安全或伦理缺陷的。

续表

实施细则	2. 前款停用的医疗技术，属于限制类医疗技术的，上报省级卫生健康行政部门，主动申请撤销备案，并向社会公示。
衡量要素	【合格】 1. 医院有停止医疗技术临床应用的相关规定。 2. 医院无被国家卫生健康委员会列为"禁止类技术"的医疗技术应用。 3. 医院无主要专业技术人员或者关键设备设施及其他辅助条件发生变化，不能满足相关技术临床应用管理规范要求，或者影响临床应用效果的医疗技术应用。 4. 医院无应用过程中出现重大医疗质量、医疗安全、伦理问题，或者发生与医疗技术相关的严重不良后果的医疗技术应用。 5. 医院无临床应用效果不确切，或者存在重大质量、安全或伦理缺陷的医疗技术应用。 6. 医院按照规定停止出现相关情形的医疗技术临床应用，并按规定履行报告程序。 【良好】符合"合格"，并满足以下条件： 主管部门对医疗技术临床应用进行检查与监管，对存在问题有改进建议。 【优秀】符合"良好"，并满足以下条件： 持续改进有成效，无违规开展医疗技术案例。
评价方法	文件查阅、记录查看、职工访谈、现场检查、病历检查、病案检查
推荐责任科室	医务部

（十四）医院按照要求，及时、准确、完整地向全国和省级医疗技术临床应用信息化管理平台逐例报送限制类医疗技术开展情况的数据信息

实施细则	1. 有上报机制，及时、准确、完整地向全国和省级医疗技术临床应用信息化管理平台逐例报送限制类医疗技术开展情况的数据信息。 2. 建立数据信息内部验证机制，确保数据真实，符合上报要求。 3. 对上报情况定期进行评价，分析及反馈，持续改进上报质量。
衡量要素	【合格】 1. 医院按照要求，及时、准确、完整地向国家和省级医疗技术临床应用信息化管理平台逐例报送限制类医疗技术开展情况的数据信息。 2. 医院定期进行限制类医疗技术质量控制指标的收集。 【良好】符合"合格"，并满足以下条件： 主管部门对限制类医疗技术质量控制指标进行评价、分析、反馈，对存在问题有改进建议。 【优秀】符合"良好"，并满足以下条件： 持续改进有成效。
评价方法	记录查看、职工访谈、数据核查、现场检查、病历检查、病案检查
推荐责任科室	医务部、质量控制科

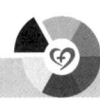

（十五）医院承担限制类医疗技术临床应用规范化培训工作时，应当达到国家和省级卫生健康行政部门规定的条件，制定培训方案并向社会公开，并及时履行备案程序

实施细则	1. 承担限制类医疗技术临床应用规范化培训工作的医院，应当满足相应的医疗技术临床应用管理规范规定的培训条件。 2. 制定培训方案，培训内容包括但不限于相关医疗技术的法律、法规、规章制度、技术规范、操作技能、伦理道德教育、限制类医疗技术质量控制指标、病历书写、患者随访等，并向社会公开。 3. 及时履行备案程序。
衡量要素	【合格】 1. 承担限制类医疗技术临床应用规范化培训工作的医院，达到国家和省级卫生健康行政部门规定的条件。 2. 有限制类医疗技术临床应用规范化培训方案、培训师资、课程设置等，并向社会公开。 3. 医院于首次发布招生公告之日起 3 个工作日内，向省级卫生健康行政部门备案。 【良好】符合"合格"，并满足以下条件： 主管部门对限制类医疗技术临床应用规范化培训进行检查与监管，对存在问题有改进建议。 【优秀】符合"良好"，并满足以下条件： 持续改进有成效。
评价方法	文件查阅、记录查看、现场检查
推荐责任科室	医务部

（十六）医院承担限制类医疗技术临床应用规范化培训工作时，应当制定培训规章制度及流程，明确岗位职责和管理要求，加强学员管理，建立学员培训考核档案，按照培训方案和计划开展培训、考核工作，保障培训质量

实施细则	1. 为限制类医疗技术临床应用规范化培训工作制定规章制度及流程，明确岗位职责和管理要求。 2. 按照培训方案和计划开展培训工作，按照国家和省级卫生健康行政部门统一的培训标准和要求，制定培训方案和计划。培训教材和大纲要满足培训要求，保障培训质量。 3. 考核包括过程考核和结业考核。过程考核包括但不限于医德医风、出勤、理论学习、日常临床实践、培训指标完成情况和参加业务学习情况等。结业考核包括理论考核和临床实践能力考核。 4. 加强学员管理，建立学员培训档案。档案内容可以包括医师基本信息、培训的起止时间、参加相关医疗技术诊疗工作或手术培训的例数、参与医疗技术临床应用的质量安全情况、参与相关医疗技术全过程管理的患者例数、考核结果等。

衡量要素	【合格】 1. 培训基地有健全的规章制度及流程，有明确的岗位职责和管理要求。 2. 建立并落实培训导师遴选、培训、考核实施方案。 3. 规范学员管理并建立学员培训档案。 4. 严格按照统一的培训大纲和教材制定培训方案与计划，有考核方案。按照培训方案和计划开展培训，按照考核方案开展考核工作，保障培训质量和效果。 【良好】符合"合格"，并满足以下条件： 主管部门对限制类医疗技术临床应用规范化培训进行检查监管，对存在问题有改进建议。 【优秀】符合"良好"，并满足以下条件： 持续改进有成效。
评价方法	文件查阅、记录查看、现场检查、职工操作
推荐责任科室	医务部、研究生与继续教育科

第四节 医疗安全风险防范

（一）以减少诊疗活动对患者的伤害为目标，建立医疗质量（安全）不良事件信息采集、记录及报告相关制度和激励机制。有对医院医疗质量（安全）不良事件及管理缺陷进行统计分析、信息共享和持续改进机制

实施细则	1. 建立医疗质量（安全）不良事件信息采集、记录和报告相关制度，明确相关部门职责。 2. 有不良事件分类目录，职工知晓。 3. 以减少诊疗活动对患者的伤害为目标，鼓励主动上报医疗质量（安全）不良事件，建立激励机制。 4. 对医院医疗质量（安全）不良事件及管理缺陷进行统计分析、信息共享。 5. 建立持续改进医疗质量（安全）不良事件相关因素及管理缺陷的机制。
衡量要素	【合格】 1. 有医疗质量（安全）不良事件管理制度，有主动报告激励机制，对不良事件呈报进行非惩罚。 2. 有医疗质量（安全）不良事件报告流程和方法的教育和培训。 3. 有途径便于相关人员报告医疗质量（安全）不良事件。 4. 有降低医疗质量（安全）不良事件漏报的方法、评价和改进措施。 【良好】符合"合格"，并满足以下条件： 1. 有部门统一收集、核查医疗质量（安全）不良事件，并向相关机构上报。 2. 主管部门有检查、分析及反馈，对存在问题有改进建议。 【优秀】符合"良好"，并满足以下条件： 持续改进有成效，建立医疗质量（安全）不良事件直报系统及数据库。

续表

衡量要素	【合格】 1. 定期分析医疗质量（安全）不良事件信息。 2. 对重大质量（安全）不良事件的根本原因进行分析。 【良好】符合"合格"，并满足以下条件： 1. 利用信息资源加强管理，实施具体有效的改进措施。 2. 主管部门有检查、分析、反馈，对存在问题有改进建议。 【优秀】符合"良好"，并满足以下条件： 持续改进有成效，医疗质量安全管理体系、运行机制、规章制度不断完善。
评价方法	文件查阅、记录查看、职工访谈、数据核查、现场检查
推荐责任科室	医务部

（二）落实《医疗纠纷预防和处理条例》，加强医疗风险管理，完善医疗风险的识别、评估和防控措施，并定期检查落实情况，及时消除隐患

实施细则	1. 落实《医疗纠纷预防和处理条例》，加强医疗风险管理，有医疗风险管理方案并定期修订。 2. 识别、评估医院内部存在的医疗风险，根据负性事件发生的概率、严重性等指标对医疗风险进行分级。 3. 职工知晓本部门及本岗位的医疗风险，并具有针对性的风险防控措施，包括但不限于医疗风险的知识培训、预警、控制、避让、风险分担等措施。 4. 定期检查医疗风险的防控措施落实情况，及时消除隐患。
衡量要素	【合格】 1. 落实《医疗纠纷预防和处理条例》，有医疗纠纷的范围界定、处理制度、操作流程。 2. 有医疗风险管理制度，明确医疗风险的识别、评估和防控措施。 3. 有法律顾问、律师提供相关法律支持。 4. 相关医务人员熟悉医疗纠纷处理流程并履行相应职责。 【良好】符合"合格"，并满足以下条件： 主管部门定期检查、分析、反馈。 【优秀】符合"良好"，并满足以下条件： 1. 持续改进有成效，医疗纠纷处理制度落实到位。 2. 能够使用管理工具，如灾害脆弱性分析（HVA）、失效模型与效应分析（FMEA）识别医疗风险、干预医疗风险、消除医疗安全隐患。 【合格】 1. 对职工进行医疗纠纷防范与处理的培训，相关资料完整（每年至少1次）。 2. 开展多种形式的医疗纠纷典型案例教育。 【良好】符合"合格"，并满足以下条件： 主管部门对培训效果有检查与监管，对存在问题有改进建议。 【优秀】符合"良好"，并满足以下条件： 持续改进有成效，职工对医疗纠纷防范与处理能力不断提升。
评价方法	文件查阅、记录查看、职工访谈、现场检查
推荐责任科室	医务部

（三）建立健全的医患沟通机制和投诉管理制度。实行"首诉负责制"。投诉相关信息用于医疗质量管理的持续改进

实施细则	1. 建立健全的医患沟通机制和投诉管理制度，有投诉处置流程。 2. 设置投诉管理部门，实施"首诉负责制"，并向社会公开。 3. 对投诉处置有明确的时限规定，告知患者投诉处置结果。 4. 定期分析相关投诉信息，以共性的投诉问题开展警示教育，持续改进医疗质量管理。
衡量要素	【合格】 1. 有医患沟通机制和投诉管理制度，以及明确的处理流程。 2. 有专门部门统一受理、处理投诉。 3. 有明确的投诉处理时限并严格执行。 4. 实行"首诉负责制"，各科室、职能部门处置投诉的职责明确，有投诉协调处置机制。 5. 根据投诉相关信息对医疗质量管理持续改进。 【良好】符合"合格"，并满足以下条件： 1. 投诉接待室配有录音、录像设施。 2. 主管部门对投诉工作的管理有检查、分析、反馈，对存在问题有改进建议。 【优秀】符合"良好"，并满足以下条件： 持续改进有成效，各种投诉及时有效处理，患方满意度不断提升。 【合格】 1. 公布投诉管理部门、地点、接待时间、联系方式及上级部门投诉电话。 2. 有投诉处理程序，有体现投诉处理全过程的记录。 3. 建立健全的投诉档案。 4. 将投诉与绩效考核相结合。 【良好】符合"合格"，并满足以下条件： 主管部门对投诉管理工作有检查、分析、反馈，对存在问题有改进建议。 【优秀】符合"良好"，并满足以下条件： 持续改进有成效，投诉处理规范。
评价方法	文件查阅、记录查看、职工访谈、现场检查、患者访谈
推荐责任科室	医务部

（四）建立药品不良反应、药品损害事件和医疗器械不良事件监测报告制度，定期评估相关事件并及时反馈临床，按照国家相关规定向有关部门报告

实施细则	1. 建立药品不良反应、药品损害事件和医疗器械不良事件监测报告制度，有报告流程并落实 2. 定期评估相关事件并及时反馈临床。 3. 按照国家有相关规定向有关部门报告，可追溯。

续表

衡量要素	【合格】 1. 有药品不良反应与药害事件监测报告管理制度与流程，有鼓励药品不良反应与药害事件报告的措施。 2. 医师、药师、护士及其他医务人员相互配合，对患者用药情况进行监测。重点监测非预期（新发现）的、严重的药物不良反应。原始记录完整。 3. 发生严重药品不良反应或药害事件时，积极进行临床救治，做好医疗记录，保存好相关药品、物品的留样，并及时对事件进行调查、分析。 4. 有药品不良反应应急预案培训，相关医务人员熟练掌握。 5. 将患者发生的药品不良反应如实记入病历中。 6. 按规定上报卫生健康行政部门和药品监督管理部门。 【良好】符合"合格"，并满足以下条件： 1. 主管部门定期评估药口不良事件并及时反馈临床。 2. 对严重用药错误报告有分析，有整改措施。 【优秀】符合"良好"，并满足以下条件： 建立药品不良事件报告信息平台，与医疗质量（安全）不良事件统一管理。
	【合格】 1. 有医疗器械临床使用安全监测和不良事件报告、风险管理相关制度与流程。 2. 对医疗器械不良事件监测报告制度与流程进行培训，并有完整记录。 3. 临床及医技科室医疗器械使用部门与医学装备管理部门医务人员知晓医疗器械不良事件监测报告制度与流程，并落实。 【良好】符合"合格"，并满足以下条件： 1. 医疗器械使用部门和医学装备管理部门对医疗器械安全管理有自查，有风险和使用分析，有记录。 2. 主管部门有监管、分析、反馈。 【优秀】符合"良好"，并满足以下条件： 建立医疗器械不良事件报告信息平台，与医疗质量（安全）不良事件统一管理。
评价方法	文件查阅、记录查看、职工访谈、数据核查、现场检查
推荐责任科室	药学部、设备供应科

（五）建立深静脉血栓中高危患者评估、识别、预防、诊断、处置的制度与流程，并开展全员培训

实施细则	1. 建立深静脉血栓中高危患者评估、识别、预防、诊断、处置的制度与流程，纳入相关疾病诊疗规范并落实。 2. 开展全员相关培训，职工知晓。
衡量要素	【合格】 1. 医院有静脉血栓栓塞症（VTE）管理团队，有完善的防治工作制度和机制，开展规范化 VTE 风险评估和出血风险评估。

续表

衡量要素	【合格】 1. 医院有 VTE 管理团队，有完善的防治工作制度和机制，开展规范化 VTE 风险评估和出血风险评估。 2. 有对深静脉血栓（DVT）中高危患者评估、识别、预防、诊断、处置的制度与流程，并执行。 3. 开展 VTE/DVT 全员培训。 4. 建立 DVT 质量监测与评价机制，明确相关质量控制指标数据采集方法与数据内部验证程序。 【良好】符合"合格"，并满足以下条件： 1. 按季度、分科室进行数据分析、反馈，并将目标改进情况纳入绩效管理，建立激励、约束机制。 2. 运用质量管理工具，查找、分析影响医院实现质量控制目标的因素，提出改进措施并落实。 【优秀】符合"良好"，并满足以下条件： 持续提升 DVT 规范预防率。
评价方法	文件查阅、记录查看、职工访谈、现场检查、职工操作、病历检查、病案检查
推荐责任科室	医务部、护理部

（六）建立针对心搏骤停、昏迷、跌倒等高风险意外事件的应急措施和救护机制，保障医院任何区域均能及时提供紧急救治和生命支持服务

实施细则	1. 建立针对心搏骤停、昏迷、跌倒等高风险意外事件的应急措施和救护机制。 2. 定期开展应对高风险意外事件的应急演练，确保职工掌握处置要求，对职工高风险意外事件的处置能力进行培训与考核。 3. 保障医院任何区域均能及时提供紧急救治和生命支持服务。
衡量要素	【合格】 1. 关注院内安全，有针对心搏骤停、昏迷、跌倒等高风险意外事件的应急措施和救护机制。 2. 医院任何区域均能及时提供紧急救治和生命支持服务。 3. 对医院职工进行培训，能够识别并干预患者或陪护人员发生心搏骤停、跌倒等意外事件。 【良好】符合"合格"，并满足以下条件： 主管部门对院内发生的心搏骤停、昏迷、跌倒等高风险意外事件应急措施及救治有评价、分析，对存在问题有改进建议。 【优秀】符合"良好"，并满足以下条件： 持续改进有成效，在医院内所有区域，发现心搏骤停或呼吸停止后，立即提供基本生命支持，并在 5 分钟内提供高级生命支持。
评价方法	文件查阅、记录查看、职工访谈、现场检查、职工操作
推荐责任科室	医务部

（七）建立控制分娩疼痛和减少分娩损伤的制度、技术规范和流程

实施细则	1. 建立控制分娩疼痛和减少分娩损伤的制度并落实。 2. 根据法律、法规和行业规范要求，制定分娩技术规范和流程，以控制分娩疼痛，减少分娩损伤。 3. 制定控制分娩疼痛与减少分娩损伤的质量控制指标，分析相关因素并持续改进。
衡量要素	【合格】 1. 关注分娩安全，建立产妇分娩安全管理及并发症预防的管理制度、实施目标与措施。 2. 开展无痛分娩，有效控制分娩疼痛。 3. 定期开展与分娩相关的诊疗指南及技术操作规范的培训、再教育。 4. 指导孕产妇做好孕产期管理，规范分娩前的评估与核查。 5. 建立产科医疗质量监测与评价机制，明确相关质量控制指标的数据采集方法与数据内部验证程序。 【良好】符合"合格"，并满足以下条件： 1. 按季度进行数据分析、反馈，并将目标改进情况纳入绩效管理，建立激励、约束机制。 2. 运用质量管理工具，查找、分析影响医院实现质量控制目标的因素，提出改进措施并落实。 【优秀】符合"良好"，并满足以下条件： 持续改进有成效，提高无痛分娩率，降低分娩损伤率，降低阴道分娩并发症发生率。
评价方法	文件查阅、记录查看、职工访谈、数据核查、现场检查、病历检查、病案检查
推荐责任科室	产科

第五节　诊疗质量保障与持续改进

（一）门、急诊（含发热、肠道门诊，下同）布局符合相关规定，能满足临床管理工作。建立门、急诊管理制度和工作流程及突发事件应急处置预案，并组织落实与实施

实施细则	1. 门、急诊布局科学、合理，体现"以患者为中心"的理念，并符合相关规定，能满足临床管理工作。 2. 急诊科入口应当通畅，有醒目的路标和标识，并设有救护车通道和专用停靠处。 3. 建立门、急诊管理制度和工作流程，并落实。 4. 制定门、急诊突发事件应急处置预案，并组织实施。
衡量要素	【合格】 1. 门诊布局科学、合理，流程有序、连贯、便捷。 2. 有门诊管理制度；有措施保障门诊重点区域和高峰时段诊疗的秩序和连贯性，缩短患者等候时间；有便民措施。

续表

衡量要素	3. 有信息系统支持门诊分层挂号或科室、诊室直接挂号、缴费或自助挂号、缴费等服务。 【良好】符合"合格"，并满足以下条件： 主管部门对改善患者就医体验工作与措施有检查、分析、反馈，对存在问题有改进建议。 【优秀】符合"良好"，并满足以下条件： 持续改进有成效，患者对就医环境和就医过程满意。 【合格】 1. 有门诊突发事件应急处置预案，包括人员职责、处理程序、通讯方式、保障措施等。 2. 门诊医务人员熟悉相关处理程序，有演练。 3. 抢救设施设备、物品、药品处于备用状态。 【良好】符合"合格"，并满足以下条件： 1. 科室对抢救设施设备、物品、药品有自查。 2. 主管部门对门诊突发事应急处置管理有检查与监管，对存在问题有改进建议。 【优秀】符合"良好"，并满足以下条件： 持续改进有成效，门诊突发事件处置能力不断提升。 【合格】 1. 急诊科布局、设备设施符合《急诊科建设与管理指南（试行）》的要求。 2. 急诊科的辅助检查、药房、收费等区域的距离利于急诊抢救。 3. 有急诊管理制度与工作流程。 4. 医务人员知晓急诊服务流程与规范。 【良好】符合"合格"，并满足以下条件： 主管部门有检查与监管，对存在问题有改进建议。 【优秀】符合"良好"，并满足以下条件： 持续改进有成效，急诊科建设与管理规范，满足急诊临床服务需求。 【合格】 1. 急诊科有根据重大突发事件应急医疗救援特点制定的大规模抢救工作流程。 2. 有重大突发事件应急医疗救援预案并进行演练。 3. 相关部门组织实施和协调应急医疗救援，且有记录。 【良好】符合"合格"，并满足以下条件： 1. 科室对大规模抢救有总结分析，对存在问题有持续改进措施并得到落实。 2. 主管部门对应对重大突发急诊的医疗救援工作有检查、演练，对存在问题有分析，有改进措施。 【优秀】符合"良好"，并满足以下条件： 持续改进有成效，医院应急医疗救援工作流程科学、合理，绿色通道畅通有保障。
评价方法	文件查阅、记录查看、职工访谈、患者访谈、现场检查
推荐责任科室	门诊部、急诊科

（二）加强门、急诊专业人员和技术力量配备，根据门、急诊就诊患者流量和突发事件调配医疗资源。对门、急诊医务人员开展技术和技能专业培训

实施细则	1. 根据门、急诊就诊患者流量配备适宜数量的门、急诊专业人员和技术力量，满足门、急诊患者的诊疗需求。 2. 对门、急诊医务人员开展技术和技能专业培训。 3. 建立针对门、急诊就诊患者流量变化及突发事件的专业医务人员、设备等医疗资源的调配机制及应急预案。 4. 定期分析门、急诊流量和突发事件情况，及时调整门、急诊医疗资源配备。
衡量要素	【合格】 1. 有根据门诊就诊患者流量调配医疗资源的方案并落实。 2. 门诊医师按时出诊，特殊情况无法出诊时，应有替代方案并及时告知患者。 3. 对门诊医务人员进行专业技能培训，并有记录。 【良好】符合"合格"，并满足以下条件： 主管部门定期检查、分析、反馈，对存在问题有改进建议。 【优秀】符合"良好"，并满足以下条件： 持续改进有成效，对门诊流量实时监测，患者能够得到及时诊疗。
	【合格】 1. 急诊科固定的急诊医师、急诊护理人员分别不少于在岗相应人员的75%。 2. 急诊科主任由具有副主任医师及以上专业技术职务任职资格的医师担任，急诊科护士长由具有主管护师及以上任职资格且有5年以上急诊临床护理工作经验的护理人员担任。 3. 急诊病房、急诊监护室由专职医师与护理人员负责，单独排班、值班。 4. 急诊手术室有专职手术护理人员，或者由医院手术室统一管理。 5. 急诊科有人力资源紧急调配应急预案并进行演练。 【良好】符合"合格"，并满足以下条件： 主管部门对急诊医务人员配置、任职资格、知识技能有检查与监管，对存在问题有改进建议。 【优秀】符合"良好"，并满足以下条件： 持续改进有成效，急诊科医务人员配置、技术能力不断提升，满足临床需求。
	【合格】 1. 有急诊医务人员技术和技能的年度培训计划，并组织落实。 2. 急诊医务人员全部经过急诊专业培训，考核达到"急诊医师、护理人员技术和技能要求"，有考核记录。 3. 急诊监护室专职医师与护理人员均经ICU专业培训，技能考核合格。 【良好】符合"合格"，并满足以下条件： 主管部门对培训效果有检查与监管，对存在问题有改进建议。 【优秀】符合"良好"，并满足以下条件： 持续改进有成效，急诊医务人员诊疗水平不断提高。
	【合格】 1. 急诊医务人员具备高级生命支持基础理论、基本知识、操作技能。

续表

衡量要素	2. 急诊医务人员全部经过急诊专业培训，考核达到"急诊医师、护理人员技术和技能要求"，有考核记录。 3. 急诊监护室专职医师与护理人员均经 ICU 专业培训，技能考核合格。 【良好】符合"合格"，并满足以下条件： 主管部门对培训效果有检查与监管，对存在问题有改进建议。 【优秀】符合"良好"，并满足以下条件： 持续改进有成效，急诊医务人员诊疗水平不断提高。 【合格】 1. 急诊医务人员具备高级生命支持基础理论、基本知识和操作技能。 2. 急诊医师具备独立抢救常见急危重症患者的能力，熟练掌握高级心肺复苏、气管插管、深静脉穿刺、动脉穿刺、电复律、呼吸机使用、血液净化、创伤急救等技能。 3. 急诊护理人员除具备常用的护理技能外，还应具有配合医师完成上述技能操作的能力。 【良好】符合"合格"，并满足以下条件： 主管部门对医务人员抢救技能有检查与监管，对存在问题有改进建议。 【优秀】符合"良好"，并满足以下条件： 持续改进有成效，医务人员抢救技能不断提升。
评价方法	文件查阅、记录查看、职工访谈、现场检查、职工操作
推荐责任科室	门诊部、急诊科、人力资源部

（三）制定预检分诊制度，门、急诊规范设置预检分诊场所，完善预检分诊流程

实施细则	1. 制定预检分诊制度，完善预检分诊流程。对急诊患者进行分级管理，实施分类救治。 2. 通过预检，有效分诊疑似传染病、发热等患者。 3. 规范设置预检分诊场所，通风良好，相对独立，标识导向醒目易懂。 4. 分诊台有消毒隔离条件和必要的防护用品，医务人员采取必要的防护措施，配置快速鉴别病情的相关医疗设施设备。
衡量要素	【合格】 1. 门诊实行预检分诊制度，规范设置预检分诊场所，完善预检分诊流程。 2. 门诊检诊、分诊人员经过培训，且有记录。 3. 以多种方式向患者提供医师出诊信息，并及时更新。 4. 为患者提供咨询服务。 【良好】符合"合格"，并满足以下条件： 主管部门对预检分诊情况有检查与监管，对存在问题有改进建议。 【优秀】符合"良好"，并满足以下条件： 持续改进有成效，患者诊疗便捷。

续表

衡量要素	【合格】 1. 有急诊检诊和分诊制度，有专人负责急诊检诊、分诊工作，有效分流非急危重症患者。 2. 急诊检诊、分诊医务人员经过培训，有考核、有记录。 3. 急诊患者得到及时救治，时间节点记录清晰，有去向登记。 4. 急诊患者病历资料完整，入院、转诊、转科有病情交接。 【良好】符合"合格"，并满足以下条件： 主管部门对急诊检诊、分诊制度落实情况有检查与监管，对存在问题有改进建议。 【优秀】符合"良好"，并满足以下条件： 持续改进有成效，急诊患者有效分流，急危重症患者及时有序得到救治。
评价方法	文件查阅、记录查看、职工访谈、现场检查、患者访谈
推荐责任科室	门诊部、急诊科

（四）将门、急诊工作质量纳入临床各科室质量管理范围，作为考核科室和医务人员的重要内容

实施细则	1. 将门、急诊工作质量纳入临床各科室质量管理范围。 2. 将门、急诊工作质量作为考核科室和医务人员的重要内容。
衡量要素	【合格】 1. 将门、急诊工作质量纳入临床各科室质量管理范围，作为考核科室和医务人员的重要内容。 2. 有门、急诊工作负荷、工作效率及质量管理监测指标，定期进行收集、评价、分析。 【良好】符合"合格"，并满足以下条件： 主管部门对门、急诊工作质量有检查监管与反馈，对存在问题有改进建议。 【优秀】符合"良好"，并满足以下条件： 持续改进有成效。
评价方法	文件查阅、记录查看、职工访谈、现场检查
推荐责任科室	门诊部、急诊科

（五）建立急危重症患者"绿色通道"。建立院前急救、院内急诊与住院（含处置）或转诊的连贯性医疗服务流程，并定期进行评价和持续改进

实施细则	1. 建立针对急危重患者的院内急诊、住院（含处置）或转诊的"绿色通道"机制，提供院前急救、院内急诊与住院或转诊的连贯性医疗服务，包括但不限于涉及病种、流程、财务、标识等内容。 2. 职工知晓绿色通道的实施范围及流程。 3. 有为急危重症患者住院备床与手术室的机制，定期调整备床数量，满足急危重症患者住院及手术需求。

续表

实施细则	4. 定期对"绿色通道"和医疗服务流程的连贯性、时效性进行汇总、分析、反馈，并持续改进。
衡量要素	【合格】 1. 有院前急救、院内急诊与住院或转诊的连贯性医疗服务工作流程，保障急危重症患者"绿色通道"畅通。 2. 有急诊患者病情分级、分区相关管理规定。 3. 按照患者病情实施分级、分区救治。 4. 有多部门、多科室的协调机制，保障急危重症患者的抢救治疗。 【良好】符合"合格"，并满足以下条件： 1. 科室有自查，对存在问题及时整改。 2. 主管部门对急危重症患者"绿色通道"的实施情况有检查、分析、反馈，对存在问题有改进建议。 【优秀】符合"良好"，并满足以下条件： 持续改进有成效，急救工作管理规范，患者救治有序及时，急诊服务能力不断提升。
评价方法	文件查阅、记录查看、职工访谈、数据核查、现场检查
推荐责任科室	医务部、急诊科

（六）建立急性创伤、急性脑卒中、急性心肌梗死等急危重症疾病及高危孕产妇与新生儿等重点人群服务规范和流程

实施细则	1. 建立创伤、急性脑卒中、急性心肌梗死等急危重症疾病的服务规范和流程。 2. 建立高危孕产妇与新生儿等重点人群服务规范和流程。
衡量要素	【合格】 1. 对急性创伤、急性脑卒中、急性心肌梗死、急性心力衰竭、急性颅脑损伤、急性呼吸衰竭等急危重症疾病及高危孕产妇与新生儿等重点人群的急诊服务流程与服务时限有明确规定，并且在技术、设施方面提供支持。 2. 有急诊服务体系中相关部门（包括急诊科、各专业科室、各医技检查科室、药剂科以及挂号与收费处等）职责，尤其对复杂多病共患的患者诊治职责有明确要求。 3. 相关医务人员知晓急诊服务流程与规范。 【良好】符合"合格"，并满足以下条件： 主管部门对急诊服务有检查与监管，对存在问题有改进建议。 【优秀】符合"良好"，并满足以下条件： 持续改进有成效，重点病种、重点人群救治流程畅通，质量安全得到保障。
评价方法	文件查阅、记录查看、职工访谈、现场检查、病历检查、病案检查
推荐责任科室	医务部、急诊科

（七）优化门、急诊服务，实施多种形式的预约诊疗服务，逐步提高患者预约就诊比例。及时公开出诊信息。开展多学科诊疗，方便患者就医

实施细则	1. 实施多种形式的预约诊疗服务，逐步提高患者预约就诊比例。

续表

实施细则	2. 及时公开出诊信息。 3. 开展多学科诊疗，有多学科诊疗的规范和流程，提高患者就医质量。 4. 优化门、急诊服务，有明确的服务流程、质量指标，定期分析，持续改进。
衡量要素	【合格】 1. 有预约诊疗服务的制度和流程，并有具体的管理措施。 2. 方便患者及时获取预约诊疗信息，对变动的出诊时间提前公告。 3. 有专门部门和专职人员负责统一预约管理和协调工作。 【良好】符合"合格"，并满足以下条件： 1. 有信息化预约管理平台，实现预约号源统一管理与动态调配。 2. 主管部门对预约诊疗工作有检查、分析、反馈，对存在问题有改进建议。 【优秀】符合"良好"，并满足以下条件： 持续改进有成效，患者预约就诊比例逐步提高。
	【合格】 1. 医院提供两种以上形式的预约诊疗服务，如电话、网络、现场、诊间预约等形式。 2. 门诊实行分时段预约。 3. 专家门诊、专科门诊、普通门诊均开展预约诊疗服务，出院复诊患者实行中长期预约。 【良好】符合"合格"，并满足以下条件： 主管部门对预约诊疗与分时段服务有检查、分析、反馈，对存在问题有改进建议。 【优秀】符合"良好"，并满足以下条件： 持续改进有成效，多种形式预约有效落实，分时段预约比例不断提升。
	【合格】 有开展多学科综合门诊的相关制度与流程，并落实。 【良好】符合"合格"，并满足以下条件： 主管部门对多学科综合门诊工作有检查与监管，对存在问题有改进建议。 【优秀】符合"良好"，并满足以下条件： 持续改进有成效，多学科综合门诊服务能力不断提高，方便患者就医。
评价方法	文件查阅、记录查看、职工访谈、现场检查、职工操作
推荐责任科室	门诊部、急诊科

（八）优化就诊环境，就诊环境清洁、舒适、安全。为患者提供就诊接待、引导、咨询服务。急诊与门诊候诊区、医技部门等均有清晰、规范、醒目、易懂的标识

实施细则	1. 优化就诊环境，就诊环境清洁、舒适、安全，定期检查，及时维护。 2. 有就诊环境质量的量化标准，统一落实，提升就诊环境舒适性。 3. 为患者提供就诊接待、引导、咨询服务。 4. 急诊与门诊候诊区、医技部门等均有清晰、规范、醒目、易懂的标识。

续表

衡量要素	【合格】 1. 优化就诊环境，医院建筑布局符合患者就诊的流程要求。 2. 就诊区域整洁、安静，有为满足患者就诊需要而配备适宜座椅的等候休息区，有候诊排队提示系统。 3. 有防止跌倒的安全设施，如走廊扶手、地面防滑设施，卫生间配备应急呼叫及防滑扶手装置。 【良好】符合"合格"，并满足以下条件： 主管部门对就诊环境状况有检查与监管，对存在问题有改进建设。 【优秀】符合"良好"，并满足以下条件： 持续改进有成效，就诊环境清洁、舒适、安全。
	【合格】 1. 为患者提供就诊接待、引导、咨询服务，有就诊指南、建筑平面图、清晰易懂的服务标识、说明患者权益与义务的图文介绍资料等。有专人为患者提供咨询服务，相关人员熟知服务流程。 2. 有各种便民措施与服务，如有残疾人无障碍设施及辅助用轮椅、推车等设备；为有困难的患者提供导医和帮助；提供饮水、电话、健康宣教等服务或设施；有适宜的供患者停放车辆的区域。 3. 有卫生、清洁、无味、防滑的卫生间，包括专供残疾人使用的卫生设施。 4. 有预防意外事件的警示标识与措施。 5. 职工工佩戴标识规范，便于患者识别。 【良好】符合"合格"，并满足以下条件： 1. 实行"首问负责制"。 2. 主管部门定期检查与监管，对存在问题有改进建设。 【优秀】符合"良好"，并满足以下条件： 持续改进有成效，"首问负责制"落实到位。
	【合格】 急诊与门诊候诊区、医技部门等均有清晰、规范、醒目、易懂的标识，尤其是与急救相关的科室与路径。 【良好】符合"合格"，并满足以下条件： 根据服务区域功能或路径变化，及时变更标识。 【优秀】符合"良好"，并满足以下条件： 标识与服务区域功能或路径完全相符。
评价方法	文件查阅、记录查看、职工访谈、现场检查、职工操作
推荐责任科室	总务科、门诊部、急诊科

（九）完善患者入院、出院、转科、转院服务管理工作制度和标准，为急诊患者入院制定合理、便捷的制度与流程。加强转科、转院患者的交接管理

实施细则	1. 完善患者入院、出院、转科、转院服务管理工作制度和标准。

续表

实施细则	2. 患者转运前，有医务人员根据病情、转运时间、转运方式等因素，完成转运风险评估，对在转运中可能出现的风险进行防范；对生命体征不稳定或可能不稳定的患者，有医务人员陪同转运，有生命体征监护或维持的设备帮助患者转运。 3. 有定期的流程检查评估，确保流程通畅和连贯，保障患者安全。 4. 为急诊患者入院制定合理、便捷的制度与流程。 5. 加强转科、转院患者的交接管理，有交接流程和交接清单。过程有记录，可追溯。
衡量要素	【合格】 1. 有入院、出院、转院、转科管理制度与流程，并落实，提供24小时服务。 2. 能分时段或床边办理出院、转院。 3. 能为特殊患者（如新生儿、残疾患者、无近亲属陪护患者、行动不便患者等）提供多种服务及便民措施。 4. 有部门或专人负责协调全院床位，体现"以患者为中心"。 【良好】符合"合格"，并满足以下条件： 主管部门对入院、出院、转科、转院工作有检查与监管，对存在问题有改进建议。 【优秀】符合"良好"，并满足以下条件： 持续改进有成效，全院床位做到信息化统筹管理，优化服务流程，方便患者诊疗。 【合格】 1. 有急危重患者优先、及时办理入院的制度与程序。 2. 急危重患者应先抢救并及时办理入院手续。 【良好】符合"合格"，并满足以下条件： 主管部门对急危重症患者入院、出院工作有检查与监管，对存在问题有改进建议。 【优秀】符合"良好"，并满足以下条件： 持续改进有成效，优化急危重症患者入院、出院服务流程，方便患者诊疗。 【合格】 1. 有转科、转院流程，对患者实施评估，履行知情同意。 2. 有病情和病历等资料交接。 3. 相关医务人员熟悉并执行上述流程。 【良好】符合"合格"，并满足以下条件： 主管部门对上述工作有检查与监管，对存在问题有改进建议。 【优秀】符合"良好"，并满足以下条件： 持续改进有成效，保障转科、转院患者获得连续性医疗服务。
评价方法	文件查阅、记录查看、职工访谈、现场检查、职工操作
推荐责任科室	医务部、护理部

（十）加强出院患者健康教育，为出院患者提供规范的出院医嘱和康复指导意见，建立出院患者随访制度并组织实施

实施细则	1. 加强出院患者健康教育，普及相关健康知识。 2. 为出院患者提供规范的出院医嘱和康复指导意见，在出院记录中体现。

续表

实施细则	3. 建立出院患者随访制度并组织实施，有患者随访记录，便于医务人员医疗服务流程和医疗措施的持续改进。
衡量要素	【合格】 1. 有出院患者健康教育相关制度，并落实。 2. 有出院患者随访管理相关制度，利用电话、电子邮件、信函及必要的面谈等多种形式开展随访。 3. 经治医师为出院患者提供出院医嘱和康复指导意见，包括服药指导、营养指导、康复训练指导及出院注意事项等。 4. 患者或近亲属能知晓出院后医疗、护理和康复措施。 5. 科室对随访工作落实情况有记录，为患者提供连续性服务。 【良好】符合"合格"，并满足以下条件： 主管部门对上述工作有检查、分析、反馈，对存在问题有改进建议。 【优秀】符合"良好"，并满足以下条件： 持续改进有成效，对出院患者的健康教育及随访质量不断提升。
评价方法	文件查阅、记录查看、职工访谈、数据核查、现场检查、病历检查、病案检查
推荐责任科室	医务部、护理部

（十一）建立各专科常见疾病的临床诊疗规范和技术操作流程，由具有法定资质的医务人员按照制度、程序、规范和流程对患者进行疾病诊断、评估，并制定诊疗计划。对疑难危重患者、恶性肿瘤患者实施必要的多学科评估和综合诊疗

实施细则	1. 根据法律、法规和行业指南，建立各专科常见疾病的临床诊疗规范和技术操作流程，职工知晓并落实。 2. 诊疗规范和操作流程包含必要的患者评估内容。 3. 根据法律、法规和行业指南的变化，及时更新各科室常见疾病的诊疗规范和技术操作流程。 4. 由具有法定资质的医务人员按照制度、程序、规范和流程对患者进行疾病诊断、评估，并制定诊疗计划。 5. 对疑难危重患者、恶性肿瘤患者实施必要的多学科评估和综合诊疗。
衡量要素	【合格】 1. 有各专科常见疾病的临床诊疗规范和技术操作流程。 2. 医师遵从临床诊疗指南、疾病诊疗规范、药物临床应用指导原则等制度、程序、规范和流程，对患者进行疾病评估、诊断，并制定诊疗计划。 3. 对医务人员进行相关培训与教育。 4. 规范临床检查、诊断、治疗、使用药物和植（介）入类医疗器械的行为。 【良好】符合"合格"，并满足以下条件： 主管部门对临床诊疗工作有检查与监管，对存在问题有改进建议。 【优秀】符合"良好"，并满足以下条件： 持续改进有成效，医务人员诊疗行为规范，诊疗能力和水平不断提升。

续表

衡量要素	【合格】 1. 有疑难危重患者、恶性肿瘤患者实施必要的多学科综合诊疗的相关制度与程序，并落实。 2. 为患者制定适宜的住院诊疗计划与方案。 【良好】符合"合格"，并满足以下条件： 1. 科室对多学科综合诊疗有自查，对存在问题有改进措施。 2. 主管部门对疑难危重患者、恶性肿瘤患者诊疗工作有检查、分析、反馈，对存在问题有改进建议。 【优秀】符合"良好"，并满足以下条件： 持续改进有成效，多学科综合诊疗管理措施落实到位。
评价方法	文件查阅、记录查看、职工访谈、现场检查、病历检查、病案检查
推荐责任科室	医务部

（十二）对住院患者实施营养评估。为患者提供营养膳食指导、营养配餐和治疗饮食，满足患者的治疗需要。对特殊、疑难、危重及大手术患者提供营养会诊，按需提供营养支持方案，并记入病历

实施细则	1. 开展住院患者营养筛查、评价、诊断和治疗。逐步开展住院患者营养筛查工作，了解患者营养状况。建立以营养筛查—评价—诊断—治疗为基础的规范化临床营养治疗路径，依据营养阶梯治疗原则对营养不良的住院患者进行营养治疗，并定期对其效果进行评价。 2. 为患者提供营养膳食指导、营养配餐和治疗饮食，满足患者的治疗需要。 3. 营养科积极参与多学科诊疗，组建营养支持团队；接受特殊、疑难、危重、大手术及多学科诊疗患者的营养会诊；并按需提供营养支持方案，并按规定记入病历。
衡量要素	【合格】 1. 对住院患者实施营养评估。 2. 为患者提供营养膳食指导、营养配餐和治疗饮食，满足患者的治疗需要。 3. 对特殊、疑难、危重及大手术患者进行营养会诊，并提供相应的营养治疗方案和膳食。 4. 营养医师定期查房，参与临床病历讨论，完成重点患者的营养病历记录。 5. 为各类营养不良/营养失衡患者提供营养支持方案，按照《病历书写基本规范》要求进行病历记录。 【良好】符合"合格"，并满足以下条件： 主管部门有检查、分析、反馈，对存在问题有改进建议。 【优秀】符合"良好"，并满足以下条件： 1. 持续改进有成效，临床营养管理相关医疗文书管理规范，符合病历书写规范要求。 2. 住院患者对临床营养指导工作满意度不断提升。
评价方法	文件查阅、记录查看、职工访谈、现场检查、病历检查、病案检查
推荐责任科室	营养科、质量控制科

（十三）制定手术患者评估制度，合理制定诊疗和手术方案。制定重大手术（包括急诊情况下）报告审批制度，有急诊手术管理措施，保障急诊手术安全

实施细则	1. 制定手术患者评估制度，在患者评估的基础上，完成手术患者的术前讨论，合理制定诊疗和手术方案。 2. 患者评估内容包括但不限于疾病、重要脏器功能和患者心理、经济、社会因素等。 3. 制定并严格落实重大手术报告审批制度和流程，明确重大手术范围，且职工知晓。 4. 有急诊手术管理措施，落实急诊手术优先和手术资源应急保障机制，有量化的急诊手术质量控制指标，保障急诊手术安全。
衡量要素	【合格】 1. 实施手术患者评估制度，根据临床诊断、病情评估的结果和术前讨论，为患者制定手术治疗计划或方案。 2. 手术治疗计划记录于病历中，包括术前诊断、拟施行的手术名称、可能出现的问题与对策等。 3. 根据手术治疗计划或方案进行手术前的各项准备。 【良好】符合"合格"，并满足以下条件： 1. 科室有自查、分析、整改，对存在问题有改进措施。 2. 主管部门有检查与监管，对存在问题有改进建议。 【优秀】符合"良好"，并满足以下条件： 持续改进有成效，手术方案不断完善。 【合格】 1. 有重大手术（包括急诊情况下）报告审批管理制度与流程。 2. 有重大手术的审批目录。 3. 相关医务人员知晓上述制度与流程。 【良好】符合"合格"，并满足以下条件： 1. 科室有自查，对存在问题有改进措施。 2. 主管部门有检查、分析、反馈，对存在问题有改进建议。 【优秀】符合"良好"，并满足以下条件： 持续改进有成效，重大手术审批资料完整规范。 【合格】 1. 有急诊手术管理的相关制度与流程，并对职工进行培训。 2. 相关医务人员知晓上述制度和流程。 3. 有急诊手术绿色通道的保障措施和协调机制。 【良好】符合"合格"，并满足以下条件： 主管部门有监管，对急诊手术管理措施落实情况有检查、分析、问题反馈及改进建议。 【优秀】符合"良好"，并满足以下条件： 持续改进有成效，急诊手术管理规范，管理措施落实到位。
评价方法	文件查阅、记录查看、职工访谈、数据核查、现场检查、病历检查、病案检查
推荐责任科室	质量控制科、医务部

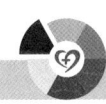

（十四）手术的全过程情况，术后注意事项、手术后治疗、病情变化、手术效果、护理情况及时、准确地记入病历；手术的离体组织必须做病理学检查，明确术后诊断

实施细则	1. 手术的全过程情况及时、准确地记入病历，手术记录由手术主刀医师完成。明确规定何种特殊情况下可由一助完成手术记录。由一助完成手术记录时，手术主刀医师有审核签名。 2. 术后首次病程记录中注明术后治疗计划、注意事项，并落实。 3. 术后及时、规范地记录手术后治疗、病情变化、手术效果、护理过程等情况。 4. 病理报告与术中快速冰冻切片检查及术后诊断不一致时，有追踪与讨论的规定与程序，其结果有记录。
衡量要素	【合格】 1. 手术的全过程情况、术后注意事项、手术后治疗、病情变化、手术效果护理情况及时、准确地记入病历。 2. 手术主刀医师在术后 24 小时内完成手术记录（特殊情况下，由一助书写，主刀医师审核签名）。 3. 参加手术医师在术后即时完成术后首次病程记录。 【良好】符合"合格"，并满足以下条件： 1. 科室对手术记录与术后首次病程记录落实情况有自查、分析，对存在问题有改进措施。 2. 主管部门对手术与术后记录书写落实情况有检查与监管，对存在问题有改进建议。 【优秀】符合"良好"，并满足以下条件： 持续改进有成效，手术记录和病程记录书写规范。 【合格】 1. 有手术后标本病理学检查的规定和流程。 2. 手术室有具体措施保障规定与程序的执行。 3. 病理报告与术中快速冰冻切片检查及术后诊断不一致时，有追踪与讨论的规定与程序，其结果有记录。 【良好】符合"合格"，并满足以下条件： 主管部门对手术后标本病理学检查的规定和流程的落实情况有检查与监管，对存在问题有改进建议。 【优秀】符合"良好"，并满足以下条件： 持续改进有成效，病理学检查的规定和流程落实到位。
评价方法	文件查阅、记录查看、职工访谈、现场检查、病历检查、病案检查
推荐责任科室	质量控制科

（十五）完善日间手术质量安全管理制度和评估工作机制。制定并向社会公开医院日间手术疾病种类和技术目录，明确手术适应证范围、麻醉方式、主要风险。加强日间手术病历管理，重视日间手术患者的宣传教育和随访

实施细则	1. 完善日间手术质量安全管理制度和评估工作机制，指定部门负责日间手术管理。 2. 制定并向社会公开医院日间手术疾病种类和技术目录。 3. 制定日间手术操作规范，明确日间手术的适应证范围、麻醉方式。

续表

实施细则	4. 加强日间手术病历管理，重视日间手术患者的宣传教育和随访，有随访记录，可追溯。 5. 制定相应的日间手术质量控制指标，定期评估日间手术疾病种类和技术的主要风险。
衡量要素	【合格】 1. 有日间手术质量安全管理制度和评估工作机制。 2. 制定并向社会公开医院日间手术疾病种类和技术目录，明确手术适应证范围、麻醉方式、主要风险等。 3. 日间手术纳入手术管理，按时、规范地完成手术病历。 4. 对日间手术患者进行健康教育和随访。 5. 相关医务人员知晓日间手术的制度与目录。 【良好】符合"合格"，并满足以下条件： 1. 科室对日间手术有定期自查和评价，对存在问题有改进措施。 2. 主管部门对日间手术有监管、检查、总结、问题反馈及改进建议。 【优秀】符合"良好"，并满足以下条件： 持续改进有成效，日间手术管理规范，措施落实到位。
评价方法	文件查阅、记录查看、职工访谈、现场检查、病历检查、病案检查
推荐责任科室	医务部、质量控制科

（十六）手术麻醉人员配置合理。实行患者麻醉前病情评估制度。有麻醉后复苏室，规范全程监测并记录麻醉后患者的恢复状态。防范麻醉并发症的措施到位。制定术后镇痛治疗管理规范和流程并严格执行

实施细则	1. 手术麻醉人员配置合理，符合相关规定。 2. 实行患者麻醉前病情评估制度，所有患者在麻醉前完成病情评估、脏器功能评估和其他必要的评估。 3. 预期术中（麻醉中）可能需要医患沟通的内容，术前应当告知患方，明确术中的授权委托人。 4. 有麻醉后复苏室，医务人员、设备设施配置满足临床需求，规范全程监测并记录麻醉后患者的恢复状态。 5. 建立麻醉并发症的预防措施，开展麻醉并发症监测、分析与反馈，并持续改进。 6. 制定术后镇痛治疗管理规范和流程并严格执行。
衡量要素	【合格】 1. 手术麻醉人员配置合理。有明确的岗位职责，相关医务人员知晓本岗位的履职要求。 2. 麻醉科室主任具有副高级及以上专业技术职务任职资格，护士长具有中级及以上专业技术职务任职资格。

衡量要素	3. 麻醉医师人数与手术台比例应不低于2∶1。每张手术台配备1名麻醉住院医师及1名主治及以上专业技术职务任职资格的麻醉医师。 【良好】符合"合格",并满足以下条件: 主管部门对麻醉人员配置情况有检查与监管,对存在问题有改进建议。 【优秀】符合"良好",并满足以下条件: 持续改进有成效,手术麻醉人员配置满足临床需求。
	【合格】 1. 有患者麻醉前病情评估制度。 2. 有麻醉前讨论制度,对高风险择期手术、新开展手术等进行麻醉前讨论。 【良好】符合"合格",并满足以下条件: 1. 科室有自查,对存在问题有改进措施。 2. 主管部门对患者麻醉管理工作有检查与监管,对存在问题有改进建议。 【优秀】符合"良好",并满足以下条件: 持续改进有成效,麻醉前病情评估制度和讨论制度落实到位。
	【合格】 1. 有麻醉后复苏室,床位与手术台比不低于1∶3。 2. 麻醉复苏室配备医务人员满足临床需要,至少有一位能独立实施麻醉的麻醉医师。 3. 对麻醉复苏室的医务人员进行定期培训。 4. 复苏室每床配备吸氧设备、无创血压和血氧饱和度等监护设备,配备呼吸机、抢救车等设备,定期维护设施设备,有维护记录。 5. 规范全程监测并记录麻醉后患者的恢复状态,防范麻醉并发症的措施到位。 【良好】符合"合格",并满足以下条件: 1. 科室对麻醉后患者的管理工作有自查、分析,对存在问题有改进措施。 2. 主管部门对麻醉复苏室配置和管理制度的落实情况有检查与监管,对存在问题有改进建议。 【优秀】符合"良好",并满足以下条件: 持续改进有成效,麻醉全程管理规范。
	【合格】 1. 有术后患者的镇痛治疗规范和流程。 2. 对相关医务人员进行定期培训。 3. 麻醉医师掌握术后镇痛治疗规范与流程,镇痛治疗效果有评价,有记录。 【良好】符合"合格",并满足以下条件: 1. 科室对术后患者镇痛治疗规范执行有自查分析,对存在问题有改进措施。 2. 主管部门有检查与监管,对存在问题有改进建议。 【优秀】符合"良好",并满足以下条件: 持续改进有成效,术后镇痛治疗管理规范。
评价方法	文件查阅、记录查看、职工访谈、数据核查、现场检查、病历检查、病案检查
推荐责任科室	麻醉科

（十七）根据《中华人民共和国传染病防治法》等相关法律、法规要求设置感染性疾病科、发热门诊、肠道门诊，其建筑规范、医疗设备设施、医务人员符合规定。按计划对工作人员进行相关培训

实施细则	1. 设置感染性疾病科、发热门诊、肠道门诊，其建筑规范、医疗设备设施、医务人员符合相关法律、法规要求。 2. 发热门诊应当根据相关要求，位于医院内相对独立的区域，与普通门（急）诊相对隔离，满足"三区两通道"设置。 3. 制定传染病防治相关培训和考核制度并落实，且可追溯。
衡量要素	【合格】 1. 根据《中华人民共和国传染病防治法》等相关法律、法规要求设置感染性疾病科、发热门诊、肠道门诊。 2. 建筑规范，布局合理，分区清楚，便于患者就诊，能避免患者间的交叉感染风险。 3. 医疗设备设施、医务人员符合规定。 4. 有相关规章制度与流程、岗位职责，并执行。 5. 有患者就诊流程并公示。 【良好】符合"合格"，并满足以下条件： 主管部门有检查、分析、反馈，对存在问题有改进建议。 【优秀】符合"良好"，并满足以下条件： 持续改进有成效，建筑布局、医疗设备设施、医务人员均能达到要求。
	【合格】 1. 对相关工作人员有专科岗前及在岗培训计划。 2. 落实培训计划，考核合格后方可上岗，对不合格工作人员实行离岗再培训。 3. 针对新颁布或修订的规章、规范及新发传染病，能及时组织相关工作人员进行培训。 4. 工作人员严格按照传染病防治相关规定和诊疗规范接诊、治疗传染病患者。 【良好】符合"合格"，并满足以下条件： 主管部门有检查、分析、反馈，对存在问题有改进建议。 【优秀】符合"良好"，并满足以下条件： 持续改进有成效，培训工作落实到位。
评价方法	文件查阅、记录查看、职工访谈、现场检查、职工操作
推荐责任科室	感染控制科、门诊部

（十八）实施精神类疾病治疗的医院与医师分别需具备卫生健康行政部门规定的诊疗科目与医师资质。医院明确精神类疾病的治疗服务范围并为患者提供适当的医疗保护措施，向近亲属或授权委托人提供医疗保护措施的知情同意和教育

实施细则	1. 实施精神类疾病治疗的医院与医师分别需具备卫生健康行政部门规定的诊疗科目与医师资质。 2. 医院明确精神类疾病的治疗服务范围，根据法律、法规和行业指南制定医院经治的精神类疾病诊疗规范。

续表

实施细则	3. 制定规范的患者安全保护措施并落实。 4. 向近亲属或授权委托人提供医疗保护措施的知情同意和教育。
衡量要素	【合格】 1. 实施精神类疾病治疗的医院与医师分别需具备卫生健康行政部门规定的诊疗科目与医师资质。明确精神类疾病的治疗服务范围。 2. 有精神病患者的入院评估、住院说明、诊疗规范、疗效评估、病历书写等相关制度、工作规范和流程。 3. 精神医学行为能力评估、住院说明、疗效评估等均记录在病历中。 4. 向患者的监护人或授权委托人充分说明并履行书面知情同意手续。 5. 对职工进行相关培训，相关人员知晓制度与规范。 【良好】符合"合格"，并满足以下条件： 1. 科室有自查，对存在问题有改进措施。 2. 主管部门对科室住院患者相关制度的落实情况有检查与监管，对存在问题有改进建议。 【优秀】符合"良好"，并满足以下条件： 持续改进有成效，患者管理规范、医疗文书管理等相关制度落实到位。
	【合格】 1. 有精神病患者住院医疗保护措施的制度与流程。 2. 有对精神病住院患者使用物理约束、隔离的制度与流程。 3. 有向监护人因实施医疗保护措施可能导致意外情况履行书面知情同意的规定与流程。 4. 执行医疗保护制度与流程并在病历中记录。 【良好】符合"合格"，并满足以下条件： 1. 科室对医疗保护制度与流程落实情况有自查、分析，对存在问题有改进建议。 2. 主管部门对患者管理制度落实情况有检查与监管，对存在问题有改进建议。 【优秀】符合"良好"，并满足以下条件： 持续改进有成效，记录完整，各项措施落实到位。
评价方法	文件查阅、记录查看、职工访谈、现场检查、病历检查、病案检查
推荐责任科室	医务部、神经内科

（十九）实施精神类疾病治疗的医院为精神残障者的其他躯体疾病提供多学科联合诊疗服务，有常见并发症的预防规范与风险防范流程，有相关培训教育。为精神残障者提供出院康复指导与随访

实施细则	1. 有会诊流程或多学科联合诊疗模式对精神残障者的其他躯体疾病开展诊疗服务，及时、规范、全面地开展精神残障者的躯体疾病诊疗。 2. 有常见并发症的预防规范与风险防范流程，有相关培训教育，职工知晓。 3. 为精神残障者提供出院康复指导与随访，有记录，且可追溯。
衡量要素	【合格】 1. 有为精神残障者的其他躯体疾病提供多学科联合诊疗服务的管理制度和流程。

续表

衡量要素	2. 相关科室为多学科联合诊疗服务提供支持。 3. 相关医务人员知晓本部门、本岗位的履职要求。 【良好】符合"合格",并满足以下条件: 1. 多学科联合诊疗服务实施情况在病历中记录。 2. 主管部门对多学科诊疗的执行情况有检查与监管,对存在问题有改进建议。 【优秀】符合"良好",并满足以下条件: 持续改进有成效,多学科联合诊疗服务和疗效评价得到落实。
	【合格】 1. 有常见并发症的预防规范、风险防范预案与流程。 2. 对精神科医务人员进行相关培训教育。 3. 各项防范措施落实到位。 【良好】符合"合格",并满足以下条件: 主管部门对精神病患者并发症预防措施的落实情况有检查与监管,对存在问题有改进建议。 【优秀】符合"良好",并满足以下条件: 持续改进有成效,精神病患者并发症预防与风险防范措施得到有效落实。
	【合格】 1. 有为精神残障者提供出院康复指导的制度。 2. 在评估患者及其家属认知能力的基础上,运用有效的沟通方式,使患者及其家属掌握出院后康复治疗与护理事项。 3. 有精神残障者出院后随访制度并落实。 【良好】符合"合格",并满足以下条件: 主管部门对随访落实情况有检查、分析、反馈,对存在问题有改进建议。 【优秀】符合"良好",并满足以下条件: 持续改进有成效,不断提高精神残障者出院康复指导与随访率。
评价方法	文件查阅、记录查看、职工访谈、现场检查、患者访谈、病历检查、病案检查
推荐责任科室	神经内科

(二十)医院开展介入诊疗技术,专业设置、人员配备及其设备设施符合《放射诊疗管理规定》和相关介入诊疗技术管理规范要求。按照技术适应证规范技术操作并开展质量控制。有介入诊疗器械登记制度,保证器械来源可追溯

实施细则	1. 人员配备及其设备设施符合《放射诊疗管理规定》和相关介入诊疗技术管理规范要求。 2. 介入医师具备相应的资质和授权,接受定期学习和培训。 3. 根据法律、法规和行业指南制定介入诊疗操作规范并定期修订,按照技术适应证规范技术操作并开展质量控制。 4. 建立质量控制指标管理介入诊疗操作流程,定期汇总质量控制结果,分析反馈,持续改进。 5. 对介入诊疗器械实施全流程管理,有介入诊疗器械登记制度,一次性器械条码归档病历中,保证器械来源可追溯。

续表

衡量要素	**【合格】** 1. 介入诊疗技术与医院功能、任务相适应。根据临床需要，能提供 24 小时介入诊疗服务。 2. 有与介入诊疗项目相关临床科室，能为介入诊疗的并发症及其他意外紧急情况处理提供技术支持。 3. 有介入诊疗科室与相关科室共同制定介入诊疗应急预案与工作流程。 4. 相关科室和医务人员知晓协作职能和工作流程。 **【良好】**符合"合格"，并满足以下条件： 主管部门对诊疗项目及的开展情况与质量有监管，对存在问题与缺陷有总结，并有改进措施。 **【优秀】**符合"良好"，并满足以下条件： 持续改进有成效，相关科室协作良好，共同保障患者的诊疗质量与安全。
	【合格】 1. 根据卫生健康行政部门制定的《介入诊疗技术管理规范》，制定实施细则与流程，并执行。 2. 有相关人员培训计划、培训方案并考核。 3. 在实施介入诊疗前，必须经 2 名以上具有介入诊疗资格的医师决定（其中至少有 1 名副主任医师），并有记录。 4. 相关人员熟练掌握本岗位技术操作规范。 **【良好】**符合"合格"，并满足以下条件： 主管部门对规范落实情况、培训效果有检查与监管，对存在问题有改进建议。 **【优秀】**符合"良好"，并满足以下条件： 持续改进有成效，相关医务人员无违规操作事件发生。
	【合格】 1. 各级医师掌握介入诊疗技术的适应证与禁忌证，并严格执行。 2. 介入诊疗前，手术医师手术前进行评估与访视。 3. 介入诊疗方案的确定与实施按照授权规定执行。 **【良好】**符合"合格"，并满足以下条件： 1. 科室定期对介入诊疗病例的适应证进行回顾总结，保障介入诊疗质量。 2. 主管部门对介入诊疗的技术适应证有监管与评价，有改进措施。 **【优秀】**符合"良好"，并满足以下条件： 持续改进有成效，介入诊疗管理规范，病例符合介入诊疗技术的适应证要求。
	【合格】 1. 有介入诊疗工作制度、导管室管理制度、技术操作常规及介入诊疗各级各类工作人员岗位职责。 2. 有多功能监护系统和心、肺、脑抢救复苏设施，以及急救药品等保障措施。 3. 各级各类工作人员知晓相关制度和岗位职责并遵循。 4. 对术后患者进行随访。 **【良好】**符合"合格"，并满足以下条件： 1. 科室有自查，对存在问题有改进措施。

续表

衡量要素	2. 主管部门对介入诊疗全程管理有定期检查、评价和分析，对存在问题有改进建议。 【优秀】符合"良好"，并满足以下条件： 持续改进有成效，介入诊疗管理、术后随访和质量评价工作规范，诊疗能力不断提升。 【合格】 1. 有介入诊疗器材购入、使用登记制度，保证器材来源可追溯。所有诊疗器材均有相关的合格证件。 2. 每例介入诊疗器材使用者的病历中均有器材使用的识别标志记录。 3. 对一次性介入诊疗器材使用流程有明确规定。所有一次性器材按医疗废物管理。 【良好】符合"合格"，并满足以下条件： 1. 科室对器材管理和使用有自查，对存在问题有改进措施。 2. 主管部门对器材管理制度的落实情况有检查与监管，对存在问题有改进建议。 【优秀】符合"良好"，并满足以下条件： 持续改进有成效，全院所有介入器材管理使用规范，可追溯，无违规采购、使用案例。
评价方法	文件查阅、记录查看、职工访谈、现场检查、职工操作、病历检查、病案检查
推荐责任科室	介入诊疗科

（二十一）开展血液净化技术应当符合相关法律、法规及行业管理要求。有质量管理制度、安全保障措施和紧急处理预案

实施细则	1. 人员、设备、空间及医院感染控制流程均符合行业管理要求。 2. 根据法律、法规和行业指南，制定血液净化操作流程并定期更新，建立全流程的血液净化质量管理和控制制度。并根据国家发布的相关医疗质量控制指标开展质量控制工作。 3. 有保障患者和职工安全的措施和紧急情况处理预案，并定期演练。
衡量要素	【合格】 1. 医院开展血液净化技术符合相关法律、法规及行业管理要求。 2. 血液透析室根据医院感染控制要求，布局流程合理。每个血液透析单元使用面积不少于3.2 m^2，水处理间的使用面积不低于水处理机占地面积的1.5倍。 3. 配备满足工作需要的血液透析机、水处理设备、供氧装置、负压吸引装置等基本设备；急救设备齐全；有必要的职业防护物品；若开展透析器复用，应当配备相应的设备。 4. 至少配备1台能够上网的电脑，确保信息上报。 【良好】符合"合格"，并满足以下条件： 主管部门对血液透析布局及血液透析保障管理有检查与监管，对存在问题和缺陷及时反馈，有改进建议。 【优秀】符合"良好"，并满足以下条件： 持续改进有成效，布局与分区、设施设备配置完全符合相关规定。

续表

衡量要素	【合格】 1. 至少有 2 名执业医师,其中至少有 1 名执业医师具有肾脏病学中级以上专业技术职务任职资格。血液透析机有 20 台以上时,每新增 10 台血液透析机,至少新增 1 名执业医师;血液透析室负责人应当由具备肾脏病学副高以上专业技术职务任职资格的执业医师担任。 2. 每台血液透析机至少配备 0.4 名护士。血液透析室护士长或护理组长应由具备一定透析护理工作经验的中级以上专业技术职务任职资格的注册护士担任。 3. 至少有 1 名技师,该技师应当具备机械和电子学知识,以及一定的医疗知识,熟悉血液透析机和水处理设备的性能结构、工作原理和维修技术。 4. 医师、护士、技师有明确的岗位职责,具有 3 个月以上三级医院血液透析工作经历或培训经历。 5. 有保障岗位配置和人员培训的管理措施。 【良好】符合"合格",并满足以下条件: 主管部门对人员配置和履职能力有检查与监管,对存在问题和缺陷有改进措施。 【优秀】符合"良好",并满足以下条件: 持续改进有成效,医师、护士、技师人员配备和履职能力达到相关要求,满足临床工作需求。
	【合格】 1. 有质量管理制度和岗位职责,按照血液净化标准操作规程开展血液透析质量及相关工作,建立合理、规范的血液透析治疗流程。 2. 有岗位职责,相关医务人员知晓其履职要求。 【良好】符合"合格",并满足以下条件: 1. 科室对相关制度、岗位职责、技术规范、操作规程的落实情况进行检查,对存在问题和缺陷有改进措施。 2. 主管部门对血液透析室管理制度的落实情况有检查、分析和反馈,提出改进建议。 【优秀】符合"良好",并满足以下条件: 持续改进有成效,信息系统实现对血液透析全程质量监测、追踪和分析相关数据。
	【合格】 1. 血液透析室有运行数据收集的制度和流程。 2. 建立血液透析质量方面的基础数据库,内容涵盖血液透析的工作量。 3. 建立维持性血液透析患者的质量监测指标体系,定期进行统计分析。 【良好】符合"合格",并满足以下条件: 1. 科室定期对质量管理指标进行分析、评价,对存在问题有改进措施。 2. 主管部门对质量数据库建设及监测情况有检查、分析和反馈,对存在问题有改进建议。 【优秀】符合"良好",并满足以下条件: 持续改进有成效,质量与安全管理指标健全,数据库完整,血液透析患者安全不断提高。
	【合格】 1. 有常见并发症的紧急处理流程和上报制度。 2. 对紧急意外情况处置有培训,相关医务人员均能熟练掌握。 3. 对应急预案与处理流程有演练(至少每年 1 次),有记录,有讨论与评价。

续表

衡量要素	【良好】符合"合格",并满足以下条件: 1. 科室对意外情况处置流程落实及并发症登记,有检查、分析,对存在问题有改进措施。 2. 主管部门对紧急意外情况相关制度的落实情况及培训效果有检查、分析及反馈,对存在问题有改进建议。 【优秀】符合"良好",并满足以下条件: 持续改进有成效,紧急意外情况管理制度落实到位,并发症处理及时、规范。
评价方法	文件查阅、记录查看、职工访谈、数据核查、现场检查、职工操作
推荐责任科室	血液净化室

(二十二)血液透析机与水处理设备符合要求。透析液的配制符合要求,透析用水化学污染物、透析液细菌及内毒素检测达标。血液透析器复用执行《血液透析器复用操作规范》

实施细则	1. 血液透析机与水处理设备符合要求。 2. 透析液的配制符合要求,透析用水化学污染物、透析液细菌及内毒素检测达标。 3. 血液透析器复用执行《血液透析器复用操作规范》。
衡量要素	【合格】 1. 血液透析机与水处理设备符合要求。 2. 有透析液和透析用水质量监测制度与执行流程。透析用水符合相关规范。 3. 透析用水定期进行残余氯、硬度及电导率监测(前处理系统)。 4. 透析液细菌及内毒素和反渗水化学污染物检测合格。 【良好】符合"合格",并满足以下条件: 主管部门对透析液和透析用水质量有监管,对存在问题有改进措施。 【优秀】符合"良好",并满足以下条件: 持续改进有成效,透析液和透析用水检测达标,无水质量相关事故发生。 【合格】 1. 透析液和透析粉符合国家标准。 2. 透析液配制有规范的操作流程。 【良好】符合"合格",并满足以下条件: 1. 科室对透析液配制流程的落实情况有自查。 2. 主管部门对透析液配制规程的执行情况有检查与监管,对存在问题与缺陷有改进建议。 【优秀】符合"良好",并满足以下条件: 持续改进有成效,透析液配制质量完全达到相关要求,无透析液相关事故发生。 【合格】 1. 对透析器复用有明确的管理制度和流程。 2. 除依法批准的有明确标识的可重复使用的血液透析器外,不复用其他任何透析器。 3. 艾滋病病毒检测阳性、乙型肝炎病毒标志物阳性患者及其他可能通过血液传播传染病的患者使用过的血液透析器不复用。

续表

衡量要素	4. 所有复用记录均应符合医疗文书记录的要求，需注明记录日期及时间并签名。 【良好】符合"合格"，并满足以下条件： 1. 复用登记记录完整，复用病例与透析器可追溯。 2. 主管部门对透析器复用情况有检查与监管，对存在问题与缺陷有改进建议。 【优秀】符合"良好"，并满足以下条件： 持续改进有成效，透析器复用管理制度落实到位，无违规使用透析器事件。
	【合格】 1. 从事血液透析器复用的医务人员必须经过专门培训，符合复用技术资格要求。 2. 复用过程中，对消毒剂过敏的患者使用过的血液透析器不能复用。 3. 复用流程设计合理，并定期对复用设备进行保养和维护。 4. 复用透析器只能使用于同一个患者，标签必须能够清晰地确认该透析患者的姓名、复用次数等相关信息，标签不应遮盖产品型号、批号及透析液流量等产品相关信息。 5. 可复用血液透析器复用次数符合规范要求。 6. 废弃血液透析器有登记，有处理流程。 【良好】符合"合格"，并满足以下条件： 主管部门对复用透析器医务人员的资质及培训效果有检查与监管，对存在问题有改进建议。 【优秀】符合"良好"，并满足以下条件： 持续改进有成效，从事血液透析器复用人员的资质管理规范，完全符合规定。
评价方法	文件查阅、记录查看、职工访谈、数据核查、现场检查
推荐责任科室	血液净化室

（二十三）开展放射治疗技术应当依法取得放射诊疗许可证与大型医用设备配置许可证，布局、设备设施符合《放射诊疗管理规定》和国家相关标准。有放射治疗装置操作和维护维修制度、质量保证和检测制度、放射防护制度，并严格执行

实施细则	1. 开展放射治疗技术应当依法取得放射诊疗许可证与大型医用设备配置许可证。 2. 布局、设备设施符合《放射诊疗管理规定》和国家相关标准。 3. 有放射治疗装置操作和维护维修制度、质量保证和检测制度，并严格执行。 4. 有放射防护制度，并严格执行。
衡量要素	【合格】 1. 具有卫生健康行政部门核准的"放射治疗"诊疗科目，相关执业文件核准与校验均在有效期内。 2. 机房建筑已取得国家的合格证书。具备开展放射治疗的基本设备，有基本设备清单。 3. 放射治疗设备有放射诊疗许可证与大型医用设备配置许可证。 【良好】符合"合格"，并满足以下条件： 主管部门对设备的核准与校验有检查与监管。

续表

衡量要素		【优秀】符合"良好",并满足以下条件: 持续改进有成效,放射治疗科目执业资质管理规范,文件资料完整。
		【合格】 1. 根据医院的实际情况开展相应的放射治疗基本技术,技术项目包括3D适形放射治疗或调强放射治疗(占总治疗患者例数的50%以上)、常见恶性肿瘤的根治性放射治疗、术前或术后放射治疗等。 2. 有放射治疗的基本技术管理制度,符合《医疗技术临床应用管理办法》要求。 3. 对相关技术人员进行相应放射治疗的基本技术培训并考核,受训者掌握相应的放射治疗基本技术。 【良好】符合"合格",并满足以下条件: 主管部门对放射治疗技术的管理情况有检查与监管。 【优秀】符合"良好",并满足以下条件: 持续改进有成效,放射治疗技术人员培训到位,所提供服务能够满足临床需求。
		【合格】 1. 有放射治疗装置操作、维护维修和检测制度,有专人负责放射治疗装置的维护、维修与检测,并有记录。 2. 放射部门在相关的放射场所设置明显的警示标识。 3. 放射治疗机器使用有操作指南、规范的程序及必要的联动设置。 4. 有对相关医务人员进行制度与流程的培训,受训人员知晓相关制度。 【良好】符合"合格",并满足以下条件: 1. 科室对放射装置管理和医务人员培训计划的落实情况有自查,对存在问题有改进措施。 2. 主管部门对科室放射装置管理情况和人员培训效果有检查监管,对存在问题有改进意见。 【优秀】符合"良好",并满足以下条件: 持续改进有成效,放射装置操作和管理规范,有完整的使用、维护、检测、维修记录。
		【合格】 1. 有患者与医务人员放射防护制度,医务人员佩戴个人放射剂量计。 2. 对相关医务人员放射防护有培训并有证书。 【良好】符合"合格",并满足以下条件: 1. 科室对放射防护管理制度的落实情况有自查,对存在问题有整改措施。 2. 主管部门对科室放射防护管理的落实情况有监管,对存在问题有整改意见。 【优秀】符合"良好",并满足以下条件: 持续改进有成效,患者与医务人员防护管理规范,放射防护达到100%。
评价方法		文件查阅、记录查看、职工访谈、现场检查、职工操作
推荐责任科室		放射治疗科、医务部

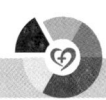

(二十四）实施放射治疗应当有明确的规范与流程，有医学物理人员参与制定治疗计划，保证放射治疗定位精确与计量准确

实施细则	1. 根据法律、法规和行业指南制定相关疾病的放射诊疗规范，定期修订规范，并落实。 2. 有医学物理人员参与制定治疗计划，保证放射治疗定位精确与计量准确。 3. 有放射治疗意外应急预案及处置措施，定期演练，职工知晓。
衡量要素	【合格】 1. 有放射治疗质量管理制度、放射治疗效果评价的规范与流程。 2. 有对放射治疗效果和毒副作用的评价。 3. 根据评价，有防范毒副作用、改善放射治疗效果的措施。 4. 定期开展疑难、危重症病例讨论。 【良好】符合"合格"，并满足以下条件： 1. 科室对放射治疗质量有自查，对存在问题有整改措施。 2. 主管部门对放射治疗质量管理工作的落实情况有检查与监管，对存在问题有整改意见。 【优秀】符合"良好"，并满足以下条件： 持续改进有成效，放射治疗质量不断提升，患者满意度也不断提升。 【合格】 1. 放射治疗前由主管医师、物理师共同制定放射治疗计划。有讨论放射治疗计划的制度，有在放射治疗过程中根据患者情况及时调整放射治疗计划的相关流程。 2. 有放射治疗定位精确与计量准确的相关程序。 3. 放射治疗计划规范，放射治疗定位精确、计量准确。 4. 有对相关医务人员进行制度与程序的培训。 【良好】符合"合格"，并满足以下条件： 1. 科室对放射治疗相关制度的落实情况有自查，对存在问题有改进措施。 2. 主管部门对科室放射治疗管理的落实情况有检查与监管，对存在问题有改进意见。 【优秀】符合"良好"，并满足以下条件： 持续改进有成效，放射治疗管理规范，有效果评价及放射治疗后患者随访。 【合格】 1. 有放射治疗意外应急预案、预防处置措施、规范和流程。 2. 有对相关医务人员进行预防放射治疗意外应急预案及处置措施的培训，相关医务人员知晓并掌握。 3. 有放射治疗意外应急演练。 【良好】符合"合格"，并满足以下条件： 1. 科室对培训效果及预案演练情况有自查，对存在问题有改进措施。 2. 主管部门对科室人员处置应急情况能力有检查与监管，对存在问题有改进建议。 【优秀】符合"良好"，并满足以下条件： 持续改进有成效，对应急事件处置技能培训和演练管理有效落实，相关医务人员熟练掌握。
评价方法	文件查阅、记录查看、职工访谈、现场检查、职工操作、病历检查、病案检查
推荐责任科室	放射治疗科、医务部

（二十五）医院开展诊断核医学、脑电图、肌电图等特殊诊疗技术，应当符合国家法律、法规及卫生健康行政部门规章标准的要求

实施细则	1. 医院开展诊断核医学、脑电图、肌电图等特殊诊疗技术，应当符合国家法律、法规及卫生健康行政部门规章标准的要求。 2. 根据法律、法规和行业指南，制定并定期修订医院特殊诊疗技术的诊疗方案及操作流程，建立质量控制标准，并有效落实。
衡量要素	【合格】 1. 为患者提供满足临床诊疗需求的诊断核医学、脑电图、肌电图等特殊诊疗服务项目，符合国家法律、法规及卫生健康行政部门规章标准的要求。 2. 开展诊断核医学（包括脏器或组织影像学检查、脏器功能测定、体外微量物质分析等）项目经省级卫生健康行政部门核准。 3. 对工作场所的分级和分区、放射防护、放射性物质贮存和操作、辐射监测、放射性废物处理符合国家临床核医学卫生防护标准要求。 4. 具有省级环境保护部门的环境保护检测与合格文件。 5. 所有诊疗活动均应符合医院感染管理的要求。 6. 对相关医务人员有培训与教育的记录。 【良好】符合"合格"，并满足以下条件： 主管部门对执业资质、场所划分、放射物质的管理情况及人员培训效果有检查与监管，对存在问题有改进建议。 【优秀】符合"良好"，并满足以下条件： 持续改进有成效，放射管理相关制度落实到位，执业资质、场所划分、放射物质、人员培训等管理规范，符合国家标准。 【合格】 1. 依照临床生物化学的质量控制相关规定，制定放射性分析管理制度及程序；有使用放射性同位素时保证患者和工作人员安全的措施。 2. 有书面质量控制流程，包括背景计数、仪器校准、污染排除的安全检测、处理放射性核素、处理放射活性的垃圾、放置放射活性的材料、监测放射区域等。 3. 相关医务人员知晓本部门、本岗位职责和履职要求。 【良好】符合"合格"，并满足以下条件： 主管部门对放射分析程序及质量控制流程管理的落实情况有检查、分析及反馈，对存在问题有改进建议。 【优秀】符合"良好"，并满足以下条件： 持续改进有成效，放射性同位素相关管理制度有效落实，无患者和医务人员不安全事件。
评价方法	文件查阅、记录查看、职工访谈、数据核查、现场检查
推荐责任科室	医务部、质量控制科

第三部分 现场评价

（二十六）特殊检查室设计及空间区域划分应符合特殊检查需求。能将有害光、射线、磁场限制在检查患者所需的范围，避免医务人员及其他人员接触有害物质。有突发意外事故管理规范与应急预案，并严格执行

实施细则	1. 特殊检查室设计及空间区域划分应符合特殊检查需求。 2. 将有害光、射线、磁场限制在检查患者所需的范围，避免医务人员及其他人员接触有害物质。 3. 有突发意外事故管理规范与应急预案，并严格执行。
衡量要素	【合格】 1. 特殊检查室设计及空间区域划分应符合环境保护与人员防护规定，严格划分患者、检查人员、其他人员所在区域。 2. 特殊检查所用的设备、仪器、药品必须符合国家相关标准，并经验证合格后方能使用，以保证检查质量和患者安全。 3. 对特殊检查室的医务人员有相关制度、规范（程）的培训与教育。 4. "临床诊断报告"由经过授权、具备执业资质的医务人员签发。 【良好】符合"合格"，并满足以下条件： 1. 科室对医务人员资质、报告签发情况等有自查，对存在问题与缺陷有改进措施。 2. 主管部门对规章制度和工作流程的落实情况有检查，对存在问题与缺陷提出整改建议。 【优秀】符合"良好"，并满足以下条件： 持续改进有成效，所有临床诊断报告签发人资质符合规定。无医务人员及其他人员接触有害物质的事件发生。 【合格】 1. 有突发意外事故管理规范与应急预案，责任分工明确，相关医务人员有培训，并有定期演练。 2. 放射性操作区应展示简明的应急救援流程，并指定该区域的防护负责人。 3. 工作区应备有急救药品和设备。 【良好】符合"合格"，并满足以下条件： 主管部门对应急管理的落实情况有检查，对存在问题与缺陷提出整改建议。 【优秀】符合"良好"，并满足以下条件： 持续改进有成效，应急管理培训有成效，急救药品和设备满足应急需要。
评价方法	文件查阅、记录查看、职工访谈、现场检查
推荐责任科室	医务部

（二十七）开展日间化学治疗服务应当明确规定日间化学治疗服务的适用范围，集中配置化学治疗药物，有安全管理制度及质量保证措施

实施细则	1. 明确规定日间化学治疗服务适用范围。 2. 建立日间化学治疗的操作流程及质量控制指标，定期监测、分析并反馈，持续改进。 3. 建立日间化学治疗集中配置化学治疗药物安全管理制度并落实。

续表

衡量要素	【合格】 1. 医院开展日间化学治疗服务，有明确的日间化学治疗服务适用范围，有适宜的空间、设施，配备抢救设备及急救药物。 2. 化学治疗药物集中配置，有安全管理制度及质量保证措施。 3. 有日间化学治疗的管理制度、流程，并实施统一管理。 4. 有保障化学治疗用药安全的措施，对日间化学治疗患者实施观察，并有记录。 【良好】符合"合格"，并满足以下条件： 1. 科室对日间化学治疗管理情况有自查，对存在问题有改进措施。 2. 主管部门对科室日间化学治疗管理制度的落实情况有检查、分析、反馈，对存在问题有改进建议。 【优秀】符合"良好"，并满足以下条件： 持续改进有成效，日间化学治疗管理规范，无严重不良事件发生。
评价方法	文件查阅、记录查看、职工访谈、现场检查、职工操作
推荐责任科室	医务部、护理部、质量控制科

第六节 护理质量保障与持续改进

（一）建立扁平高效的护理管理体系，建立护理质量与安全管理委员会，依据法律、法规、行业指南、行业标准，制定护理制度、护理常规和操作规程，实施护理质量管理工作

实施细则	1. 建立扁平高效的护理管理体系。在医院护理质量与安全管理委员会的指导下，实行三级或二级管理层级，明确各级护理管理岗位任职条件。有护理工作发展规划、年度计划，符合医院总体规划和护理学科发展方向并有效执行，有总结评价。 2. 建立护理质量与安全管理委员会。委员会成员应包含与护理工作密切相关的部门，并制定委员会职责和工作制度，定期研究护理质量与安全问题，提出改进策略并落实。 3. 根据法律、法规、行业标准、行业指南制定医院护理制度、护理常规和操作规程，定期修订。并根据科室执行落实情况，开展护理质量管理工作，有监测、分析及反馈，持续改进。
衡量要素	【合格】 1. 医院建立扁平高效的护理管理体系，有护理质量与安全管理委员会，定期研究护理质量与安全工作，制定护理质量与安全管理工作计划及护理质量监测指标。 2. 科室有护理质量与安全管理小组，负责落实护理质量与安全管理工作。 【良好】符合"合格"，并满足以下条件： 1. 科室护理质量与安全管理小组，每月对护理质量与安全管理情况有自查、分析及反馈，对存在问题有改进措施。 2. 主管部门对科或病区护理质量与安全管理工作的落实情况有检查与监管。 【优秀】符合"良好"，并满足以下条件： 持续改进有成效，医院护理质量与安全管理规范。

续表

衡量要素	【合格】 1. 依据法律、法规、行业指南、行业标准，制定护理制度、护理常规和操作规程等，及时建立与修订护理制度、常规、操作规程。 2. 对护理制度、护理常规、操作规范有培训、考核。 3. 落实护理制度、护理常规、操作规范。 【良好】符合"合格"，并满足以下条件： 1. 科室对护理制度、护理常规、操作规范的落实情况有自查、分析及反馈，对存在问题有改进措施。 2. 主管部门对护理制度的落实情况有检查与监管，对存在问题有改进建议。 【优秀】符合"合格"，并满足以下条件： 持续改进有成效，各项制度、护理常规、操作规范落实到位。
评价方法	文件查阅、记录查看、职工访谈、数据核查、现场检查、职工操作
推荐责任科室	护理部

（二）护理人力资源配备与医院功能、任务相适应，有护理单元护理人员的配置原则。以临床护理工作量为基础，根据收住患者特点、护理级别比例、床位使用情况对护理人力资源实行弹性调配。有紧急状态下调配护理人力资源的预案

实施细则	1. 护理人力资源配备与医院功能和任务相适应，有护理单元护理人员的配置原则，以临床护理工作量为基础，根据收住患者特点、护理级别比例、床位使用情况对护理人力资源实行弹性调配。 2. 有护理人力资源调配的应急预案，并有演练。 3. 临床护理岗位护士数量占全院护士数量的比例不低于95%。
衡量要素	【合格】 1. 按照医院的规模、功能、任务合理配置护理人员。 2. 护理人力配备达到国家相关规定。 3. 护理人员分管患者护理级别符合护理人员能级水平。 4. 普通病房日间每位护士平均负责患者人数≤8人，根据床位数和工作量合理配置夜班护士人数。 【良好】符合"合格"，并满足以下条件： 主管部门对科室护理人员配置的落实情有检查、分析、反馈，对存在问题有改进建议。 【优秀】符合"良好"，并满足以下条件： 持续改进有成效，护理人员配置符合要求。 【合格】 根据收住患者特点、护理级别比例、床位使用情况等，制定护理人力资源动态调配的方案和措施，实行护理人力资源弹性调配。 【良好】符合"合格"，并满足以下条件： 主管部门对人力资源动态调配工作有检查与监管，对存在问题有改进建议。 【优秀】符合"良好"，并满足以下条件： 持续改进有成效，人力资源动态调配工作落实到位。

续表

衡量要素	【合格】 1. 有紧急护理人力资源储备、调配的预案，并执行。 2. 对护理储备人员有培训和考核，可供紧急状态或特殊情况下调配使用。 3. 相关护理管理人员知晓紧急护理人力资源调配规定的主要内容与流程。 【良好】符合"合格"，并满足以下条件： 主管部门对人力资源调配方案实施演练，有检查与监管，对存在问题有改进建议。 【优秀】符合"良好"，并满足以下条件： 持续改进有成效，保证紧急状态下护理人员调配到位。
评价方法	文件查阅、记录查看、职工访谈、数据核查、现场检查
推荐责任科室	护理部、人力资源部

（三）护理人员依法执业。实行分层级管理，有护理人员管理规定。实行岗位管理制度，明确岗位设置、岗位职责、岗位技术能力要求和工作标准。有护理人员在职继续医学教育计划，保障措施到位，并有实施记录

实施细则	1. 根据《护士条例》及《护士执业注册管理办法》等相关法律法规和规定，制定护理人员资质管理制度和审核程序，落实依法执业。 2. 实行岗位管理制度，明确岗位设置、岗位职责、岗位技术能力要求和工作标准。 3. 制定护理人员管理规定，根据临床护理能力、专业技术水平、工作年限、职称和学历等实行分级管理，各层级护士职业晋升路径及标准清晰。 4. 根据医院业务发展、岗位需求和护士职业成长规律，制定护理人员在职继续医学教育计划，保障措施到位，并有实施记录。
衡量要素	【合格】 有护理人员执业资质、特殊护理岗位资质要求，有审核规定与程序。 【良好】符合"合格"，并满足以下条件： 主管部门对护理人员的执业资质有审核、监督、检查，对存在问题与缺陷有追踪分析。 【优秀】符合"良好"，并满足以下条件： 持续改进有成效，护理人员均符合执业与特殊岗位资质要求。 【合格】 1. 医院有护理岗位管理制度，明确医院护理岗位设置和岗位职责。 2. 医院实施护理人员分层管理，明确护士层级能力要求和培养方案，有统一的护理人员分级管理档案。 3. 有各类别护理人员岗位培训，护理人员落实相关岗位职责和工作要求。 【良好】符合"合格"，并满足以下条件： 主管部门对岗位职责、各层护理人员分层级管理的落实情况有检查与监管，对存在问题有改进建议。 【优秀】符合"良好"，并满足以下条件： 持续改进有成效，护理人员分层管理规定得到落实。

续表

衡量要素	【合格】 1. 有护理人员在职继续医学教育培训与考评制度，保障措施到位。 2. 培训内容结合临床需求，体现不同岗位、不同专业、不同层次护理人员的特点。 【良好】符合"合格"，并满足以下条件： 主管部门对护理人员在职继续医学教育的管理情况有检查与监管，对存在问题有改进建议。 【优秀】符合"良好"，并满足以下条件： 持续改进有成效，培训计划落实，护理人员技术水平不断提升。
	【合格】 1. 根据医院功能与任务，制定医院专科护理人员培训计划。 2. 合理使用专科护理人才。 【良好】符合"合格"，并满足以下条件： 主管部门对专科护士培训和使用情况有检查与监管，对存在问题有改进建议。 【优秀】符合"良好"，并满足以下条件： 持续改进有成效，专科护士培训措施落实，专科护理人才得到合理充分使用。
评价方法	文件查阅、记录查看、职工访谈、现场检查
推荐责任科室	护理部、人力资源部

（四）建立基于护理工作量、质量、患者满意度，结合护理难度、技术要求等要素，并以考核护理人员实际工作能力为核心的绩效考核制度，考核结果与护理人员的评优、晋升、薪酬分配相结合，调动护理人员积极性

实施细则	1. 建立基于护理工作量、质量、患者满意度，结合护理难度、技术要求等要素，并以考核护理人员实际工作能力为核心的绩效考核制度。绩效考核制度应充分征求护士的意见和建议，并能提供多种途径方便查询。 2. 考核结果与护理人员的评优、晋升、薪酬分配相结合，实现多劳多得、优绩优酬，调动护理人员积极性。
衡量要素	【合格】 1. 有基于护理工作量、质量、患者满意度、护理难度及技术要求的绩效考核方案，绩效考核结果与评优、晋升、薪酬分配相结核，并落实。 2. 绩效考核方案制定征求护理人员意见，护理人员知晓绩效考核方案。 【良好】符合"合格"，并满足以下条件： 主管部门对绩效考核方案的落实情况有检查与监管，对存在问题有改进建议。 【优秀】符合"良好"，并满足以下条件： 持续改进有成效，实现多劳多得、优绩优酬，调动护理人员积极性。
评价方法	文件查阅、记录查看、职工访谈
推荐责任科室	护理部、经济运营管理科

（五）依据《护士条例》等相关法律法、规和规定，规范护理工作，落实优质护理服务。实施责任制整体护理，为患者提供全面、全程、专业、人性化的护理服务

实施细则	1. 依据《护士条例》等相关法律、法规和规定，规范护理工作，落实优质护理服务。 2. 实施责任制整体护理，为患者提供全面、全程、专业、人性化的护理服务。
衡量要素	【合格】 1. 有优质护理服务规划、服务目标、工作计划和实施方案，并落实。 2. 有推进开展优质护理服务的保障制度、措施及激励机制，并与多部门有联动机制。 3. 根据各专业特点，有细化、量化的优质护理服务目标和措施，并落实。 4. 后勤部门和辅助科室全面保障临床一线护理工作，实行物品下收下送、药品单剂量摆放并下送、设备下修等，信息系统能够为临床服务提供支持。 【良好】符合"合格"，并满足以下条件： 主管部门对优质护理服务的落实情况有检查与监管，对存在问题有改进建议。 【优秀】符合"良好"，并满足以下条件： 持续改进有成效，优质护理服务措施落实到位。
	【合格】 1. 实施责任制整体护理工作模式。 2. 根据患者生理、心理、社会等特点，全面评估患者的病情与需求，实施个性化、专业化、连续性的护理措施，为患者提供心理与健康指导服务和出院指导。 【良好】符合"合格"，并满足以下条件： 1. 科室对责任制整体护理工作模式的落实情况进行定期自查、分析、反馈，对存在问题有改进措施。 2. 主管部门对责任制整体护理工作模式的落实情况有检查、分析、反馈，对存在问题有改进建议。 【优秀】符合"良好"，并满足以下条件： 持续改进有成效，责任制整体护理落实到位，患者对护理工作满意度不断提升。
评价方法	文件查阅、记录查看、职工访谈、现场检查、患者访谈
推荐责任科室	护理部

（六）根据《综合医院分级护理指导原则》《护理分级》（WS/T431－2013）的原则和要求，进行护理分级，并且按护理级别实施分级护理。有急危重患者护理常规，护理措施落实到位

实施细则	1. 根据《综合医院分级护理指导原则》《护理分级》（WS/T431－2013）的原则和要求，进行护理分级。 2. 按护理级别实施分级护理，护理措施符合患者实际需要并落实。 3. 制定急危重患者护理常规并落实。
衡量要素	【合格】 1. 依据《综合医院分级护理指导原则》《护理分级》（WS/T431－2013），制定符合医院与专科实际的护理分级制度。 2. 对护理分级相关制度有培训与考核，并落实。

续表

衡量要素	【优秀】符合"良好"，并满足以下条件： 1. 科室对护理分级制度的落实情况进行定期自查，对存在问题有改进措施。 2. 主管部门对护理分级制度落实情况有检查与监管，对存在问题有改进建议。 【优秀】符合"良好"，并满足以下条件： 持续改进有成效，根据患者的病情与自理能力确定护理级别，并落实到位。
	【合格】 1. 有急危重患者护理常规、技术规范、风险评估、应急预案和安全防范措施。 2. 护士知晓并落实上述内容。 【良好】符合"合格"，并满足以下条件： 1. 科室有自查，对存在问题有改进措施。 2. 主管部门对落实情况进行定期检查与监管，对存在问题有改进建议。 【优秀】符合"良好"，并满足以下条件： 持续改进有成效，危重患者护理质量不断提升。
	【合格】 1. 护士具有急危重患者护理的理论知识与操作技能，如生命支持设备操作、患者病情评估与处理、紧急处置能力等。 2. 对护士进行急危重患者护理理论知识和操作技能培训，考核合格。 【良好】符合"合格"，并满足以下条件： 主管部门对护士的急危重患者护理理论知识操作技能培训工作有检查与监管，对存在问题有改进建议。 【优秀】符合"良好"，并满足以下条件： 持续改进有成效，护士掌握危重患者护理的理论知识和操作技能。
评价方法	文件查阅、记录查看、职工访谈、现场检查、职工操作、病历检查
推荐责任科室	护理部

（七）护理文书、护理查房、护理会诊和护理病例讨论制度参照《医疗质量安全核心制度要点》执行

实施细则	1. 护理文书参照《医疗质量安全核心制度要点》执行。 2. 护理查房参照《医疗质量安全核心制度要点》执行。 3. 护理会诊参照《医疗质量安全核心制度要点》执行。 4. 护理病例讨论制度参照《医疗质量安全核心制度要点》执行。
衡量要素	【合格】 1. 有护理文书书写标准与质量考核标准。 2. 护理人员落实《病历书写基本规范》。 【良好】符合"合格"，并满足以下条件： 主管部门对护理文书的书写质量进行检查与监管，对存在问题有改进建议。 【优秀】符合"良好"，并满足以下条件： 持续改进有成效，护理文书书写规范。

续表

衡量要素	【合格】 有护理查房、病例讨论，以及对疑难护理问题进行护理会诊的工作制度，并落实。 【良好】符合"合格"，并满足以下条件： 主管部门对护理查房、会诊、疑难病例讨论的落实情况有检查与监管，对存在问题有改进建议。 【优秀】符合"良好"，并满足以下条件： 持续改进有成效，护理查房有实效，解决疑难护理问题的能力不断提升。
评价方法	文件查阅、记录查看、现场检查、病历检查、病案检查
推荐责任科室	护理部

（八）有临床护理技术操作常见并发症的预防与处理规范。有紧急意外情况的护理应急预案和处理流程，有培训与演练

实施细则	1. 制定临床护理技术操作常见并发症的预防与处理规范。 2. 制定紧急意外情况如患者突发昏迷、心搏骤停、职业暴露等的护理应急预案和处理流程。 3. 定期进行相关培训与演练。
衡量要素	【合格】 1. 有临床护理技术操作常见并发症的预防与处理规范。 2. 有针对操作常见并发症预防及处理的培训计划，并落实。 3. 护理人员熟练掌握本专业常见技术操作，以及并发症预防措施及处理流程。 【良好】符合"合格"，并满足以下条件： 1. 科室对护理人员的培训计划落实情况和技术熟练程度有自查，对存在问题有改进措施。 2. 主管部门对临床护理技术操作常见并发症的预防处理规范的落实情况有检查与监管，对存在问题有改进建议。 【优秀】符合"良好"，并满足以下条件： 持续改进有成效，护理人员技术操作规范，操作并发症有效控制。 【合格】 1. 患者用药、输血、治疗、标本采集、深静脉置管、围术期管理等重点环节有紧急意外情况应急处置预案与流程。 2. 相关岗位护理人员对紧急意外情况处置预案与流程知晓。 3. 对护理应急预案有培训及演练。 【良好】符合"合格"，并满足以下条件： 1. 科室对上述工作有自查，对存在问题有改进措施。 2. 主管部门有检查与监管，对存在问题有改进建议。 【优秀】符合"良好"，并满足以下条件： 持续改进有成效，护理人员对应急意外情况处置规范。
评价方法	文件查阅、记录查看、职工访谈、现场检查、职工操作
推荐责任科室	护理部

第三部分 现场评价

（九）按照《医院手术部（室）管理规范（试行）》《医院消毒供应中心管理规范》《新生儿病室建设与管理指南（试行）》和《医疗机构新生儿安全管理制度（试行）》，完善手术部（室）、消毒供应中心（室）和新生儿病室等护理质量管理与监测相关规定及措施，组织实施并持续改进

实施细则	1. 按照《医院手术部（室）管理规范（试行）》，完善手术部（室）护理质量管理与监测相关规定及措施，组织实施并持续改进。 2. 按照《医院消毒供应中心管理规范》，完善消毒供应中心（室）质量管理与监测相关规定及措施，组织实施并持续改进。 3. 按照《新生儿病室建设与管理指南（试行）》和《医疗新生儿安全管理制度（试行）》，完善新生儿病室护理质量管理与监测相关规定及措施，组织实施并持续改进。
衡量要素	【合格】 1. 手术部（室）布局合理，分区明确，标识清楚，洁污区域分开。 2. 各工作区域功能与实际工作内容符合。 3. 护理人员知晓各工作区域的功能及要求，并有效执行。 【良好】符合"合格"，并满足以下条件： 主管部门对布局分区及手术室内工作人员的依从性有检查与监管，对存在问题有改进建议。 【优秀】符合"良好"，并满足以下条件： 持续改进有成效，手术部（室）布局分区合理。 【合格】 1. 有手术部（室）管理制度、工作制度、岗位职责和操作常规。 2. 根据手术量及工作需要，配备护理人员、辅助工作人员和设备技术人员，有明确的执业资质及岗位技术能力要求。 3. 有手术室各级各类人员的相关培训与考核。 【良好】符合"合格"，并满足以下条件： 主管部门对上述工作有检查与监管，对存在问题有改进建议。 【优秀】符合"良好"，并满足以下条件： 持续改进有成效，护理工作制度与职责有效落实。 【合格】 1. 有患者交接、安全核查、安全用药、手术物品清点、标本管理等安全管理制度与流程，并执行。 2. 有手术患者标本的规范保存、登记、送检等流程，有实施记录。 3. 遵医嘱正确为手术患者实施术前与术中预防性抗菌药物等用药和治疗服务，并有医师与护士相互监督制度和措施。 【良好】符合"合格"，并满足以下条件： 1. 科室对安全管理制度的落实情况有自查、分析、反馈，对存在问题有改进措施。 2. 主管部门对安全管理制度执行有检查与监管，对存在问题有改进建议。 【优秀】符合"良好"，并满足以下条件： 持续改进有成效，各项安全管理制度有效落实。

续表

衡量要素	【合格】 1. 有手术部（室）感染预防与控制管理制度及质量控制标准，对相关人员有培训，有落实。 2. 定期对手术部（室）感染、空气质量、环境等进行监测，有记录。 3. 有医疗设备、手术器械及物品的清洁、消毒、灭菌、存放规定。 4. 手术部（室）消毒的手术器械及物品有标识及有效日期，使用者知其含义。 5. 手术部（室）工作区域、连台手术之间按照规范清洁、消毒。 【良好】符合"合格"，并满足以下条件： 1. 科室对感染控制制度的落实情况有自查、分析、反馈，对存在问题有改进措施。 2. 主管部门对感染控制制度落实情况有检查与监管，对存在问题有改进建议。 【优秀】符合"良好"，并满足以下条件： 持续改进有成效，手术室消毒、感染预防与控制管理制度落实到位。
	【合格】 1. 消毒供应室相对独立，周围环境清洁，无污染源；内部环境整洁，通风、采光良好，分区明确；整体布局合理，洁污区域区分清晰，不交叉，不逆流。 2. 根据医院消毒供应的规模、任务、工作量及工作岗位，合理配置清洗消毒设备及配套设施、个人防护用品。 3. 工作人员知晓供应室的分区与履职要求。 【良好】符合"合格"，并满足以下条件： 主管部门对环境管理、职工依从性有检查、分析、反馈，对存在问题有改进建议。 【优秀】符合"良好"，并满足以下条件： 持续改进有成效，消毒供应室分区合理，职工均能遵守工作区域要求。
	【合格】 1. 根据医院规模和工作量合理配备人员，有专职护士长负责。 2. 采取集中管理的方式，对所有需要消毒或灭菌后重复使用的诊疗器械、器具和物品由消毒供应中心回收，集中清洗、消毒、灭菌、供应。 3. 相关部门保障物资、水电气供应，设备运行正常；相关设备出现故障时，能够及时处理。 【良好】符合"合格"，并满足以下条件： 主管部门对消毒供应管理情况有检查、分析、反馈，对存在问题有改进建议。 【优秀】符合"良好"，并满足以下条件： 持续改进有成效，消毒供应管理规范，所有物品均采取集中管理。
	【合格】 1. 消毒有规章制度、工作流程及应急预案，工作流程符合规范要求。 2. 有与临床科室联系的相关制度。 【良好】符合"合格"，并满足以下条件： 1. 科室对制度建设和岗位职责有自查，对存在问题有改进措施。 2. 主管部门对科室的制度落实情况和管理情况有检查、分析、反馈，对存在问题有改进建议。

续表

衡量要素	【优秀】符合"良好",并满足以下条件: 持续改进有成效,制度落实到位,临床科室对消毒供应室的工作满意度不断提升。
	【合格】 1. 有清洗、消毒、灭菌效果监测制度,有监测记录并符合监测标准要求,质量控制过程的记录符合追溯要求。 2. 专人负责质量监测工作。 【良好】符合"合格",并满足以下条件: 1. 消毒供应室有日常和定期监测自查,对存在问题有改进措施。 2. 主管部门对科室监测工作落实情况有检查、分析、反馈,对存在问题有改进建议。 【优秀】符合"良好",并满足以下条件: 持续改进有成效,清洗、消毒、灭菌符合行业标准要求,无灭菌失败事件发生。
	【合格】 有岗位培训计划,体现消毒供应的工作特点。 【良好】符合"合格",并满足以下条件: 1. 对岗位培训有考核及效果有评价,对存在问题有改进措施。 2. 主管部门对在职继续教育制度落实有检查、分析、反馈,对存在问题有改进建议。 【优秀】符合"良好",并满足以下条件: 持续改进有成效,培训计划落实到位。
	【合格】 1. 新生儿病室建筑布局符合医院感染防控要求,做到洁污区域分开,功能流程合理。 2. 床位数满足患儿医疗救治的需要,符合相关规范。 3. 设备设施配备符合相关要求,定期检查保养,保持性能良好。 4. 相关护理人员知晓流程并能够正确操作。 【良好】符合"合格",并满足以下条件: 1. 科室有自查,对存在问题有改进措施。 2. 主管部门有检查与监管,对存在问题有改进建议。 【优秀】符合"良好",并满足以下条件: 持续改进有成效,建筑布局与管理满足诊疗需要。
	【合格】 1. 医师人数与床位数之比应不低于0.3∶1。 2. 由具备儿科副高以上专业技术职务任职资格并具有3年以上新生儿专业工作经验的医师担任医疗负责人。 3. 护士人数与床位数之比应不低于0.6∶1。 4. 由具备主管护师以上专业技术职务任职资格且有2年以上新生儿护理工作经验的护士担任护理负责人。 【良好】符合"合格",并满足以下条件: 主管部门有检查、分析、反馈,对存在问题有改进措施。 【优秀】符合"良好",并满足以下条件: 持续改进有成效,人员配置满足临床需求。

衡量要素	**【合格】** 1. 有新生儿病室工作制度、岗位职责、护理常规及专业技术规范，护理人员能落实。 2. 有突发事件应急预案，突出专科性，对应急预案有培训。 3. 护理人员知晓上述相关要求。 **【良好】** 符合"合格"，并满足以下条件： 1. 科室对护理人员执行制度、规范、职责等情况有自查、分析、反馈，对存在问题有改进措施。 2. 主管部门对新生儿护理管理工作的落实情况有检查与监管，对存在问题有改进建议。 **【优秀】** 符合"良好"，并满足以下条件： 持续改进有成效，制度规范落实到位，新生儿护理质量不断提升。
	【合格】 1. 新生儿病室实施责任制整体护理。1名护理人员负责≤6名普通患儿，或者≤3名重症患儿。 2. 护理人员根据工作年限或职称分层培训，考核合格。 **【良好】** 符合"合格"，并满足以下条件： 主管部门对新生儿病室护理人力资源合理配备、责任制整体护理实施情况有检查、分析、反馈，对存在问题有改进建议。 **【优秀】** 符合"良好"，并满足以下条件： 持续质量改进有成效，责任制整体护理落实。
	【合格】 1. 有新生儿护理质量专项考核标准、重症新生儿护理规范，有培训、有落实。 2. 有新生儿安全管理制度，有培训，有落实。 **【良好】** 符合"合格"，并满足以下条件： 1. 科室对新生儿护理专项质量管理情况有自查分析、反馈，对存在问题有改进措施。 2. 主管部门对新生儿专项质量管理情况有检查与监管，对存在问题有改进建议。 **【优秀】** 符合"良好"，并满足以下条件： 持续改进有成效，护理专项质量达到管理标准，新生儿的护理质量不断提升。
	【合格】 1. 有新生儿病室消毒隔离制度并落实。 2. 有新生儿暖箱、奶瓶、奶嘴清洁消毒规范并落实。 3. 有高危新生儿、疑似传染病患儿、传染病患儿消毒隔离制度并落实。 4. 高危新生儿和疑似传染病的新生儿采取隔离措施，标识清晰。 **【良好】** 符合"合格"，并满足以下条件： 1. 科室对新生儿病室消毒隔离管理有自查、分析、反馈，对存在问题有改进措施。 2. 主管部门对新生儿病室有检查与监管，对存在问题有改进建议。 **【优秀】** 符合"良好"，并满足以下条件： 持续改进有成效，新生儿病室消毒隔离和防范措施到位。
评价方法	文件查阅、记录查看、职工访谈、数据核查、现场检查、职工操作、病历检查
推荐责任科室	护理部、手术室、消毒供应室、新生儿科

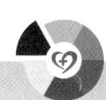

第七节　药事管理与临床药学服务质量保障与持续改进

（一）医院药事管理工作和药学部门设置及人员配备符合国家相关法律、法规及规章制度的要求。建立与完善医院药事管理组织。完善药事管理与临床药学服务各项规章制度并组织实施

实施细则	1. 建立与完善医院药事管理组织，有工作职责、制度和计划，并落实。 2. 医院药事管理工作和药学部门设置以及人员配备符合国家相关法律、法规及规章制度的要求。 3. 完善药事管理与临床药学服务各项规章制度并组织实施。
衡量要素	【合格】 1. 建立药事管理与药物治疗学相关组织，职责明确，有相应的工作制度。医院负责人任药事管理与药物治疗学委员会（组）主任委员，药学和医务部门负责人任药事管理与药物治疗学委员会（组）副主任委员。 2. 药学部门负责药学专业技术服务与相关药事管理工作。 3. 药事管理工作有年度计划和总结。 4. 医务部门指定专人，负责药物治疗相关的管理工作。医务管理部门与药学部门有协调机制。 【良好】符合"合格"，并满足以下条件： 科室对药事管理工作制度、年度计划有自查，对存在问题有分析和改进措施，并落实。 【优秀】符合"良好"，并满足以下条件： 持续改进有成效，医院药事管理有数据及结果分析。
	【合格】 1. 有药事管理相应的工作制度、操作规程，并组织实施。 2. 有药品遴选制度和程序，动态管理医院《基本药品供应目录》。 3. 开展药事管理法律、法规及相关制度的宣传、教育、培训工作。 4. 医务人员熟悉药事管理法律、法规及相关制度。 5. 每季度评估用药金额排序前十位的药品，对排序变化有分析评价说明。 【良好】符合"合格"，并满足以下条件： 主管部门对药事管理工作制度的落实情况有检查与监管，对存在问题有改进建议。 【优秀】符合"良好"，并满足以下条件： 持续改进有成效，药事管理工作规范、药品使用与医院功能任务相符合。
	【合格】 1. 各级药学专业技术人员职责明确。 2. 各级药学人员熟悉并履行本岗位职责。 3. 有药学专业技术人员培养、考核和管理相关规定，并有效执行。 4. 药学部门负责人应具有药学专业本科及以上学历，具备本专业高级技术职务任职资格。

续表

衡量要素	【良好】符合"合格",并满足以下条件: 1. 药学专业技术人员不少于本机构卫生专业技术人员的8%。药学部门副高及以上药学专业技术职务任职资格人员应当不低于13%,教学医院应当不低于15%。 2. 主管部门对药学专业技术人员配备和任职情况有检查与监管,对存在问题有改进建议。 【优秀】符合"良好",并满足以下条件: 持续改进有成效,药学人员配备、培养、考核和管理符合规范。
评价方法	文件查阅、记录查看、职工访谈、数据核查、现场检查
推荐责任科室	药学部

(二)加强药品管理,规范药品遴选、采购、储存、调剂,建立全流程监测系统,保障药品质量和供应。静脉药物调配中心和调配工作符合相关规定

实施细则	1. 加强药品管理,规范药品遴选、采购、储存、调剂、召回工作,建立全流程监测系统,保障药品质量和供应。 2. 静脉药物调配中心和调配工作符合相关规定。
衡量要素	【合格】 1. 有药品采购供应管理制度与流程,供药渠道合法;药学部门统一负责药品采购供应;药品采购规范,储备量与医院功能、任务、服务量相适应。 2. 抗菌药物采购目录向卫生健康行政部门备案,有临床采购《基本用药供应目录》外抗菌药物的制度和程序,并落实执行。 3. 根据药品用量、金额评估药品储备情况,库存药品金额月周转1次以上。 【良好】符合"合格",并满足以下条件: 主管部门对药品采购供应及药品储备有检查与监管,对存在问题有改进建议。 【优秀】符合"良好",并满足以下条件: 持续改进有成效,药品采购供应及药品储备管理规范。
	【合格】 1. 有药品贮存管理制度,定期对库存药品进行养护和质量检查,定期盘点,账物相符。 2. 药品贮存设施设备满足药品质量要求。 3. 设置冷藏库、阴凉库、常温库,化学药品、生物制品、中成药、中药饮片分类定位存放。按规定设置验收、退药、发药等功能区域。 4. 药库管理由药学专业人员负责,科室或病区备用药品指定专人管理。执行药品有效期管理相关制度与处理流程,有控制措施和记录。 【良好】符合"合格",并满足以下条件: 主管部门对药品贮存管理有检查与监管,对存在问题有改进建议。 【优秀】符合"良好",并满足以下条件: 持续改进有成效,药品供应、质量和数量管理制度落实到位。
	【合格】 1. 存放于急诊科、病房(区)急救室(车)、手术室及各诊疗科室的急救备用药品有管理和使用制度。

续表

衡量要素	2. 各相关科室有急救备用药品目录及数量清单，实行基数管理，专人负责；使用后及时补充，损坏或近效期药品及时报损或更换。 3. 各科室备用急救等药品统一储存位置，统一规范管理，统一清单格式，保障抢救时及时获取。 4. 药学部门每月对各科室备用药品的管理与使用情况进行检查。 【良好】符合"合格"，并满足以下条件： 主管部门对急救等备用药品管理情况有检查与监管，对存在问题有改进建议。 【优秀】符合"良好"，并满足以下条件： 持续改进有成效，医院急救备用药品管理规范。
	【合格】 1. 制定药品调剂制度和操作规程。药品调剂必须设置处方、医嘱审核环节。有发药差错报告制度、差错分析登记。 2. 发出的药品标示有用法、用量和特殊注意事项；发药时对患者进行用药交代和用药指导，必要时为患者提供书面用药指导资料。调剂过程有第二人核对，独立值班时双签字核对。 3. 对因病情变化、医嘱调整而产生的病房（区）退药进行有效管理。 4. 药品如需分装调剂，应有操作规程和记录。分包装上有药品名称、规格、剂量、批号、有效期、分装日期等信息。对病房（区）口服药品实行单剂量配发，注射剂按日剂量发药。 【良好】符合"合格"，并满足以下条件： 主管部门对药品调剂质量管理有检查与监管，对存在问题有改进建议。 【优秀】符合"良好"，并满足以下条件： 持续改进有成效，药品调剂管理规范，制度得到落实，药品调剂质量得到保障。
	【合格】 1. 医院配置制剂，应持有医院制剂许可证，取得制剂批准文号。 2. 有保证制剂质量的设施设备和管理制度，按规定配备药学专业技术人员。 3. 执行医疗机构制剂配制、使用规定。经省级药品监督管理部门批准后，制剂方可在医院之间调剂使用。 【良好】符合"合格"，并满足以下条件： 主管部门对制剂配制和使用管理有检查与监管，对存在问题有改进建议。 【优秀】符合"良好"，并满足以下条件： 持续改进有成效，医院制剂管理规范。
	【合格】 1. 有药品质量管理组织与药品质量管理相关制度，职责明确。 2. 有药品验收管理制度与程序，保证各环节符合质量要求。 3. 对药品质量抽查结果及科室备用药品管理的检查情况进行分析、总结，落实整改措施。 【良好】符合"合格"，并满足以下条件： 主管部门对药品质量管理工作有检查与监管，对存在问题有改进建议。 【优秀】符合"良好"，并满足以下条件： 持续改进有成效，医院药品质量药管理规范。

衡量要素	【合格】 1. 制定药品（含医院制剂）召回管理制度；召回药品，妥善保存，保留原始记录。 2. 有针对患者用药召回的处置预案与流程。 【良好】符合"合格"，并满足以下条件： 主管部门对药品召回管理工作有检查与监管，对存在问题有改进建议。 【优秀】符合"良好"，并满足以下条件： 持续改进有成效，药品召回管理规范。
	【合格】 1. 药品管理信息系统与医院信息系统联网运行，对药品价格及其调整、医保属性等信息实现综合管理。 2. 有完善的药品查询功能。 3. 有药库和调剂室药品进、销、存、使用等实时管理功能。 4. 有适宜的合理用药监控软件系统，并定期升级、更新。 5. 有抗菌药物、麻醉药品、精神药品等处方权限与用药时限管理的监控功能。 【良好】符合"合格"，并满足以下条件： 主管部门对药品管理信息有检查与监管，对存在问题有改进建议。 【优秀】符合"良好"，并满足以下条件： 持续改进有成效，药品管理信息系统满足临床查询、监管、决策需求。
	【合格】 1. 参照《静脉用药集中调配质量管理规范》和《静脉用药集中调配操作规程》制定静脉用药管理制度，并执行。 2. 有静脉用药调配人员岗位培训制度和培训计划，并执行。 3. 有配制质量问题和严重不良反应报告相关规定，药学部对临床出现的输液质量问题和患者应用输液后的严重不良反应有分析报告。 【良好】符合"合格"，并满足以下条件： 1. 肠外营养液和静脉用危害药物由药学部集中调配，调配条件符合卫生健康行政部门的准入要求。 2. 主管部门对肠外营养液和危害药物等静脉用药管理有检查与监管，对存在问题有改进建议。 【优秀】符合"良好"，并满足以下条件： 持续改进有成效，肠外营养液和危害药物等静脉用药管理规范。
评价方法	文件查阅、记录查看、职工访谈、数据核查、现场检查、职工操作
推荐责任科室	药学部

（三）实施临床药师制，积极参与临床药物治疗，促进合理用药，拓展药学服务范围。加强临床药师队伍建设和培训，提高临床药学服务水平

实施细则	1. 实施临床药师制，积极参与临床药物治疗，促进合理用药，拓展药学服务范围。 2. 加强临床药师队伍建设和培训，提高临床药学服务水平。

续表

衡量要素	【合格】 1. 根据《医疗机构药事管理规定》，建立临床药师制，临床药师配备符合国家相关规定，为临床合理用药提供药学专业技术服务。 2. 结合临床药物治疗实践，为患者提供药学监护。 【良好】符合"合格"，并满足以下条件： 主管部门对临床药师的工作模式及成效有检查与监管，对存在问题有改进建议。 【优秀】符合"良好"，并满足以下条件： 持续改进有成效，临床合理用药服务水平不断提高。
	【合格】 1. 临床药师按照相关规定参与用药相关的临床工作。为临床医师、护士提供合理用药培训和咨询，对患者进行用药教育。 2. 开展药学查房，对重点患者实施药学监护并建立药历，工作记录完整。 3. 参加病例讨论，提出用药意见和个体化药物治疗建议，参加院内疑难重症会诊和危重患者的救治。 4. 临床药师审核患者用药医嘱，对不合理用药进行干预，有记录。 【良好】符合"合格"，并满足以下条件： 1. 临床药师参与临床路径及单病种质量控制药学工作。 2. 主管部门有检查与监管，对存在问题有改进建议。 【优秀】符合"良好"，并满足以下条件： 持续改进有成效，临床科室及患者对临床药师所提供的临床药物治疗服务满意度不断提升。
评价方法	文件查阅、记录查看、职工访谈、现场检查、病历检查、病案检查
推荐责任科室	临床药学室

（四）按照相关法律、法规、部门规章及临床用药指南和标准，加强抗菌药物、麻醉药品、精神药品、医疗用毒性药品、放射性药品、抗肿瘤药物、激素类药物、重点监控药物、基本药物、中药注射剂临床应用规范化管理

实施细则	1. 按照相关法律、法规、部门规章及临床用药指南和标准，加强抗菌药物临床应用规范化管理。 2. 按照相关法律、法规、部门规章及临床用药指南和标准，加强麻醉药品、精神药品、医疗用毒性药品、放射性药品临床应用规范化管理。 3. 按照相关法律、法规、部门规章及临床用药指南和标准，加强抗肿瘤药物、激素类药物临床应用规范化管理。 4. 按照相关法律、法规、部门规章及临床用药指南和标准，加强重点监控药物、基本药物、中药注射剂临床应用规范化管理。
衡量要素	【合格】 1. 医院药事管理组织成立抗菌药物管理工作组和临床应用管理专业技术团队，人员构成、职责任务、管理工作符合《抗菌药物临床应用管理办法》相关要求。

续表

衡量要素	2. 依据抗菌药物管理相关的法律、法规及规章，制定抗菌药物管理制度、抗菌药物目录和目录外抗菌药物临时采购程序并实施。 3. 抗菌药物管理工作组由医务、药学、感染性疾病、临床微生物、护理、医院感染管理等部门负责人和具有相关专业高级技术职务任职资格的人员组成，负责临床科室技术指导、咨询和专业培训。 4. 医务、药学等部门共同负责日常管理工作。 5. 对医务人员进行抗菌药物合理应用的相关知识培训。 【良好】符合"合格"，并满足以下条件： 1. 参加全国或省、市抗菌药物临床应用监测网和细菌耐药监测网。 2. 主管部门针对临床科室抗菌药物合理用药工作落实情况有检查与监管，对存在问题有改进建议。 【优秀】符合"良好"，并满足以下条件： 持续改进有成效，抗菌药物采购合法，使用规范合理，监管措施到位，无违规处方。
	【合格】 1. 有围手术期预防性应用抗菌药物管理制度，重点关注Ⅰ类切口手术的预防用药。 2. 有抗菌药物分级管理制度并执行。 【良好】符合"合格"，并满足以下条件： 1. 科室对抗菌药物的预防应用情况有自查，对存在问题改进措施。 2. 主管部门对医院各类手术及围术期抗菌药物临床预防应用情况有检查、分析、反馈，对存在问题有改进建议。 【优秀】符合"良好"，并满足以下条件： 持续改进有成效，医院各类手术及围术期预防性应用抗菌药物的管理措施落实到位，抗菌药物使用规范。
	【合格】 1. 依法建立麻醉药品、精神药品、放射性药品、医疗用毒性药品等特殊管理药品及药品类易制毒化学品的使用管理制度。 2. 执行麻醉药品、精神药品、放射性药品、医疗用毒性药品等特殊管理药品及药品类易制毒化学品的存放区域、标识及贮存方法的相关规定。 3. 对相关医务人员进行规范培训，并遵循管理要求。 【良好】符合"合格"，并满足以下条件： 主管部门定期对特殊管理药品的使用与管理情况有检查与监管，对存在问题有改进建议。 【优秀】符合"良好"，并满足以下条件： 持续改进有成效，特殊管理药品的管理与使用规范。
	【合格】 1. 药库设置有"麻醉药品、第一类精神药品"专用库（柜），配有安全监控及自动报警设施；放射性药品按相关规定执行。 2. 在门诊、急诊、住院等药房设置麻醉药品、第一类精神药品周转库（柜），库存不得超过医院规定的数量。周转库（柜）应当每日结算。 3. 对"麻醉药品、第一类精神药品"实行批号管理。开具的药品可溯源到患者。 4. 有特殊管理药品的应急预案。 【良好】符合"合格"，并满足以下条件： 1. 药学部门定期对特殊管理药品进行检查，至少每月1次。

续表

衡量要素	2. 主管部门对各相关科室特殊管理药品制度的执行情况有检查与监管，对存在问题有改进建议。 【优秀】符合"良好"，并满足以下条件： 持续改进有成效，特殊管理药品的管理规范、措施落实到位，原始记录完整。
	【合格】 1. 设立肠道外营养药、激素类药物、抗肿瘤药物等特殊药物治疗管理小组，医务人员配置、岗位职责与医院功能和任务相符合，并执行。 2. 有肠道外营养药、激素类药物使用和抗肿瘤药物等使用的指南或规范，对临床相关人员进行药物使用相关知识和技能培训，相关医务人员知晓。 3. 按照指南和规范使用肠道外营养药、激素类药物和抗肿瘤药物，对临床用药情况有评价记录。 【良好】符合"合格"，并满足以下条件： 主管部门对肠道外营养药、激素类药物、抗肿瘤药物的使用、管理情况有检查与监管，对存在问题有改进建议。 【优秀】符合"良好"，并满足以下条件： 持续改进有成效，肠道外营养药、激素类药物、抗肿瘤药物的药临床使用情况评价资料完整，使用规范。
评价方法	文件查阅、记录查看、职工访谈、数据核查、现场检查、病历检查、病案检查
推荐责任科室	药学部、临床药学室

（五）依照《处方管理办法》等相关规定，规范开展处方审核和处方点评，并持续改进

实施细则	依照《处方管理办法》等相关规定，规范开展处方审核、处方点评，并持续改进。
衡量要素	【合格】 1. 制定医院处方管理制度，对注册执业医师处方权、医师开具处方、药师调剂处方有明确规定。 2. 医师处方签名或签章式样分别在职能部门、药学部门留样备案。医师在处方和用药医嘱中的签字或签章与留样一致。 3. 对医务人员进行处方管理法规及相关管理制度培训。 4. 处方开具规范、完整，使用经药品监督管理部门批准并公布的药品通用名称、新活性化合物的专利药品名称和复方制剂药品名称。 【良好】符合"合格"，并满足以下条件： 主管部门定期对处方质量进行评价，评价结果作为考核依据。 【优秀】符合"良好"，并满足以下条件： 持续改进有成效，处方质量管理制度得到有效落实。
	【合格】 1. 依据《处方管理办法》的相关规定，药师及以上资质人员承担处方或医嘱的审核工作，对不规范处方、用药不适宜处方进行有效干预，及时与医师沟通。 2. 门诊药房设有用药咨询窗口（台），有主管药师及以上人员提供合理用药咨询服务，有咨询记录，并针对患者咨询的常见问题开展合理用药宣传工作。

续表

衡量要素	【良好】符合"合格",并满足以下条件: 主管部门对处方审核、不合理处方干预管理情况有检查与监管地,对存在问题有改进建议。 【优秀】符合"良好",并满足以下条件: 持续改进有成效,处方开具规范。
	【合格】 1. 制定医院处方点评制度及实施细则。处方点评组织健全,责任明确,对不合理用药进行干预。 2. 每月定期对门、急诊处方和出院病历进行点评。 3. 有特定药物或特定疾病的药物使用情况专项点评,每年至少开展2项。 4. 有超说明书用药管理的规定与程序。 【良好】符合"合格",并满足以下条件: 主管部门定期发布处方评价指标与评价结果,通报超常预警情况;点评结果纳入医院质量考核评价。 【优秀】符合"良好",并满足以下条件: 持续改进有成效,运用信息化手段进行处方点评和数据分析,临床用药规范合理。
评价方法	文件查阅、记录查看、职工访谈、数据核查、现场检查、职工操作、病历检查、病案检查
推荐责任科室	药学部

(六)建立药物监测和警戒制度,观察用药过程,监测用药效果,按规定报告药物不良反应并反馈临床,不良反应情况应记入病历

实施细则	1. 建立药物监测和警戒制度,监测信息与国家药品监管数据共享平台的对接。观察用药过程,监测用药效果,按规定报告药物不良反应并反馈临床。 2. 不良反应情况应记入病历。 3. 发现药品质量问题时,药学部门应当立即进行药品追溯和质量评估,查清原因,必要时可立即暂停使用相关药品。
衡量要素	【合格】 1. 建立药物监测和警戒制度,观察用药过程,监测用药效果,按规定报告药物不良反应并反馈临床,不良反应情况应记入病历。 2. 有药物严重不良反应应急预案及医疗救治药品目录。组织结构和人员职责具体明确,对突发事件善后工作及应急能力有明确规定。 3. 应急药品储备数量和质量能够满足救治需求。 4. 有药物不良反应应急预案培训,相关药学人员熟练掌握。 【良好】符合"合格",并满足以下条件: 主管部门对药物监测和警戒制度的落实情况有检查与监管,对存在问题有改进建议。 【优秀】符合"良好",并满足以下条件: 持续改进有成效,药学人员对不良反应事件应对能力不断提升。
评价方法	文件查阅、记录查看、职工访谈、数据核查、病历检查、病案检查
推荐责任科室	临床药学室、药学部、质量控制科

第八节　检查检验质量保障与持续改进

（一）临床检验部门、病理部门、医学影像部门的设置布局、设备设施均符合相应规范标准，服务满足临床需要。临床检验和医学影像提供 24 小时急诊诊断服务

实施细则	1. 临床检验部门、病理部门、医学影像部门设置布局符合相应规范标准，服务满足临床需要。 2. 临床检验部门、病理部门、医学影像部门设备设施符合相应规范标准，服务满足临床需要。 3. 临床检验和医学影像提供 24 小时急诊诊断服务。
衡量要素	【合格】 1. 检验项目符合准入范围，检验仪器、试剂符合国家相关标准和准入范围。 2. 对检验项目、设备和试剂管理所涉及现行法律、法规及卫生健康行政部门标准的要求有培训。 3. 对各项技术参数包括准确度、精密度、灵敏度、线性范围、干扰及参考范围有规定。 【良好】符合"合格"，并满足以下条件： 1. 科室定期对开展项目和仪器、试剂管理有自查，对存在问题有改进措施。 2. 主管部门对检验项目、设备、试剂管理情况有检查与监管，对存在问题有改进建议。 【优秀】符合"良好"，并满足以下条件： 持续改进有成效。
	【合格】 1. 全院临床实验室集中设置，统一管理，资源共享，符合相关规定。 2. 开展的检验项目满足临床基本需要。 3. 根据临床各学科诊治疾病种类的需求，及时增加新项目。 4. 对委托其他机构所开展的检验项目，应签署委托服务协议，并有质量保证条款。 【良好】符合"合格"，并满足以下条件： 能为医院感染控制及合理用药提供微生物检验项目支持。 【优秀】符合"良好"，并满足以下条件： 持续改进有成效，根据细菌耐药数据对医院感染进行控制及合理用药，每半年向临床科室通报细菌耐药情况。

续表

衡量要素	【合格】 1. 对急诊临床检验项目（报告时间≤30分钟）、急诊生化和免疫项目（报告时间≤2小时）所能提供具体项目有明确规定，并执行。 2. 能提供急诊心肌损伤标志物、凝血功能、D-二聚体和C反应蛋白等指标的测定。 【良好】符合"合格"，并满足以下条件： 1. 科室对开展项目的质量控制情况有自查，对存在问题有改进措施。 2. 主管部门对急诊检验服务工作情况有检查与监管，对存在问题有改进建议。 【优秀】符合"良好"，并满足以下条件： 持续改进有成效，服务时间和项目均能满足24小时服务，无试剂质量事故发生。
	【合格】 1. 病理科设置满足医院功能任务需要，临床病理统一管理。 2. 服务项目至少开展石蜡切片、特殊染色、免疫组织化学染色、术中快速冰冻切片、细胞学诊断。 3. 根据医院的资源情况，部分病理学诊断服务项目可与有资质的医疗机构签订外包服务协议，有明确的外包服务形式与质量保障条款。 【良好】符合"合格"，并满足以下条件： 主管部门对服务项目和外包服务有检查与监管，对存在问题有改进建议。 【优秀】符合"良好"，并满足以下条件： 能够结合尸检结果开展临床病例讨论。
	【合格】 病理科布局合理，符合生物安全的要求。污染区、半污染区和清洁区划分明确，有缓冲区，有严格的消毒及核查制度。 【良好】符合"合格"，并满足以下条件： 主管部门对消毒及核查制度的落实情况有检查、分析、反馈，对存在问题有改进建议。 【优秀】符合"良好"，并满足以下条件： 持续改进有成效，病理科用房面积满足工作需要，环境达到安全防护标准。
	【合格】 1. 有专业技术设备、设施，并有目录表。 2. 病理科使用的仪器、试剂和耗材应当符合国家相关规定。 3. 对需要校准的仪器设备定期进行校准和维护，有记录。 【良好】符合"合格"，并满足以下条件： 1. 科室对专业技术设备、设施的维护保养情况，以及试剂和耗材的使用情况有自查，发现问题及时整改。 2. 主管部门有检查、分析、反馈，对存在问题有改进建议。 【优秀】符合"良好"，并满足以下条件： 持续改进有成效，病理科设施设备管理和使用完全符合国家标准，满足临床需求。

续表

衡量要素	【合格】 1. 医学影像服务与医疗机构执业诊疗科目许可登记项目相符合，执业文件齐全并在效期内。 2. X 线摄影、超声检查、CT 提供 24 小时 ×7 日的急诊（包括床边急诊）检查服务。 3. 有明确的服务项目、报告时限规定，公示并能遵循执行。 【良好】符合"合格"，并满足以下条件： 1. 科室对诊疗服务开展的项目和服务情况有自查，对存在问题有改进措施。 2. 主管部门对服务项目执业资质、服务内容和报告时限有检查、分析、反馈，对存在问题有改进建议。 【优秀】符合"良好"，并满足以下条件： 持续改进有成效，服务项目合法、合规，服务内容和质量满足临床服务需求。
	【合格】 1. 科室有紧急意外抢救预案，配备急救药品、器材。 2. 科室相关医务人员经过急救培训，具备紧急处理的能力。 【良好】符合"合格"，并满足以下条件： 1. 科室有专人自查急救药品、器材并记录，对存在问题有改进措施。 2. 主管部门对科室应急管理有检查与监管，对存在问题有改进建议。 【优秀】符合"良好"，并满足以下条件： 持续改进有成效，科室应急药品和器材准备规范，相关医务人员的应急救治能力达到要求。
评价方法	文件查阅、记录查看、职工访谈、数据核查、现场检查、职工操作
推荐责任科室	检验科、病理科、影像科、超声科

（二）从事临床检验、病理和医学影像诊断工作和技术工作的人员资质应该按照相关规定取得相应专业技术职务任职资格

实施细则	1. 从事临床检验、病理和医学影像诊断工作和技术工作的人员应该具备必要的专业知识和能力，具备相应的专业技术职务任职资格。 2. 分子生物学、特殊岗位（HIV 初筛实验、产前筛查及诊断、新生儿疾病筛查等）检验人员等国家有特殊规定的，应具备符合国家规定的资质后方可独立工作。
衡量要素	【合格】 1. 临床检验工作的专业技术人员应当具有相应的专业学历，并取得相应的专业技术职务任职资格。 2. 分子生物学、特殊岗位（HIV 初筛实验、产前筛查及诊断、新生儿疾病筛查等）检验人员经培训考核后，持有卫生健康行政管理部门核发的上岗证方可独立工作。 【良好】符合"合格"，并满足以下条件： 1. 科室负责人具有检验专业副高及以上技术职称。 2. 主管部门对临床检验专业技术人员资质进行检查监管，对存在问题有改进建议。 【优秀】符合"良好"，并满足以下条件： 持续改进有成效，临床检验专业技术人员资质管理规范，无违规上岗情况。

续表

衡量要素	【合格】 1. 有相应的人员管理制度，包括上岗、轮岗、培训、考核、授权，并落实。 2. 依据资质、经验、技能确定检验质量控制与结果解释负责的实验室人员。 【良好】符合"合格"，并满足以下条件： 1. 科室对人员资质和权限实施动态管理，对存在问题有改进建议措施。 2. 主管部门对实验室人员资质和权限有检查与监管，对存在问题有改进建议。 【优秀】符合"良好"，并满足以下条件： 持续改进有成效。
	【合格】 1. 病理科的人员配置合理，满足工作需要，有各级各类人员岗位职责。 2. 相关人员知晓并履行本岗位工作职责。 【良好】符合"合格"，并满足以下条件： 1. 科室对履行本岗位工作职责有自查，对存在问题有改进建议措施。 2. 主管部门有检查监管，对存在问题有改进建议。 【优秀】符合"良好"，并满足以下条件： 持续改进有成效，人员配备每百张病床1~2名病理科医师，技术（辅助）人员与医师比例为1：2。
	【合格】 1. 出具病理诊断报告的医师具备临床执业医师资格并具备初级以上病理学专业技术职务任职资格，经过病理诊断专业知识培训或专科进修学习1~3年。 2. 快速病理诊断医师应当具备中级以上病理学专业技术任职资格，并具有5年以上病理阅片诊断经历。 3. 科室主任具备副高及以上病理学专业技术职务任职资格。 4. 由具备病理专业资质的技术人员制作各种病理切片和各种分子检测，有质量要求与完成时限。 【良好】符合"合格"，并满足以下条件： 主管部门对病理诊断人员的资质管理情况有检查与监管，对存在问题有改进建议。 【优秀】符合"良好"，并满足以下条件： 持续改进有成效，人员资质达到国家标准，人才培养能够满足临床服务需求。
	【合格】 1. 有病理科医师人才培养计划，并落实。 2. 有医师专业水平定期考核制度。 3. 病理技术人员应当具有相应的专业学历，并接受继续教育与技能培训。 4. 对技能培训考核不合格人员，有再培训的记录。 【良好】符合"合格"，并满足以下条件： 主管部门对人才培养、继续教育与技能培的落实情况有检查与监管，对存在问题有改进建议。 【优秀】符合"良好"，并满足以下条件： 持续改进有成效，人才培养计划得到有效落实，技术人员能力满足临床服务需求。

续表

衡量要素	【合格】 1. 医师、技术人员和护士配备符合相关规范，满足工作需要。 2. 根据医院功能任务与设备的种类设若干专业组，各专业组设置合理，人员梯队结构合理。 3. 科室主任具备副主任医师及以上专业技术任职资格。 【良好】符合"合格"，并满足以下条件： 主管部门对专业组设置与人员梯队结构和能力有检查与监管，对存在问题有改进建议。 【优秀】符合"良好"，并满足以下条件： 持续改进有成效，科室专业组设置与人员梯队结构合理，符合学科发展和临床服务需求。
评价方法	文件查阅、记录查看、职工访谈、现场检查、职工操作
推荐责任科室	检验科、病理科、影像科、超声科

（三）有临床检验、病理实验室和医学影像诊疗场所管理制度、安全程序、标准操作流程和技术操作规范，遵照实施并准确记录

实施细则	1. 有临床检验、病理实验室和医学影像诊疗场所管理制度、安全程序，遵照实施并准确记录。 2. 有临床检验、病理实验室和医学影像诊疗标准操作流程和技术操作规范，遵照实施并准确记录。
衡量要素	【合格】 1. 科室主任为实验室安全责任人。各实验室设置安全员，负责安全工作。 2. 有实验室管理制度、安全程序、标准操作流程和技术操作规范，包括各个场所、各工作流程及不同工作性质人员的安全准则。 3. 培训各岗位人员，使其知晓本岗位的管理要求。 【良好】符合"合格"，并满足以下条件： 1. 科室定期进行安全自查，对存在问题有改进措施。 2. 主管部门对实验室安全管理工作有检查与监管，对存在问题有改进建议。 【优秀】符合"良好"，并满足以下条件： 持续改进有成效，实验室安全管理工作制度得到有效落实。 【合格】 1. 实验室生物安全分区合理，标识明确。 2. 工作流程应避免交叉污染。 3. 分子生物学实验室和HIV初筛实验室须安装相关门禁识别装置。 4. 结核检测实验室应至少达到P2实验室标准。 【良好】符合"合格"，并满足以下条件： 主管部门对实验室生物安全管理工作有检查与监管，对存在问题有改进措施。 【优秀】符合"良好"，并满足以下条件： 持续改进有成效，实验室生物安全分区合理、流程规范，符合预防交叉感染的要求。

续表

衡量要素	【合格】 1. 有微生物菌种、毒株的管理规定与流程。 2. 微生物实验室有专人负责菌（毒）种管理。 3. 有样品收集、取用的过程记录。 4. 有相应的应急预案。 【良好】符合"合格"，并满足以下条件： 1. 科室对微生物菌种、毒株管理有自查，对存在问题有改进措施。 2. 主管部门有检查、分析、反馈，对存在问题有改进建议。 【优秀】符合"良好"，并满足以下条件： 持续改进有成效，实验室微生物菌种、毒株管理工作落实到位。 【合格】 1. 有实验室管理制度、安全程序、标准操作流程和技术操作规范。 2. 培训各岗位人员，使其知晓本岗位管理要求。 【良好】符合"合格"，并满足以下条件： 1. 科室定期进行自查，对存在问题有改进措施。 2. 主管部门对科室管理工作有检查与监管，对存在问题有改进建议。 【优秀】符合"良好"，并满足以下条件： 持续改进有成效，病理科工作制度、操作流程得到有效落实。 【合格】 1. 有各项规章制度和技术操作规范。 2. 有各级、各类人员岗位职责。 3. 有工作制度、岗位职责及技术操作规范的培训，职工知晓。 4. 有保护患者隐私的相关规范，并能够落实。 5. 有工作人员、患者的放射安全防护措施并落实。 【良好】符合"合格"，并满足以下条件： 1. 科室有自查，对存在问题有改进措施。 2. 主管部门对科室制度建设和技术操作规范的落实情况有检查、分析、反馈，对存在问题有改进建议。 【优秀】符合"良好"，并满足以下条件： 1. 持续改进有成效，各项制度和岗位职责落实到位。 2. 患者隐私保护、放射安全防护措施有效落实。
评价方法	文件查阅、记录查看、职工访谈、现场检查、职工操作
推荐责任科室	检验科、病理科、影像科、超声科

（四）临床检验、病理和医学影像报告及时、准确、规范，并严格执行审核制度。建立和临床沟通机制，提供便捷、及时的检验、检查信息服务

实施细则	1. 临床检验、病理和医学影像报告及时、准确、规范，并严格执行审核制度。 2. 建立和临床的沟通机制，根据临床需求开展相应服务，由执业医师提供检验结果及诊断报告的解释和咨询服务。 3. 提供便捷、及时的检验、检查信息服务。

续表

衡量要素	【合格】 有采用量值溯源，校准验证，能力验证或室间质量评价，实验室间的比对等方式，保证每一项检验结果的准确性。 【良好】符合"合格"，并满足以下条件： 主管部门对开展室内质量控制与室间质评，保障检验质量有检查与监管。 【优秀】符合"良好"，并满足以下条件： 持续改进有成效，室内质量控制与室间质量评价结果达到质量控制目标。
	【合格】 1. 有检验报告双签字管理制度（包括日常、急诊和特殊时段管理）和复检制度。 2. 有检验报告的审核者资质、技术水平和业务能力标准，并执行。 3. 审核时，重点识别标本分析前阶段由于标本不规范所带来的结果错误。 4. 识别并保留分析前不合格标本和复检标本的相关记录。 【良好】符合"合格"，并满足以下条件： 主管部门对检验报告管理制度的落实情况有检查与监管，对存在问题有改进建议。 【优秀】符合"良好"，并满足以下条件： 持续改进有成效，相关制度得到落实。
	【合格】 1. 有检验报告出具的管理制度和时限要求，包括常规检测项目和特殊检查项目。 2. 临床检验常规项目≤30分钟出报告。生化、免疫常规项目≤1个工作日出报告。微生物常规项目≤4个工作日出报告。 3. 有"特殊检验项目"清单，报告时限原则上不超过1周；提供预约检测。 【良好】符合"合格"，并满足以下条件： 1. 科室对检验结果的报告出具时间有定期自查、分析与整改，对存在问题有改进措施。 2. 主管部门对检验报告时限管理的落实情况有检查与监管，对存在问题有改进建议。 【优秀】符合"良好"，并满足以下条件： 持续改进有成效，检验报告出具时限管理工作落实到位。
	【合格】 1. 有医院检验报告书写管理制度，格式规范、统一。 2. 报告单提供中文或中英文对照的检测项目名称，并符合相关规定。 3. 检验报告采用国际单位或权威学术机构推荐单位，并提供参考范围。 4. 检验报告单包含充分的患者信息、标本类型、样本采集时间、结果报告时间。 【良好】符合"合格"，并满足以下条件： 1. 科室定期自查，对存在问题有改进措施。 2. 主管部门对检验报告书写管理制度的落实情况有检查与监管，对存在问题有改进建议。 【优秀】符合"良好"，并满足以下条件： 持续改进有成效，检验报告管理规范。

续表

衡量要素	【合格】 1. 实验室与临床科室有多种形式和途径的沟通，满足临床科室对检验项目的咨询。 2. 对新开展项目有宣传途径，解答临床对结果的疑问。 【良好】符合"合格"，并满足以下条件： 主管部门对实验室与临床科室的咨询情况和沟通信息有检查与监管，对存在问题有改进措施。 【优秀】符合"良好"，并满足以下条件： 持续改进有成效，临床科室满意度不断提升。
	【合格】 1. 有病理诊断规范管理相关制度和诊断报告审核流程；对申请单疑问或书写不清楚内容有及时联系送检医师的规定，并有记录。 2. 有上级医师会诊制度，科内疑难病例有 2 名以上高级职称人员参与，并有相应记录和签字。 3. 上级医师对疑难病例报告进行复核，并签署全名。 4. 因特殊原因迟发报告，应发延迟病理报告或初步病理报告，并向临床医师说明迟发原因。 5. 病理医师负责对出具的病理诊断报告解释说明。 【良好】符合"合格"，并满足以下条件： 1. 科室有自查，对存在问题有改进措施。 2. 主管部门对相关制度落实情况有监管，重点是肿瘤手术标本的冰冻与石蜡诊断质量。 【优秀】符合"良好"，并满足以下条件： 持续改进有成效，病理诊断程序规范，质量不断改进，相关科室满意度不断提高。
	【合格】 1. 对病理诊断报告内容与格式有明确规定。 2. 病理诊断报告的一般项目填写完整，内容的表述和书写准确、完整。 3. 按照审核流程对病理诊断报告进行审核签发。 4. 病理诊断报告应在 5 个工作日内发出，疑难病例和特殊标本除外。 【良好】符合"合格"，并满足以下条件： 1. 科室有自查，对存在问题进行整改，对存在问题有改进措施。 2. 主管部门对病理诊断报告有检查与监管，并有记录，对存在问题有改进建议。 【优秀】符合"良好"，并满足以下条件： 持续改进有成效，病理报告的书写内容与格式全部符合规范。
	【合格】 1. 有病理诊断报告补充、更改或迟发的管理制度和处理程序。 2. 对各种原因（延迟取材、制片或是进行其他相关技术检测等）不能如期签发病理诊断报告时，有以口头或书面告知相关临床医师或患方的规定，并说明迟发病理诊断报告的原因。 3. 发出的补充、更改或迟发病理诊断报告有原因说明和记录，并及时告知医师或患方。 【良好】符合"合格"，并满足以下条件： 1. 科室对补充、更改或迟发病理诊断报告有自查、分析和记录，对存在问题有改进措施。 2. 主管部门对补充、更改或迟发病理诊断报告的管理情况有检查与监管，对存在问题有改进建议。

续表

衡量要素	【优秀】符合"良好"，并满足以下条件： 持续改进有成效，病理诊断报告管理制度落实到位，报告发出管理规范。 【合格】 1. 有院际病理切片会诊管理制度，院际会诊需有相关部门批准，院际会诊资料保留完整。 2. 接受院际病理学会诊的病理医师应具备高级职称。 3. 书面诊断意见必须有会诊病理医师签字。 【良好】符合"合格"，并满足以下条件： 1. 科室有自查，对存在问题有改进措施。 2. 主管部门对病理科院际会诊管理制度的落实情况有检查与监管，对存在问题有改进建议。 【优秀】符合"良好"，并满足以下条件： 持续改进有成效，院际会诊完全达到规定要求。
	【合格】 1. 有病理医师与临床医师沟通的相关制度，并落实。 2. 每季度至少召开一次临床病理联合病例讨论会。 【良好】符合"合格"，并满足以下条件： 主管部门对制度落实情况有监管，有记录，对存在问题有改进建议。 【优秀】符合"良好"，并满足以下条件： 持续改进有成效，临床科室对病理科的满意度不断提高。
	【合格】 1. 科室有诊断报告书写规范、审核制度与流程。 2. 影像报告由具备资质的医学影像诊断专业医师出具及审核医师签名。 3. 有影像报告时限要求。每份报告时间精确到"分"。 【良好】符合"合格"，并满足以下条件： 1. 科室每月对诊断报告质量自查、分析、反馈，对存在问题有改进措施。 2. 主管部门对诊断报告质量的管理情况有检查、分析、反馈，对存在问题有改进建议。 【优秀】符合"良好"，并满足以下条件： 持续改进有成效，诊断报告制度落实到位，临床科室对报告质量满意度不断提高。
	【合格】 1. 有影像疑难病例随访与反馈制度。 2. 定期召开疑难病例讨论与读片会。 3. 疑难病例讨论与读片会由科室主任或职称为副主任医师以上人员主持。 【良好】符合"合格"，并满足以下条件： 主管部门对影像疑难病例管理制度的落实情况有检查与监管，对存在问题有改进建议。 【优秀】符合"良好"，并满足以下条件： 持续改进有成效，疑难病例诊治和随访管理制度有效落实，诊断质量不断提高。
评价方法	文件查阅、记录查看、职工访谈、现场检查、职工操作、患者访谈、病历检查、病案检查
推荐责任科室	检验科、病理科、影像科、超声科

（五）落实全面质量管理与改进制度，开展室内质量控制和室间质量评价。相关检查、检验设备（含床旁检查、检验设备）按照要求定期检测

实施细则	1. 落实全面质量管理与改进制度，开展室内质量控制和室间质量评价。 2. 相关检查检验设备（含床旁检查、检验设备）按照要求定期检测，并有记录。
衡量要素	【合格】 1. 临床检验、护理和医院感染控制部门共同制定标本采集、运输指南，临床相关工作人员可以方便获取。 2. 实验室有标本接收、拒收标准与流程，保留标本接收和拒收的记录。 3. 对标本进行全程跟踪，检验结果回报时间明确可查。 4. 标本处理和保存有专人负责，标本废弃有记录，储存标本的冰箱有 24 小时温度监控。 5. 对标本运输过程的相关人员进行规范培训。 【良好】符合"合格"，并满足以下条件： 1. 检验科对交接情况有自查，对存在问题有改进措施。 2. 主管部门对标本采集、运输管理有检查与监管，对存在问题有改进建议。 【优秀】符合"良好"，并满足以下条件： 持续改进有成效，标本交接记录完整，标本保存符合规范。
	【合格】 1. 实验室全部检测项目及不同标本类型均有室内质量控制管理制度。 2. 每检测批次至少保留有 1 次室内质量控制结果，并有负责人签字。 3. 重点室内质量控制流程，包括临床化学、免疫学、血液学和凝血试验；血涂片评价和分类计数；细菌、分枝杆菌和真菌检测；尿液分析和临床显微镜检查的质量控制流程。 4. 用质量控制鉴别病毒鉴定试验中的错误检验结果，病毒鉴定的实验室须保留相关记录。 5. 对于需要报告滴度的血清学检测，须同时进行已知滴度的血清阳性质量控制和阴性质量控制。 【良好】符合"合格"，并满足以下条件： 1. 科室定期评估室内质量控制各项参数及失控率，对存在问题有改进措施。 2. 主管部门对室内质量控制工作有检查与监管，对存在问题有改进建议。 【优秀】符合"良好"，并满足以下条件： 持续改进有成效，室内质量控制文件齐全，记录完整。
	【合格】 1. 有参加实验室室间质量评价或比对的管理制度，参加省级或省级以上室间质量评价计划或能力验证计划。 2. 室间质量评价或能力验证应覆盖实验室内检测项目及不同标本类型。 3. 有无法参加评价计划项目的目录或清单，并有替代评估方案。 4. 参加国家级室间质量评价计划或能力验证计划。 【良好】符合"合格"，并满足以下条件： 主管部门对室间质量评价工作有检查与监管，对存在问题有改进建议。 【优秀】符合"良好"，并满足以下条件： 持续改进有成效，室间质量评价或能力验证计划得到有效落实。

续表

衡量要素	【合格】 1. 制定并严格执行临床检验项目的标准操作规程和检验仪器的标准操作、维护规程。 2. 对需要校准的检验仪器、检验项目和对临床检验结果有影响的辅助设备定期进行校准。 3. 有专人负责仪器设备保养、维护与管理。 【良好】符合"合格",并满足以下条件: 主管部门有定期校准、维修维护记录。 【优秀】符合"良好",并满足以下条件: 持续改进有成效,仪器设备维护规范。
	【合格】 1. 医院制定有POCT项目统一管理制度并落实。 2. 检验科定期对POCT项目进行质量控制管理。 3. 对室内质量控制或比对结果有工作记录。 【良好】符合"合格",并满足以下条件: 主管部门对POCT项目工作有检查与监管,对存在问题有改进建议。 【优秀】符合"良好",并满足以下条件: 持续改进有成效,所有POCT项目均进行室内质量控制及室间质量评价。
	【合格】 1. 建立实验室信息管理系统,与医院信息系统联网。 2. 实验室信息管理系统贯穿于检验全程管理。 3. 提供自助取检查报告单系统。 4. 实验室数据资料保留2年以上,供在线查询。 【良好】符合"合格",并满足以下条件: 主管部门对实验室信息管理工作有检查与监管,对存在问题有改进建议。 【优秀】符合"良好",并满足以下条件: 持续改进有成效,实验室信息系统支持检验项目的全程管理和服务。
	【合格】 1. 有试剂与校准品管理的相关制度,试剂与校准品符合国家标准,并有批准文号。 2. 试剂与校准品有专人管理,有岗位职责及使用登记。 3. 医院统一采购,渠道合法。 【良好】符合"合格",并满足以下条件: 1. 科室对试剂与校准品管理定期进行自查,对存在问题有改进措施。 2. 主管部门对检验试剂及校准品管理使用有监管,对存在问题有改进建议。 【优秀】符合"良好",并满足以下条件: 持续改进有成效,检验试剂及校准品管理措施得到落实,保证检验结果准确合法。
	【合格】 1. 有病理技术规范、诊断规范和操作常规等质量管理文件。 2. 有临床回访制度及误诊分析制度。 3. 有科室医疗质量与安全控制指标。

续表

衡量要素	【良好】符合"合格",并满足以下条件: 1. 科室对质量管理工作有自查,对存在问题有分析和改进措施。 2. 主管部门对制度落实情况有检查、分析、反馈,对存在问题有改进建议。 【优秀】符合"良好",并满足以下条件: 持续改进有成效,技术诊疗规范,质量管理措施落实到位。
	【合格】 1. 病理申请单的填写符合要求,包括基本信息(如患者姓名、性别、年龄、住院号、送检科室和日期等);患者临床病史和其他(检验、影像)检查结果;取材部位、标本件数、手术所见及临床诊断;对于既往曾做过病理检查者,需注明病理诊断结果;结核、肝炎、HIV等传染性标本,须注明。 2. 相关人员知晓,并正规填写。 【良好】符合"合格",并满足以下条件: 1. 病理科对申请单书写质量进行监督,将存在问题上报主管部门。 2. 主管部门有监管,定期对不合格申请单的发生原因进行总结分析,反馈到责任科室和个人。 【优秀】符合"良好",并满足以下条件: 持续改进有成效,病理检查申请单书写规范,质量不断提升。
	【合格】 1. 有标本采集、送达、固定时间记录(时间精确到分钟)及标本交接的相关规定与程序。 2. 有标本和申请单登记、签字和交接等相关制度,签字者包括核对人、标本标记人、标本传送人和病理科标本接收人等相关人员。 3. 有不合格标本处理的制度与程序。 4. 不能接收的申请单和标本须当即退回申请科室,并记录。 5. 有标本交接登记资料,记录完整。 【良好】符合"合格",并满足以下条件: 1. 病理科对标本进行检查,将存在问题上报主管部门。 2. 主管部门对不合格标本有检查、分析、反馈,对存在问题有改进建议。 【优秀】符合"良好",并满足以下条件: 持续改进有成效,病理标本全程管理措施落实到位,无标本差错。
	【合格】 1. 取材前阅读申请单中的内容,初步判断病变的性质。 2. 取材前核对申请单的编号与标本的编号、标本的份数是否相符,申请单与标本应有双标志和双核对。 3. 标本检查和取材应按照有关的操作规范进行,取材结束后必须核对组织块。 4. 有取材工作记录单,有标本观察的文字记录。 5. 组织块的编号应该每块分别编号,一一对应。 6. 取材后剩余的标本在标本柜中妥善保存至病理报告发出后的2周。

续表

衡量要素	【良好】符合"合格",并满足以下条件: 1. 科室定期对取材质量有自查与改进,对存在问题有改进措施。 2. 主管部门对标本全程管理有检查、分析、反馈,对存在问题有改进建议。 【优秀】符合"良好",并满足以下条件: 持续改进有成效,标本检查和取材规范,质量控制措施到位,资料完整。
	【合格】 1. 针对不同组织(如小活检、骨组织、淋巴结等),优化制片、染色流程,保证切片质量。 2. 制片过程中若出现异常,应立即与相关病理医师联系,并报告科室主任,查清事实,采取相应的补救措施。常规制片应在取材后1~2个工作日内完成。 3. 内镜小的活检、穿刺等需连续切片不少于6片。 【良好】符合"合格",并满足以下条件: 科室对制片过程有自查,对存在问题有分析和改进措施。 【优秀】符合"良好",并满足以下条件: 持续改进有成效,常规切片质量均达到优良级。
	【合格】 1. 有保证术中快速病理诊断合理使用指征的规定与程序。 2. 有单件标本的冰冻切片制片应在15分钟内完成的规定与程序。 3. 有病理诊断报告在30分钟内完成的规定与程序。 4. 在术前向患者或家属告知术中快速病理诊断的局限性,签署术中快速病理诊断知情同意书。 5. 术中快速病理诊断报告必须采用书面形式(可传真或网络传输)。 6. 从标本接收到报告发出的时间,应在病理申请单上注明。术中快速病理诊断报告应由病理医师签署全名。 【良好】符合"合格",并满足以下条件: 对术中快速病理(含快速石蜡)诊断有自查,对诊断不准确的病例有分析资料。 【优秀】符合"良好",并满足以下条件: 持续改进有成效,术中快速病理诊断准确率不断提高。
	【合格】 1. 每种特殊染色,必须有本实验室的操作规范和技术规程。 2. 每一批次的特殊染色必须设阳性对照,可利用组织中的内对照。 3. 更换新的染色试剂后,必须使用染色阳性组织和阴性组织进行验证,并有相应的文字记录和染色切片档案,相关档案保留2年。 4. 特殊染色时所产生的有毒污染性液体应专门回收,严禁随处倾倒。 【良好】符合"合格",并满足以下条件: 科室对特殊染色有自查,对存在问题及时改进。 【优秀】符合"良好",并满足以下条件: 持续改进有成效,特殊染色技术操作规范,质量不断提升。

续表

衡量要素	【合格】 1. 有免疫组化技术员经过专门培训与考核授权的相关规定与程序。 2. 每一批次的免疫组化染色必须设阴性对照，可利用组织中的内对照。 3. 建立本实验室每种免疫组化染色的操作规程。 4. 更换抗体后，需要用阳性组织和阴性组织进行有效性验证，并有相应的文字记录和染色切片档案。相关档案保留2年。 5. 免疫组化染色过程中产生的有毒液体应专门回收，严禁随意倾倒。 【良好】符合"合格"，并满足以下条件： 科室对免疫组织化学染色情况有自查，对存在问题有改进措施。 【优秀】符合"良好"，并满足以下条件： 持续改进有成效，免疫组化染色操作规范和准确，质量不断提升。 【合格】 1. 有各种实验室质量控制活动计划与执行。 2. 有质量控制活动项目的目录/清单。 【良好】符合"合格"，并满足以下条件： 主管部门对实验室质量控制活动有检查与监管，对存在问题有改进建议。 【优秀】符合"良好"，并满足以下条件： 持续改进有成效，实验室质量控制活动有成效，临床科室对病理科满意度不断提升。 【合格】 1. 有放射安全管理相关制度。 2. 有医学影像设备、场所定期检测制度、定期放射设备及场所检测报告。 3. 有放射废物处理的相关规定，放射废物处理有登记和记录。 4. 在影像检查室门口设置电离辐射警告标志。 5. 医学影像科通过环境评估。 【良好】符合"合格"，并满足以下条件： 1. 科室至少每季度有一次常规安全检查，对存在的问题有改进措施。 2. 主管部门对放射安全管理制度落实情况有检查与监管，对存在问题有改进建议。 【优秀】符合"良好"，并满足以下条件： 持续改进有成效，放射管理相关制度落实到位，患者和职工的安全得到保障。 【合格】 1. 有科室质量安全管理小组并定期开展质量安全管理活动，有记录。 2. 有科室质量控制指标并定期收集、评价、分析。 3. 有科室质量改善指标，并运用质量管理工具进行改进。 【良好】符合"合格"，并满足以下条件： 主管部门对科室质量安全管理有检查与监管，对存在问题有改进建议。 【优秀】符合"良好"，并满足以下条件： 持续改进有成效。
评价方法	文件查阅、记录查看、职工访谈、现场检查、职工操作
推荐责任科室	检验科、病理科、影像科、超声科

（六）按照相关规定建立临床检验、病理和医学影像环境保护及人员职业安全防护制度，遵照实施并准确记录

实施细则	1. 按照国家法律、法规和行业规范，建立临床检验、病理和医学影像部门相关制度、流程，保障环境安全、生物安全和消防安全。 2. 定期对医学影像（放射）机房及环境进行放射防护检测，保证辐射水平符合国家规定或标准。 3. 按照国家法律/法规和行业规范建立职工的职业安全保障制度，并落实。 4. 病原微生物实验室应当符合生物安全国家标准和要求。从事病原微生物实验活动时应当严格遵守相关国家标准和实验室技术规范、操作规程，采取安全防范措施。 5. 从事病原微生物实验活动应当在相应等级的实验室进行。按照生物安全备案等级设置生物安全分区，有警示标识。
衡量要素	【合格】 1. 针对不同工作性质，按照行业规范制定个人防护管理制度。 2. 配备洗眼器、冲淋装置及其他急救设施，并处于正常工作状态。 3. 对生物安全、易燃易爆危险化学品等有警示标识。 4. 有相关防护设施使用与安全防护培训。 5. 实验室出口处设有手部消毒设施。 【良好】符合"合格"，并满足以下条件： 1. 科室对相关安全设施有自查，对存在问题及时改进。 2. 主管部门对实验室配置的安全防护设施有检查与监管，对存在问题有改进建议。 【优秀】符合"良好"，并满足以下条件： 持续改进有成效，实验室安全防护设施配备合理，职工的安全有保障。
	【合格】 1. 有定期对取材室、切片室等进行甲醛、二甲苯浓度检测的报告，保证有害气体浓度在规定许可的范围。每年至少有一次院外年度检测报告。 2. 有废弃有害液体统一回收的制度与程序，用专用容器回收，由具备资质的机构回收处理。 3. 有完善的危险化学品（易燃品和剧毒化学品等）的登记和管理规范。 4. 有单独的洗手池和溅眼喷淋设备。接触有害品的工作人员定期体检。 【良好】符合"合格"，并满足以下条件： 1. 病理取材室符合 P2 实验室要求。 2. 主管部门有监管，对存在问题与缺陷提出改进建议。 【优秀】符合"良好"，并满足以下条件： 持续改进有成效，无环境污染事件和职业损害事件发生。
	【合格】 1. 有完整的放射防护器材与个人防护用品。 2. 影像检查前医务人员告知患方辐射对健康的影响，对受检者敏感器官和组织进行屏蔽防护。 3. 对职工有放射安全防护培训，对新职工进行放射防护器材及个人防护用品使用方法培训。

续表

衡量要素	4. 相关人员按照规定佩戴个人放射剂量计。 5. 相关人员按照规定每年进行健康检查，有完整的放射人员放射防护档案与健康档案。 【良好】符合"合格"，并满足以下条件： 1. 科室有职工放射剂量监测数据分析和针对超标原因的改进措施。 2. 主管部门对相关人员培训效果和放射防护制度的落实情况有检查与监管，对存在问题有改进建议。 【优秀】符合"良好"，并满足以下条件： 持续改进有成效，放射防护制度落实到位，受检者和职工防护得到保障，无放射安全不良事件。 【合格】 1. 有放射安全事件应急预案。 2. 有辐射损伤的具体处置流程和规范。 3. 各相关科室和人员熟悉应急预案和具体处置流程。 【良好】符合"合格"，并满足以下条件： 按照放射安全事件应急预案，每年进行一次综合演练。 【优秀】符合"良好"，并满足以下条件： 持续改进有成效，演练存在的问题得到及时整改，相关人员熟练掌握应急处置流程。
评价方法	文件查阅、记录查看、职工访谈、现场检查、职工操作
推荐责任科室	检验科、病理科、影像科、超声科

第九节　输血管理与持续改进

（一）落实《中华人民共和国献血法》《医疗机构临床用血管理办法》和《临床输血技术规范》等相关规定，医院应当具备为临床提供24小时输血服务的能力，满足临床工作需要

实施细则	1. 落实《中华人民共和国献血法》《医疗机构临床用血管理办法》和《临床输血技术规范》等相关法律和规范，成立临床用血管理委员会，制定医院临床用血管理制度并落实。 2. 按照法律、法规和规范要求，设置输血科或血库，人员配置、布局和设备设施满足医院输血工作需要。 3. 明确输血科各岗位职责，职工履职能力符合要求。 4. 具有提供24小时输血服务的能力，满足临床需要。

续表

衡量要素	【合格】 1. 有临床输血管理相关制度和实施细则，内容覆盖医院临床输血管理全过程。 2. 对医务人员进行临床输血相关法律、法规、规章制度培训，有考核。 【良好】符合"合格"，并满足以下条件： 1. 临床科室针对输血管理制度的落实情况开展自查，对存在问题有改进措施。 2. 主管部门对输血管理制度的落实情况有检查、分析、反馈，对存在问题有改进建议。 【优秀】符合"良好"，并满足以下条件： 持续改进有成效，输血管理制度得到有效落实。
	【合格】 1. 有医院临床用血计划。 2. 有临床用血管理制度，内容包括用血申请分级管理、临床科室和医师临床用血评价及公示等。 【良好】符合"合格"，并满足以下条件： 1. 输血科对临床用血和计划的规范性进行分析、评价，对存在问题有改进措施。 2. 主管部门对用血计划有检查、分析、反馈，每季度对科室及医师用血评价与考核进行公示，对存在问题有改进建议。 【优秀】符合"良好"，并满足以下条件： 持续改进有成效，用血相关管理工作落实到位。
	【合格】 1. 输血科或血库设置与医院功能及临床科室诊疗需求相适应。不具备条件设置输血科或血库的医疗机构，应当安排专（兼）职人员负责临床用血工作。 2. 有工作制度、岗位职责、相关技术规范与操作规程，并对相关人员进行培训。 3. 参与疑难输血病例的诊断、会诊与治疗，指导临床合理用血，配合临床用血事件及输血不良反应的调查。 【良好】符合"合格"，并满足以下条件： 1. 输血科或血库主动征求临床科室对输血管理工作的意见和建议，对存在问题有改进措施。 2. 主管部门对输血科或血库管理有检查、分析、反馈，对存在问题有改进建议。 【优秀】符合"良好"，并满足以下条件： 持续改进有成效，临床对输血科或血库相关工作满意。
	【合格】 1. 输血科或血库负责人具有输血技术工作五年以上，并接受输血相关理论和实践技能的培训和考核；输血科或血库工作人员无影响履行输血专业职责的疾病。 2. 输血科或血库位置远离污染源，靠近手术室和病区；布局应符合卫生学要求，污染区与非污染区分开，至少应设置血液入库前的血液处置室、血液标本处理室、储血室、发血室、输血相容性检测实验室、值班室和资料保存室。 3. 配备 $2\sim6℃$ 储血专用冰箱、$-20℃$ 以下专用低温冰箱、$2\sim8℃$ 试剂冰箱等必备的基本设备。

续表

衡量要素	【良好】符合"合格",并满足以下条件: 1. 输血科或血库实验室建筑与设施符合实验室生物安全通用要求,业务区域与生活区域分开,业务用房面积达到相关要求。 2. 主管部门对设备使用情况有检查、分析、反馈,对存在问题有改进建议。 【优秀】符合"良好",并满足以下条件: 持续改进有成效,输血科人员结构、房屋设施和仪器设备均符合要求。 【合格】 1. 制定临床用血储备计划,与指定供血单位签订供血协议。无非法渠道用血、自采/自供血液的行为。 2. 有血液库存量的管理要求,能24小时为临床提供供血服务。有特殊用血(如稀有血型)应急协调机制,确保急诊抢救用血。 3. 有应急用血的后勤(通信、人员、交通)保障能力。 【良好】符合"合格",并满足以下条件: 1. 输血科与血站建立血液库存预警机制,及时掌握预警信息,协调临床用血。 2. 主管部门对供血和应急用血的后勤保障情况有检查、分析、反馈,对存在问题有改进建议。 【优秀】符合"良好",并满足以下条件: 持续改进有成效,供血满足临床需要。
评价方法	文件查阅、记录查看、职工访谈、现场检查、职工操作
推荐责任科室	输血科

(二) 加强临床用血过程管理,严格掌握输血适应证和输血技术操作规范,促进临床安全、有效、科学用血

实施细则	1. 加强临床用血过程管理,严格遵循输血适应证开展用血,根据规定完成用血审批,开展输血前后评估,规范输血记录。 2. 严格掌握输血技术操作规范,促进临床安全、有效、科学用血。
衡量要素	【合格】 1. 输血科或血库每年至少一次为临床用血医务人员提供输血知识的教育与培训。 2. 临床医师合理用血的评价结果用于个人绩效考核与用血权限的认定,有管理规定,并执行。 【良好】符合"合格",并满足以下条件: 1. 输血科或血库和各临床用血科室每季度对医师合理用血、用血权限情况有自查,对存在问题有改进措施。 2. 主管部门有检查、分析、反馈,对存在问题有改进建议。 【优秀】符合"良好",并满足以下条件: 持续改进有成效,临床用血合理程度不断提升。

续表

衡量要素	【合格】 1. 具备为准备输血的患者进行血型及感染筛查（肝功能、乙肝五项、HCV、HIV、梅毒抗体）的相关检测能力，并开展相关检测。 2. 有输血前医患双方共同签署的输血治疗知情同意书。 3. 输血治疗知情同意书保存于病历中。 4. 对抢救生命垂危等特殊情况下的患者紧急输血有相关规定与批准流程。 【良好】符合"合格"，并满足以下条件： 主管部门对知情同意的执行情况有检查、分析、反馈，对存在问题有改进措施。 【优秀】符合"良好"，并满足以下条件： 持续改进有成效，每例输血患者均有输血治疗知情同意书。
	【合格】 有临床用血前评估和用血后效果评价管理制度，内容应包括根据患者病情和实验室检测结果进行输血指征综合评估的指标。 【良好】符合"合格"，并满足以下条件： 1. 科室对临床用血执行情况（输血适应证、输血前评估指标、检测指标、输血后效果评价等记录）有自查，对存在问题有改进措施。 2. 主管部门对安全、有效、科学用血有检查、分析、反馈，对存在问题有改进建议。 【优秀】符合"良好"，并满足以下条件： 持续改进有成效，用血前评估和用血后评价工作落实到位。
	【合格】 1. 有临床用血医学文书管理制度，并执行。 2. 输血治疗病程记录至少包括输血原因、输血方式、输注成分、血型、数量、输注起止时间、输血过程观察情况、有无输血不良反应等内容。 3. 输血治疗后病程记录有输注效果评价的描述。 4. 手术输血患者的手术记录、麻醉记录、护理记录和术后记录中输血量与发血量要一致。 【良好】符合"合格"，并满足以下条件： 主管部门对输血治疗病程记录情况有检查、分析、反馈，对存在问题有改进建议。 【优秀】符合"良好"，并满足以下条件： 持续改进有成效，输血治疗病程记录完整、规范。
评价方法	文件查阅、记录查看、职工访谈、现场检查、职工操作、病历检查、病案检查
推荐责任科室	输血科、医务部

（三）建立与麻醉科和手术科室有效沟通机制，积极开展自体输血。严格掌握术中输血适应证，合理、安全输血

实施细则	1. 建立与麻醉科和手术科室有效沟通，制定自体输血的流程与规范，积极开展自体输血。 2. 严格掌握术中输血适应证，合理、安全输血。

续表

衡量要素	【合格】 1. 建立与麻醉科和手术科室有效沟通机制，积极开展自体输血。严格掌握术中输血适应证，合理、安全输血。 2. 对开展自身输血、围手术期血液保护等输血技术有管理规定。 3. 有支持开展血液保护相关技术的设备条件。 4. 有开展血液保护相关技术的人员并能开展工作。 【良好】符合"合格"，并满足以下条件： 1. 科室有自体输血和异体输血管理情况自查，并有与上年度用血量比较的数据信息。 2. 主管部门对自体输血有检查、分析、反馈，对存在问题有改进建议。 【优秀】符合"良好"，并满足以下条件： 持续改进有成效，自体输血率不断提升。
评价方法	文件查阅、记录查看、职工访谈、现场检查、职工操作、病历检查、病案检查
推荐责任科室	输血科、医务部

（四）开展血液质量管理监控，制定、实施控制输血严重危害（输血传染疾病、严重不良反应）的方案。落实输血相容性检测管理制度和实验质量管理要求，确保输血安全

实施细则	1. 开展血液质量管理监控，制定、实施控制输血严重危害（输血传染疾病、严重不良反应）的方案。 2. 落实输血相容性检测管理制度和实验质量管理要求，确保输血安全。
衡量要素	【合格】 1. 有血液贮存质量监测与信息反馈管理制度，并执行。 2. 输血科或血库有专人对血液贮存（存放方式、冰箱温度、标识、消毒、细菌监测等）有定期监测记录。 3. 一次性输血耗材进行无害化处理，有记录。 【良好】符合"合格"，并满足以下条件： 1. 科室对血液贮存质量监测与信息反馈的管理制度落实情况有自查、分析、整改，对存在问题有改进措施。 2. 主管部门对血液贮存质量监测与信息反馈的管理制度落实情况有检查与监管，对存在问题有改进建议。 【优秀】符合"良好"，并满足以下条件： 持续改进有成效，血液贮存质量与信息反馈制度落实到位。
	【合格】 1. 根据相关法律、法规和临床输血技术规范制定输血全过程质量管理监控的管理制度、评价指标和管理流程。 2. 有输血科或血库对临床科室全过程管理的监控指标（包括储血、发血、输血中、输血后、输血室内质量控制和室间质量评价等）和监测评价结果。 3. 血液发出后，受血者和供血者标本于 $2\sim6$ ℃保存至少 7 日。4. 从发血到输血各个交接环节要有记录，时间应精确到分钟。 5. 所使用的输血器和辅助设备符合国家标准、操作规范与流程。 6. 输血中实施全程监护，有输血反应处理预案报告与流程，输血不良反应发现和处理时间应精确到分钟，记录在病历中。

续表

衡量要素	【良好】符合"合格",并满足以下条件: 1. 输血科或血库与临床用血科室对上述制度的落实情况有自查、分析、整改,对存在问题有改进措施。 2. 主管部门对输血全过程制度的落实情况有检查、分析、反馈,对存在问题有改进建议。 【优秀】符合"良好",并满足以下条件: 持续改进有成效,每例患者输血全过程管理规范,监管措施落实到位。
	【合格】 1. 有输血相关应急预案,内容包括紧急用血的应对,以及控制输血严重危害、超常规用血量、关键设备故障等。 2. 有关键设备故障的应急措施,包括电话、负责人及替代方式。 3. 相关人员知晓应急预案处置流程,并能执行。 【良好】符合"合格",并满足以下条件: 主管部门对紧急用血的执行情况(重点夜间、节假日)和输血严重危害事件处置进行抽查或演练。 【优秀】符合"良好",并满足以下条件: 持续改进有成效,应急管理相关措施落实到位,无输血严重危害事件发生。
	【合格】 1. 有输血相容性检测实验室的管理制度,能提供输血前检验项目包括血型ABO反正定型、RH(D)、交叉配血、输血感染性疾病免疫标志物及不规则抗体等项目。 2. 能够对需要输血的患者进行输血相容性检测检查。 3. 交叉配血必须采用能检查不完全抗体的实验方法。 4. 用于输血相容性检测的试剂应符合相应标准。 【良好】符合"合格",并满足以下条件: 1. 科室能按照制度和流程要求检查落实情况,对存在问题及时整改。 2. 主管部门按照制度和流程的落实情况有检查、分析、反馈,对存在问题有改进建议。 【优秀】符合"良好",并满足以下条件: 持续改进有成效,输血相容性检测相关制度得到落实。
	【合格】 1. 有室内质量控制的管理规定,包括质量控制品的技术规则定义、质量控制品常规使用前的确认、实施质量控制的频次、质量控制品检测数据分析方法、质量控制规则的选定等。 2. 有试验有效性判断和失控的判定标准。 3. 对失控的结果有调查分析、处理、并记录。 【良好】符合"合格",并满足以下条件: 1. 输血科对室内失控项目和室间质量评价不合格项目有自查。 2. 参加省级或国家级室内评价时,应按常规检测方法与常规检测标本同时进行,不得另选检测系统,且成绩合格。 【优秀】符合"良好",并满足以下条件: 持续改进有成效,室内质量控制和室间质量评价规范参加,输血相容性检测质量不断提高。
评价方法	文件查阅、记录查看、职工访谈、现场检查、职工操作、病历检查、病案检查
推荐责任科室	输血科

第十节 医院感染管理与持续改进

（一）按照《医院感染管理办法》，建立医院感染管理组织，建立医院管理多部门协调机制。完善医院感染管理与控制制度，有医院感染事件应急预案并组织实施，开展医院感染预防控制知识与技能的全员培训和教育

实施细则	1. 建立医院感染管理委员会，委员会由医院感染管理部门、医务部门、护理部门、临床科室、消毒供应室、手术室、临床检验部门、药事管理部门、设备管理部门、后勤管理部门及其他相关部门的主要负责人组成，主任委员由医院院长或者主管医疗工作的副院长担任。 2. 根据国家法律、法规、标准要求及《医疗机构感染预防与控制基本制度》，制定并及时完善医院感染管理控制制度，并落实。 3. 医院结合本地区就诊人群特点和医院条件制定医院感染事件防控应急预案并组织实施。 4. 医院制定全员医院感染防控知识与技能培训计划并落实，包括但不限于手卫生、标准预防、应急方案教育等。医院职工（含外聘人员）掌握相关预防与控制医院感染的基础卫生学和消毒隔离知识，且在工作中正确运用。
衡量要素	【合格】 1. 建立"医院感染管理委员会—医院感染管理部门—临床科室"三级医院感染监控体系，有制度及职责。 2. 医院感染管理部门配备专（兼）职人员，负责人有五年以上工作经验的专业技术人员；临床科室有兼职的医院感染管理质量控制人员。 3. 医院感染管理纳入医院总体工作规划和质量与安全管理目标。并依据上级部门与医院感染管理的相关要求，制定工作计划并落实。 4. 有相关人员岗位职责，并履行。 5. 无重大医院感染责任事件。 【良好】符合"合格"，并满足以下条件： 1. 有对院科两级医院感染管理组织工作及制度落实情况的监督检查，定期召开专题会议，对感染管理现状进行分析及反馈，对存在问题有改进措施。 2. 对上级主管检查中发现的问题，及时整改，并调整完善工作计划和内容。 【优秀】符合"良好"，并满足以下条件： 持续改进有成效，院科两级医院感染组织机构健全，人员配置满足临床需求。 【合格】 1. 有根据相关法律、法规不断修订和完善医院感染预防与控制制度，有针对医院所有医疗活动和工作流程而制定的具体措施，并落实。 2. 有医院感染事件应急预案并组织演练。

续表

衡量要素	3. 医院感染管理相关人员熟知相关制度、工作流程及所管辖部门的医院感染特点。 4. 全体职工熟知本部门、本岗位医院感染管理的相关制度及要求，并执行。 【良好】符合"合格"，并满足以下条件： 主管部门对科室的医院感染管理工作有检查、分析、反馈，对存在问题有改进建议。 【优秀】符合"良好"，并满足以下条件： 持续改进有成效，医院感染管理工作落实到位。
	【合格】 1. 有针对各级、各类人员制定的医院感染管理培训计划、培训大纲和培训内容。 2. 按计划开展相关培训并有考核。 3. 相关人员掌握相关知识与技能。 【良好】符合"合格"，并满足以下条件： 主管部门对培训效果进行追踪与成效评价，对存在问题有改进建议。 【优秀】符合"良好"，并满足以下条件： 持续改进有成效，培训后的医务人员医院感染预防与控制知识与技能达到岗位要求。
评价方法	文件查阅、记录查看、职工访谈、现场检查、职工操作
推荐责任科室	感染控制科

（二）按照《医院感染监测规范》，加强重点部门、重点环节、重点人群与高危险因素监测，控制并降低医院感染风险

实施细则	1. 医院对重点部门、重点环节、重点人群有明确的监测范围、监测方法、监测内容和监测质量控制要求。 2. 医院对监测结果进行分析，提出医院的医院感染高危险因素，制定针对性措施，控制并降低医院感染风险。
衡量要素	【合格】 1. 根据相关规范要求并结合医院实际，确定医院的重点部门、重点环节、重点人群与高危险因素，制定监测计划和管理措施，并落实。 2. 有对感染较高风险科室（如重症医学科、新生儿病房、产房、手术室、内镜室、口腔科、感染性疾病科、导管室、消毒供应室等）的感染控制情况进行风险评估，并制定针对性的控制措施，严格执行。 3. 有对下呼吸道、手术部位、导尿管相关尿路、血管导管相关血流等主要部位感染的预防控制的相关制度与措施，并落实。 4. 重症医学科开展导管相关性血源感染（CRBSI）千日感染率、呼吸机相关肺炎（VAP）千日感染率、尿路感染（UTI）千日感染率的监测与防控。 【良好】符合"合格"，并满足以下条件： 1. 科室有自查，对存在问题有总结、分析、报告机制，并有改进措施。 2. 主管部门对科室监测情况进行定期核查指导，对存在问题及时反馈，并提出整改建议。

续表

衡量要素	【优秀】符合"良好",并满足以下条件: 持续改进有成效,医院信息系统能够对重点环节、重点人群与高危险因素进行监测、分析,医院感染得到有效控制。
	【合格】 1. 产房根据《医院感染管理办法》等法律、法规要求制定医院感染管理制度及流程。 2. 产房周围环境必须清洁、无污染源,应与母婴室、新生儿室相邻近,相对独立。 3. 产房布局合理,分区明确,设有隔离待产室和隔离分娩室,使用后的产房、产床应清洁消毒。 【良好】符合"合格",并满足以下条件: 1. 科室有自查,对存在问题有改进措施。 2. 主管部门对产房的医院感染管理的落实情况有检查、分析、反馈,对存在问题有改进建议。 【优秀】符合"良好",并满足以下条件: 持续改进有成效,产房诊疗工作符合医院感染管理要求。
	【合格】 1. 根据《医院感染管理办法》《口腔诊疗器械消毒技术操作规范》等规章要求制定相关制度、流程。 2. 消毒隔离工作符合规范要求,医务人员能够获得并正确使用符合国家标准的消毒与防护用品。 3. 医疗器械的清洁灭菌符合国家规范,提供安全的诊疗操作。 4. 布局流程合理,符合规范。 【良好】符合"合格",并满足以下条件: 1. 科室有自查,对存在问题有改进措施。 2. 主管部门对口腔科的医院感染管理有检查、分析、反馈,对存在问题有改进建议。 【优秀】符合"良好",并满足以下条件: 持续改进有成效,口腔诊疗工作符合医院感染管理规范。
	【合格】 1. 根据《医院感染管理办法》《内镜清洗消毒技术操作规范》等规章要求制定相关制度、流程。 2. 消毒隔离工作符合规范要求,医务人员能够获得并正确使用符合国家标准的消毒与防护用品。 【良好】符合"合格",并满足以下条件: 1. 科室有自查,对存在问题有改进措施。 2. 主管部门对内镜清洗消毒流程有检查、分析、反馈,对存在问题有改进建议。 【优秀】符合"良好",并满足以下条件: 持续改进有成效,内镜诊疗工作符合医院感染管理规范。
	【合格】 1. 有医院感染暴发报告流程与处置预案。 2. 有多种形式与渠道,使医务人员和医院感染的相关管理人员及时获得医院感染的信息。 3. 有医院感染暴发的报告和处置预案控制的有效措施,按要求上报。 4. 相关医务人员知晓医院感染暴发报告流程和处置预案。

续表

衡量要素	【良好】符合"合格",并满足以下条件: 1. 有医院感染暴发处置演练效果评价报告,对存在问题有改进措施,相关资料可查询。 2. 有医院感染暴发报告的信息核查机制。 【优秀】符合"良好",并满足以下条件: 持续改进有成效,演练中的问题得到整改,医院感染暴发事件上报流程及处置预案及时更新修订。
评价方法	文件查阅、记录查看、职工访谈、数据核查、现场检查、职工操作
推荐责任科室	感染控制科

（三）医院感染管理组织要监测医院感染危险因素、医院感染率及其变化趋势，定期开展风险评估并持续改进诊疗流程；定期通报医院感染监测结果并加强横向比较

实施细则	1. 定期对感染监测的数据进行统计分析、反馈,定期开展风险评估并持续改进诊疗流程,有相关报告或反馈记录。 2. 按照医院感染防控制度规定的周期向全院发布全院感染监测数据,及时将感染监测的数据和分析反馈给临床科室。
衡量要素	【合格】 1. 医院感染管理专职人员和监测设施配备符合要求。 2. 有医院监测计划,按照医院感染监测规范要求开展监测工作,监控应覆盖高风险科室和环节,监测的目录/清单范围符合要求。 3. 科室能按照制度和流程要求监测《医院感染监测规范》要求的全部项目,并有记录。 4. 有监测信息收集与反馈渠道,保证信息质量,保存原始记录文件。 【良好】符合"合格",并满足以下条件: 有医院感染监测记录与分析报告,定期（至少每季度）对监测信息进行分析、讨论、总结及反馈,对医院感染风险、医院感染率及其变化趋势提出预警和改进诊疗流程等建议。 【优秀】符合"良好",并满足以下条件: 持续改进有成效,医院感染监测指标和医院信息系统能够满足对医院感染危险因素的监测及分析,符合目标性监测和全院综合性监测等管理需求。
	【合格】 按照卫生健康行政部门的要求上报医院感染监测信息。 【良好】符合"合格",并满足以下条件: 1. 有指定专人负责上报医院感染监测信息,信息经过审核,保障真实、准确。 2. 主管部门针对省、市医院感染质量控制中心发布本地区的医院感染监测信息,分析比较,提出改进建议。 【优秀】符合"良好",并满足以下条件: 持续改进有成效,医院感染管理水平不断提高。
评价方法	文件查阅、记录查看、职工访谈、数据核查
推荐责任科室	感染控制科

（四）消毒、灭菌和隔离工作符合国家相关标准与规范要求，医务人员能获得并正确使用符合国家标准的消毒与防护用品；重点部门、重点部位的医院感染管理符合要求

实施细则	1. 医院按照国家相关标准和规范要求，开展消毒、灭菌和隔离工作。 2. 医院提供的消毒与防护用品符合国家标准且在有效期内，医务人员应能够获得并正确使用消毒与防护用品。 3. 重点部门、重点部位的医院感染管理应当符合相关标准与规范要求。
衡量要素	【合格】 1. 有全院和重点部门（如重症医学科、新生儿病房、产房、手术室、导管室、内镜室、感染性疾病科、口腔科、消毒供应中心等）的消毒工作制度，并执行。 2. 有对医务人员进行相关知识、消毒技术的教育与培训，并有培训考核记录。 3. 有满足消毒要求的消毒设备、设施与消毒剂，符合国家相关标准和规范要求，质量和来源可追溯。 4. 能根据医疗物品危险性选择正确的消毒、灭菌方法，确保消毒灭菌效果。 5. 定期针对全院消毒工作开展常规监测，包括消毒液的浓度监测、紫外线灯的强度监测及必要的消毒后生物监测等，并有记录。 6. 相关医务人员知晓上述内容并落实。 【良好】符合"合格"，并满足以下条件： 1. 科室对消毒工作制度与流程的落实情况有自查、分析，对存在问题有改进措施。 2. 主管部门对全院消毒工作进行检查监管，对存在问题进行分析、总结、反馈，并有改进建议。 【优秀】符合"良好"，并满足以下条件： 持续改进有成效，消毒工作制度落实到位，无因消毒不合格导致的感染事件发生。
	【合格】 1. 有针对免疫低下、感染性疾病等患者的隔离制度与操作流程。 2. 针对诊疗过程中出现或者可能出现的感染传播风险，采取有效屏障和隔离措施，为隔离患者和相关医务人员提供符合国家标准的个人防护用品。 3. 医务人员掌握隔离的原则、标准、技术，并能够正确使用防护用品。 3. 隔离设施与物品配备能满足临床需要。 【良好】符合"合格"，并满足以下条件： 1. 科室对隔离制度与操作流程的落实情况有自查、分析，对存在问题有改进措施。 2. 主管部门定期对隔离制度与操作流程的落实情况督导检查、分析、反馈，对存在问题有改进措施。 【优秀】符合"良好"，并满足以下条件： 持续改进有成效，有数据或案例体现改进效果或者形成新制度、规范、流程、举措等。
评价方法	文件查阅、记录查看、职工访谈、数据核查、现场检查、职工操作
推荐责任科室	感染控制科

（五）按照《医务人员手卫生规范》，建立医院手卫生管理制度。正确、充分配置有效、便捷的手卫生设备设施，加强对手卫生落实情况的监管

实施细则	1. 根据《医务人员手卫生规范》要求，建立并落实手卫生管理制度。 2. 充分配置与诊疗工作相匹配的、有效、便捷的手卫生设备设施。手卫生的设备和设施包括但不限于流动水洗手设施、卫生手消毒设施等，并按照医院规定的周期进行手卫生依从性的监测与反馈。
衡量要素	【合格】 1. 根据手卫生规范要求制定手卫生管理相关制度。 2. 相关部门为医务人员提供手卫生培训。 3. 医务人员能落实手卫生规范。 【良好】符合"合格"，并满足以下条件： 1. 科室对手卫生执行情况有自查，对存在问题有改进措施。 2. 主管部门对手卫生规范执行情况有检查与监管，对存在问题有检查、分析、反馈，并有改进建议。 【优秀】符合"良好"，并满足以下条件： 持续改进有成效，手卫生依从性、正确性不断提高。 【合格】 1. 根据手卫生规范要求配置有效、齐全、便捷的手卫生设施。 2. 有手卫生相关要求（洗手方法、外科洗手操作规程等）的宣传教育图示。 3. 重点科室遵循相关标准要求，配置非手触式水龙头及手卫生相关设备设施。 【良好】符合"合格"，并满足以下条件： 主管部门对手卫生设施设备的配置情况进行检查与监管，对存在问题有改进建议。 【优秀】符合"良好"，并满足以下条件： 持续改进有成效，全院手卫生设施配置满足医疗安全需要。
评价方法	文件查阅、记录查看、数据核查、现场检查、职工操作
推荐责任科室	感染控制科

（六）有多重耐药菌医院感染控制管理规范与程序，有多部门共同参与的多重耐药菌管理合作机制。应用微生物室检测和医院感染管理数据信息指导临床合理使用抗菌药物

实施细则	1. 根据医院多重耐药菌的流行趋势和特点建立多重耐药菌医院感染控制管理规范与程序。针对多重耐药菌医院感染的诊断、监测、预防、控制等环节，建立多部门共同参与的多重耐药菌管理协调机制。 2. 定期统计分析医院微生物室检测和医院感染管理数据信息，并将相关信息向临床推送，指导临床合理使用抗菌药物。
衡量要素	【合格】 1. 针对多重耐药菌医院感染的诊断、监测、预防、控制等环节，结合实际工作，制定并落实多重耐药菌感染管理的规章制度与防控措施。

续表

衡量要素	2. 有对多重耐药菌控制落实的有效措施，包括手卫生措施、隔离措施、无菌操作、合理使用抗菌药物、保洁与环境消毒的制度等。 3. 医院临床微生物实验室能开展多重耐药菌检测及抗菌药物敏感性分析。 4. 临床科室、微生物实验室或检验部门、医院感染管理部门等有多重耐药菌管理方面的协作机制，并有具体落实方案。 【良好】符合"合格"，并满足以下条件： 1. 各部门信息通报渠道畅通，对存在问题定期分析、反馈，并有持续改进措施。 2. 主管部门对多重耐药菌医院感染情况有检查与监管，对存在问题有分析及改进建议。 【优秀】符合"良好"，并满足以下条件： 持续改进有成效，多部门合作机制建立，每半年向全院公布一次临床常见分离细菌菌株及其药敏情况，包括全院和重点部门多重耐药菌的检出变化情况和感染趋势等。
	【合格】 1. 有细菌耐药监测及预警机制，且每半年进行反馈。 2. 各重点部门了解其前五位的医院感染病原微生物名称及耐药率。 3. 有临床治疗性使用抗菌药物的微生物送检率年度统计分析。 4. 有临床治疗性使用抗菌药物种类与微生物检测种类年度统计分析。 【良好】符合"合格"，并满足以下条件： 1. 有上述细菌耐药监测变化趋势图。 2. 主管部门、药事管理组织联合对细菌耐药进行监测和预警，并有干预措施，对存在问题有改进建议。 【优秀】符合"良好"，并满足以下条件： 持续改进有成效，多部门对细菌耐药情况的联合干预措施得到有效落实。
评价方法	文件查阅、记录查看、数据核查、现场检查、病历检查、病案检查
推荐责任科室	感染控制科

（七）建立侵入性器械/操作相关感染防控制度。有医院侵入性器械、手术及其他侵入性诊疗操作名录，制定相关防控措施并实施数据监测

实施细则	1. 医院有建立侵入性器械/操作相关感染防控制度。侵入性器械/操作相关感染防控主要包括但不限于血管导管相关血流感染、导尿管相关尿路感染、呼吸机相关肺炎和透析相关感染的预防与控制。 2. 医院建立有医院诊疗活动中使用的侵入性器械、手术及其他侵入性诊疗操作名录。 3. 根据侵入性器械、开展的手术及其他侵入性诊疗操作中的风险点，按照感染防控制度实施数据监测。
衡量要素	【合格】 1. 有侵入性诊疗器械、手术及其他侵入性诊疗操作（包括介入诊疗操作、内镜诊疗操作、CT或超声等引导下的穿刺诊疗等）相关感染防控制度，并制定相关防控措施，以及防控措施执行依从性的监测规则和流程，相关医务人员知晓并实施。

续表

衡量要素	2. 建立医院诊疗活动中使用的侵入性诊疗器械、手术及其他侵入性诊疗操作名录。 3. 实施临床使用侵入性诊疗器械相关感染病例、手术及其他侵入性诊疗操作相关感染病例的目标性监测，并开展相关感染防控措施执行依从性的监测。 4. 根据患者病情、拟施行手术及其他侵入性诊疗操作的种类进行感染风险评估，并依据评估结果采取针对性的感染防控措施。 5. 手术及其他侵入性诊疗操作使用抗菌药物预防符合规范要求。 【良好】符合"合格"，并满足以下条件： 1. 科室有自查，对存在问题有分析、整改。 2. 主管部门定期督导检查、分析、反馈，并检查科室整改落实情况，对存在问题有改进措施。 【优秀】符合"良好"，并满足以下条件： 有数据或案例体现改进效果或形成新制度、规范、流程、举措等。
评价方法	文件查阅、记录查看、职工访谈、数据核查、职工操作
推荐责任科室	感染控制科

（八）按照相关法律、法规，建立医院医疗废物、废液管理责任制，健全组织架构、管理制度和工作机制，落实岗位职责。医疗废物的分类、收集、运送、暂存、转移、登记造册和操作人员职业防护等符合规范。加强相关工作人员培训

实施细则	1. 按照相关法律、法规，建立医院医疗废物管理责任制，健全组织架构、管理制度和工作流程，落实岗位职责。 2. 医疗废物的分类收集、运送、暂存、登记、交接管理规范，对从事分类收集、运送、暂存等工作人员采取的职业防护措施符合规范。 3. 加强相关工作人员培训。对从事分类收集、运送、暂存等工作人员及管理人员，根据岗位需要进行相关法律、法规、规章、规范性文件，以及各种制度、工作流程、要求和意外事故的应急处理等方面的培训。
衡量要素	【合格】 1. 医院有医疗废物、废液领导小组及医疗废物、废液监管部门，并明确职责；制定医疗废物、废液处理管理规章制度和相关人员岗位职责。 2. 医疗废物、废液处理系统符合相关法律、法规的要求。 3. 有专人负责医疗废物、废液处理工作，上岗前与在岗期间持续接受相关知识培训，相关工作人员个人防护符合规范要求。 4. 相关科室按要求进行医疗废物、废液的分类、收集、运送、暂存、转移等处置，并有记录。 【良好】符合"合格"，并满足以下条件： 1. 科室有自查，对存在问题有分析、整改。 2. 主管部门定期督导检查、分析、反馈，并检查科室整改落实情况，对存在问题有改进建议。 【优秀】符合"良好"，并满足以下条件： 有数据或案例体现改进效果或形成新制度、规范、流程、举措等。
评价方法	文件查阅、记录查看、职工访谈、现场检查、职工操作
推荐责任科室	感染控制科

第十一节 中医诊疗质量保障与持续改进

（一）中医诊疗科室设置应当符合《综合医院中医临床科室基本标准》等文件的要求，中药房与中药煎药室设置应当符合相关法、律法规的要求

实施细则	1. 中医诊疗科室设置应当符合《综合医院中医临床科室基本标准》等文件的要求。 2. 中药房与中药煎药室设置符合相关法律、法规的要求。
衡量要素	【合格】 1. 中医科为医院的一级临床科室，设立中医门诊。 2. 科室主任由具备中医类别的副高及以上职称人员担任。中医师具备中医类别任职资格。 3. 护士接受过中医药知识技能岗位培训。护士长具有主管护师任职资格，能够指导护理人员开展辨证施护和运用中医护理技术。 【良好】符合"合格"，并满足以下条件： 门诊开设中医专业≥3个。 【优秀】符合"良好"，并满足以下条件： 持续改进有成效，中医科设置独立病区。
	【合格】 1. 根据医院规模和临床需要，设置规范的中药房与中药煎药室。 2. 有中药质量管理的相关制度，对采购、验收、贮存、调剂、煎煮等环节实行质量控制。 3. 煎药室的位置、环境、通风、消防、煎药设施设备、容器及环境维护等符合相关规定。 4. 相关工作人员知晓本岗位的履职要求。 【良好】符合"合格"，并满足以下条件： 主管部门对中药房与中药煎药室的工作情况有检查与监管，对存在问题有改进措施。 【优秀】符合"良好"，并满足以下条件： 持续改进有成效，中药房与中药煎药室管理规范。
评价方法	文件查阅、记录查看、职工访谈、现场检查
推荐责任科室	中医科、药学部

（二）建立中医诊疗规范，开展中医特色护理，提供具有中医特色的康复与健康指导等服务

实施细则	1. 建立中医诊疗规范。 2. 开展中医特色护理。 3. 提供具有中医特色的康复与健康指导等服务。
衡量要素	【合格】 1. 有中医科工作制度、岗位职责及体现中医特色的诊疗规范，并落实。 2. 根据中医特色，开展培训与教育活动。 3. 相关医务人员知晓上述制度、本岗位职责及诊疗规范。 【良好】符合"合格"，并满足以下条件： 1. 科室定期自查，对存在问题有改进措施。 2. 主管部门对中医工作规范诊疗情况有检查与监管，对存在问题有改进建议。 【优秀】符合"良好"，并满足以下条件： 持续改进有成效，中医诊疗规范，特色质量得到保障。 【合格】 1. 有中医与西医临床科室的会诊、转诊相关制度，并落实。 2. 通过科室间会诊，开展疑难危急重症的病情评估，制定适宜的诊疗方案。 【良好】符合"合格"，并满足以下条件： 主管部门对中西医开展联合诊治工作有检查与监管，对存在问题有改进建议。 【优秀】符合"良好"，并满足以下条件： 持续改进有成效，中医特色诊疗在多学科综合诊疗工作中发挥作用。 【合格】 1. 有中医护理常规、操作规程，能够体现辨证施护和中医特色。 2. 相关医务人员知晓本岗位的履职要求。 3. 为患者提供具有中医特色的康复和健康指导；以及具有中医特色的优质护理等服务。 【良好】符合"合格"，并满足以下条件： 1. 科室对为患者提供的具有中医特色的康复和健康指导措施及效果有自查、总结、整改，对存在问题有改进措施。 2. 主管部门有监管、分析、反馈，并对科室落实整改情况有检查，对存在问题有改进建议。 【优秀】符合"良好"，并满足以下条件： 持续改进有成效，中医特色诊疗服务在护理、健康教育及康复等医疗服务中得到充分体现。
评价方法	文件查阅、记录查看、职工访谈、现场检查、病历检查、病案检查
推荐责任科室	中医科

第三章 医院管理

第一节 管理职责与决策执行机制

（一）制定医院章程，建立医院内部决策执行机制。加强和改进公立医院领导人员管理

实施细则	1. 制定医院章程，建立医院内部决策执行机制。 2. 加强和改进公立医院领导人员管理。
衡量要素	【合格】 1. 制定医院章程，规范内部管理结构和权力运行规则，提高医院运行效率。 2. 医院以章程为依据，明确医院议事规则和办事程序。医院内部治理体系结构清晰，职责明确。 3. 医院领导人员严格按照医院决策执行机制管理。 【良好】符合"合格"，并满足以下条件： 主管部门定期督导检查、分析、反馈，并检查整改落实情况。 【优秀】符合"良好"，并满足以下条件： 有数据或案例体现改进效果或形成新制度、规范、流程、举措等。 【合格】 1. 有执行"三重一大"规定的制度，并执行管理问责制。 2. 实施前按制度提交职工代表大会审议通过，并在决议中有记载。 3. 相关重大事项事前有论证，按管理权限和规定报批，依据医院院务公开的要求予以公示。 【良好】符合"合格"，并满足以下条件： 主管部门有检查与监管。 【优秀】符合"良好"，并满足以下条件： 全体职工均知晓医院"三重一大"事项。
评价方法	文件查阅、记录查看、职工访谈
推荐责任科室	院办、党办

（二）公立医院加强党的建设，明确党委职责，充分发挥医院党委的领导作用，实施党委领导下的院长负责制，健全医院党委与行政领导班子议事决策制度

实施细则	1. 在章程中明确党委职责，充分发挥医院党委的领导作用。

续表

实施细则	2. 实施党委领导下的院长负责制。 3. 健全医院党委与行政领导班子议事决策制度。
衡量要素	【合格】 1. 医院把加强党的建设列入医院章程。 2. 医院党委发挥把方向、管大局、作决策、促改革、保落实的领导作用。党委主要职责在医院章程中表述清晰。 3. 建立党委与行政领导班子议事决策制度与程序，并严格落实。 【良好】符合"合格"，并满足以下条件： 主管部门定期督导检查、分析、反馈，并检查整改落实情况。 【优秀】符合"良好"，并满足以下条件： 有数据或案例体现改进效果，或者形成新制度、规范、流程、举措等。
评价方法	文件查阅、记录查看、职工访谈
推荐责任科室	院办

（三）医院管理组织机构设置合理，根据法律、法规、规章规范及相关标准，结合医院实际情况，制定各项规章制度和岗位职责，并及时修订完善。各级管理人员按分工履行职责，建立部门、科室间沟通与协调机制。各部门和科室命名规范

实施细则	1. 根据其功能、任务，设置合理的管理机构，部门职能、职责划分明确。 2. 各级管理人员按分工履行职责，建立部门、科室间沟通与协调机制，履行协调职能，提高工作效率。 3. 根据法律、法规、规章规范及相关标准，结合医院实际情况，制定各项规章制度，并及时修订完善。 4. 各部门和科室命名规范，与医院文件一致。
衡量要素	【合格】 1. 有组织架构图，医院运行状况与组织架构相符。 2. 部门职能划分明确，部门之间管理有沟通与协调。 3. 各级管理人员知晓本岗位职责，并执行。 【良好】符合"合格"，并满足以下条件： 主管领导对所管部门的执行情况有检查与监管。 【优秀】符合"良好"，并满足以下条件： 根据管理需要，及时调整组织架构和部门职能。
	【合格】 1. 各项规章制度的制定、审核、批准、发布、修订、作废等有统一的管理规定和管理程序。 2. 医院制度符合法律、法规、规章规范及相关标准，且符合医院实际情况。各级、各类职工的岗位职责中，有医德医风的要求。 3. 有全员岗位职责与行为规范的教育培训。 4. 各部门职工知晓相关的规章制度、岗位职责和履职要求。

续表

衡量要素	【良好】符合"合格",并满足以下条件: 主管部门对制度建设有自查与分析,对存在问题有改进建议。 【优秀】符合"良好",并满足以下条件: 持续改进有成效,制度修订和更新及时。 【合格】 1. 建立沟通协调机制,召开多部门工作会(如职能部门-临床-护理-医技-后勤等),并有会议记录。 2. 每次会议有明确议题和牵头部门,相关工作有落实。 【良好】符合"合格",并满足以下条件: 牵头部门对相关工作任务执行情况有追踪评价,有反馈,并对存在问题有改进措施。 【优秀】符合"良好",并满足以下条件: 持续改进有成效,科室(部门)对相关工作任务落实到位。 【合格】 1. 医院符合卫生健康行政部门规定的相应级别设置标准,获得批准正式执业3年以上。 2. 按规定、按时进行医疗机构年度检验,医院改变名称、场所、法人、诊疗科目、床位,能及时完成变更登记。 3. 医院及科室命名规范,提供的诊疗项目与执业许可证上核准的诊疗科目全部相符。医疗机构名称不得对外出借,医疗机构执业许可证不得转让、出借。 4. 医疗信息发布和医疗广告管理符合法规要求。 5. 评审周期内,无卫生健康行政部门查实的医疗机构不良行为记录或发生一级主责以上医疗事故。未发生群体性、组织性违规、违纪事件。 【良好】符合"合格",并满足以下条件: 主管部门对发布医疗信息、医疗广告进行监管,对诊疗活动进行全程管理,有检查、分析、反馈,对存在问题有改进建议。 【优秀】符合"良好",并满足以下条件: 持续改进有成效,所有的医疗机构校验完全符合要求。
评价方法	文件查阅、记录查看、职工访谈、现场检查
推荐责任科室	党委办公室(党办)、院办

(四)医院建立全员学习机制,强化学习文化。定期对职工进行政策法规、管理能力、专业技能、质量安全培训与教育。

实施细则	1. 医院建立全员学习机制,强化学习文化。 2. 定期对职工进行政策法规、管理能力培训与教育,有考核机制,职工知晓。 3. 定期对职工进行专业技能、质量安全培训与教育。
衡量要素	【合格】 1. 建立全员学习机制,开展全员培训教育,提高职工履职能力。 2. 医院定期对职工进行政策法规、管理能力、专业技能、质量安全培训与教育。 3. 每年至少开展2次法律、法规全员培训。职工对岗位相关的常用法律、法规知晓。

续表

衡量要素	4. 管理人员均接受管理相关培训，培训时数每人每年≥12个学时。 5. 新职工经卫生法律、法规培训，考核合格后方可上岗。 【良好】符合"合格"，并满足以下条件： 主管部门对培训实施情况有检查、分析、反馈，对存在问题有改进建议。 【优秀】符合"良好"，并满足以下条件： 持续改进有成效，职工知晓相关法律法规、专业技能、质量安全等知识，能够运用工具分析、解决问题。
评价方法	文件查阅、记录查看、职工访谈、现场检查、职工操作
推荐责任科室	人力资源部、医务部、护理部

（五）加强院务公开管理。按照国家相关规定向社会及职工公开信息

实施细则	1. 加强院务公开管理，有指定部门、工作制度与程序。 2. 按照国家相关规定向社会及职工公开信息。有多种途径征求和收集职工对公开信息具体内容的意见与建议，体现尊重职工知情权，保障职工民主权利。
衡量要素	【合格】 1. 有"院务公开领导小组"，有指定部门负责院务公开工作，有明确的工作职责。 2. 有院务公开工作制度与流程，有公开内容、形式、程序、时限。 3. 院务公开形式多样，方便社会与职工获取相关信息。 4. 有多种途径征求和收集职工对公开信息具体内容的意见与建议，体现尊重职工知情权，保障职工民主权利。 【良好】符合"合格"，并满足以下条件： 主管部门对公开的信息进行监管，及时更新有关信息。 【优秀】符合"良好"，并满足以下条件： 持续改进有成效，社会和职工对公开方式与公开内容满意。
评价方法	文件查阅、记录查看、职工访谈、现场检查
推荐责任科室	院办、工会

（六）对对外委托服务项目质量与安全实施监督管理

实施细则	对对外委托服务项目质量与安全实施监督管理，有主管部门与专人负责对外委托服务项目管理，制定项目的遴选、管理等相关制度和办法，有项目评估和监督考核机制。
衡量要素	【合格】 1. 有主管部门与专人负责对外委托服务项目管理，制定项目的遴选、管理等相关制度和办法，有项目评估和监督考核机制。 2. 所有项目有合同规定双方的权利和义务，以及服务的内容和标准。 3. 对服务项目招投标符合规范。

续表

衡量要素	4. 有年度对外委托服务项目管理的质量安全评估报告。 【良好】符合"合格",并满足以下条件: 主管部门对服务项目有检查、分析、反馈,对存在问题有改进建议。 【优秀】符合"良好",并满足以下条件: 持续改进有成效,所有对外委托服务项目管理符合要求。
评价方法	文件查阅、记录查看、职工访谈、现场检查
推荐责任科室	招标采购办公室

第二节　人力资源管理

（一）建立健全以聘用制度和岗位管理制度为主要内容的人力资源管理制度。医院人力资源配备应当满足医院功能任务和质量安全管理工作需要

实施细则	1. 建立健全以聘用制度和岗位管理制度为主要内容的人力资源管理制度,设置人力资源管理部门。 2. 人力资源配备应当满足医院功能任务和质量安全管理工作需要。
衡量要素	【合格】 1. 设置专职人力资源管理部门,职责明确。 2. 有人力资源管理制度与程序,并能够根据相关部门要求及时更新。 3. 人力资源管理制度及规定有多种渠道公布,方便职工查询。 4. 全员聘用制度、岗位管理制度与医院发展需求同步实施。 【良好】符合"合格",并满足以下条件: 主管部门有定期检查与监管,对存在问题有改进建议。 【优秀】符合"良好",并满足以下条件: 持续改进有成效,人力资源聘任和管理规范。
	【合格】 1. 有人力资源发展规划、人才梯队建设计划、人力资源配置方案,并符合医院功能任务和整体发展规划要求。 2. 医院各类卫生技术人员配置符合国家有关规定,并满足临床医疗工作需求。 3. 有人力资源配置调整方案与调整程序,并得到落实。 【良好】符合"合格",并满足以下条件: 有落实人力资源发展规划的具体措施,并得到落实。 【优秀】符合"良好",并满足以下条件: 持续改进有成效,人才梯队建设、人力资源配置符合相关要求,满足医院发展与医疗工作需求。

续表

衡量要素	【合格】 1. 医院执业的卫生技术人员具备相应岗位的任职资格。医师若行多点执业需符合政府主管部门有关规定。 2. 专业技术人员按照卫生健康行政部门的执业规定实施资格准入管理。 3. 有专业技术人员任职资格审核程序及档案资料（经过审核认证的复印件）。 【良好】符合"合格"，并满足以下条件： 主管部门有检查与监管，对存在问题有改进建议。 【优秀】符合"良好"，并满足以下条件： 持续改进有成效，无超范围执业现象。
	【合格】 1. 有院、科两级人员紧急替代制度、程序和方案。 2. 有紧急替代人员的有效联络方式。 3. 相关医务人员知晓相应的紧急替代程序。 【良好】符合"合格"，并满足以下条件： 主管部门对替代人员情况有检查与监管，对存在问题有改进建议。 【优秀】符合"良好"，并满足以下条件： 持续改进有成效，紧急情况替代人员及时到位，保障医疗工作的正常运行。
评价方法	文件查阅、记录查看、职工访谈、现场检查
推荐责任科室	人力资源部

（二）有公平透明的卫生专业技术人员资质的认定、聘用、考核、评价管理体系，建立专业技术人员档案

实施细则	1. 有公平透明的卫生专业技术人员资质的认定、聘用、考核、评价管理体系。 2. 建立专业技术人员档案，包括但不限于经审核的执业注册证、文凭、学位、教育、培训等资料复印件。 3. 根据岗位职责、技术能力等定期实施聘用、授权和再授权管理。
衡量要素	【合格】 1. 有卫生技术人员资质认定、聘用、考核、评价管理的相关制度和流程；建立技术考评档案，包括经审核的执业注册证、学历、学位、教育、培训等资料复印件。 2. 根据岗位职责、技术能力等定期实施聘用、授权和再授权管理，尤其对高风险、特殊岗位人员实行授权和再授权管理。 3. 相关医务人员知晓上述规范和流程，并落实。 【良好】符合"合格"，并满足以下条件： 主管部门对人员管理和资质认定有检查与监管，对存在问题有改进建议。 【优秀】符合"良好"，并满足以下条件： 持续改进有成效，技术人员评聘程序规范，制度落实到位，档案资料完整。

续表

衡量要素	【合格】 1. 按照国家法律、法规及卫生健康行政部门现行规定，有对外来技术人员资质管理的规定、规范与程序。 2. 外来技术人员直接从事患者临床各种有创诊疗时，事先取得患者书面知情同意。 【良好】符合"合格"，并满足以下条件： 主管部门对管辖范围内的外来技术人员的资质有检查与监管，对存在问题有改进建议。 【优秀】符合"良好"，并满足以下条件： 持续改进有成效，无外来工作人员违规执业。
评价方法	文件查阅、记录查看、职工访谈、现场检查
推荐责任科室	人力资源部、医务部、护理部

（三）贯彻落实《公立医院领导人员管理暂行办法》，加强公立医院行政领导人员职业化培训

实施细则	1. 贯彻落实《公立医院领导人员管理暂行办法》。 2. 加强公立医院行政领导人员职业化培训。
衡量要素	【合格】 1. 根据《公立医院领导人员管理暂行办法》制定公立医院领导人员职业化培训制度、交流制度、收入分配办法等，建立容错纠错机制并得到落实。 2. 领导人员的主要精力和时间用于医院管理工作或专职从事医院管理。 【良好】符合"合格"，并满足以下条件： 领导人员在履行医院管理职责中表现突出、做出显著成绩和贡献的，按照相关规定给予表彰奖励。 【优秀】符合"良好"，并满足以下条件： 《公立医院领导人员管理暂行办法》得到有效落实。
评价方法	文件查阅、记录查看、职工访谈
推荐责任科室	党办

（四）有卫生专业技术人员岗前培训、住院医师规范化培训、继续医学教育、梯队建设和政府指令性培训任务相关管理制度并组织实施。将职工能力建设作为人力资源管理的重要组成部分

实施细则	1. 有卫生专业技术人员岗前培训、住院医师规范化培训、继续医学教育、梯队建设和政府指令性培训任务相关管理制度并组织实施。 2. 有年度实施方案，提供培训条件及专项经费支持，有完善的管理档案。 3. 将卫生专业技术人员培训质量与数量作为师资绩效考核、职称晋升、评优评先的重要内容。 4. 将职工能力建设作为人力资源管理的重要组成部分。落实"两个同等对待"要求，对经住院医师规范化培训合格的本科学历临床医师，在人员招聘、职称晋升、

续表

实施细则	岗位聘用、薪酬待遇等方面，与临床医学、口腔医学、中医专业学位硕士研究生同等对待。
衡量要素	【合格】 1. 有卫生专业技术人员岗前培训、住院医师规范化培训、继续教育、梯队建设和政府指令性培训任务相关管理制度、规划及实施方案，并落实。 2. 有培训条件及专项经费支持。 3. 有完善的管理档案，将继续医学教育与卫生技术人员聘任、晋升挂钩。 4. 卫生专业技术人员知晓并严格执行岗前培训、继续医学教育管理制度。 【良好】符合"合格"，并满足以下条件： 主管部门有检查、分析、反馈，对存在问题有改进建议。 【优秀】符合"良好"，并满足以下条件： 持续改进有成效，职工继续医学教育工作得到落实。
	【合格】 1. 有重点学科（或专科）建设发展规划。有学科带头人选拔与激励机制。 2. 有人才培养计划，有重点学科（或专科）培育与支持措施，包括经费投入等，人才梯队合理。 【良好】符合"合格"，并满足以下条件： 主管部门有检查、分析、反馈，对存在问题有改进建议。 【优秀】符合"良好"，并满足以下条件： 持续改进有成效，学科建设规划得到有效落实。
评价方法	文件查阅、记录查看、职工访谈
推荐责任科室	人力资源部、研究生与继续教育科

（五）贯彻与执行《中华人民共和国劳动法》等国家法律、法规的要求，建立与完善职业安全防护相关措施、应急预案、处理与改进制度。职工上岗前有职业安全防护教育

实施细则	1. 按照《中华人民共和国劳动法》《中华人民共和国职业病防治法》等国家法律、法规的要求，建立与完善职业安全防护相关措施与制度、职业暴露处理应急预案等。职工上岗前进行职业安全防护教育。 2. 上岗前有职业安全防护教育，有培训和考核制度。 3. 医院设置或指定职业卫生管理机构或组织，配备专职或兼职人员，负责全院的职业病防治工作。
衡量要素	【合格】 1. 按照国家的法律、法规及相关标准对危险性程度制定分级防护的规定，配备防护设施设备和用品。 2. 有职业安全防护的培训，并建立职工的个人健康档案。 3. 相关人员知晓职业暴露的应急预案、处置流程，并落实。

续表

衡量要素	【良好】符合"合格",并满足以下条件: 1. 科室对职业暴露登记、处置、随访、案例或阶段分析等资料有自查,对存在问题有改进措施。 2. 主管部门对职业暴露和职业防护有检查、分析、反馈,对存在问题有改进建议。 【优秀】符合"良好",并满足以下条件: 持续改进有成效,职业暴露处理规范,职业防护管理到位。
评价方法	文件查阅、记录查看、职工访谈、现场检查、职工操作
推荐责任科室	预防保健科、人力资源部

(六)关注职工身体和心理健康,保障职工合法健康权益

实施细则	1. 关注职工身体和心理健康。 2. 保障职工合法健康权益。
衡量要素	【合格】 1. 制定保障职工身体和心理健康的制度并落实。 2. 建立和完善职工健康状况数据库,为不同健康状况职工提供个性化饮食和运动指导;提供心理健康咨询服务;落实公休假制度。 3. 医院配备相应的舒缓职工压力的设施设备及场所。 【良好】符合"合格",并满足以下条件: 主管部门定期督导检查、分析、反馈,并检查整改落实情况,对存在问题有改进建议。 【优秀】符合"良好",并满足以下条件: 有数据或案例体现改进效果,或者形成新制度、规范、流程、举措等。
评价方法	文件查阅、记录查看、职工访谈、现场检查
推荐责任科室	预防保健科

(七)医院应当将科室医疗质量管理情况作为科室负责人综合目标考核及聘任、晋升、评先、评优的重要指标,将科室和医务人员医疗质量管理情况作为医师定期考核、晋升的重要依据

实施细则	1. 将科室医疗质量管理情况作为科室负责人综合目标考核及聘任、晋升、评先、评优的重要指标。 2. 将科室和医务人员医疗质量管理情况作为医师定期考核、晋升的重要依据。
衡量要素	【合格】 1. 有将科室医疗质量管理情况作为科室负责人综合目标考核及聘任、晋升、评先、评优的重要指标的制度,并有实际案例。 2. 有医务人员医疗质量管理情况作为医师定期考核、晋升及绩效考核的制度,并有实际案例。 3. 科室负责人及医务人员知晓医疗质量管理情况作为相关考核指标。

续表

衡量要素	【良好】符合"合格",并满足以下条件: 主管部门定期督导检查、分析、反馈,并检查整改落实情况。 【优秀】符合"良好",并满足以下条件: 有数据或案例体现改进效果,或者形成新制度、规范、流程、举措等。
评价方法	文件查阅、记录查看、职工访谈、现场检查
推荐责任科室	党办、人力资源部

第三节 财务和价格管理

(一)执行《中华人民共和国会计法》《政府会计制度》《医院财务制度》等相关法律、法规,财务机构设置合理,财务管理制度健全。人员配置合理,岗位职责明确,会计核算规范。三级公立医院实行总会计师制度

实施细则	1. 执行《中华人民共和国会计法》《政府会计制度》《医院财务制度》等相关法律、法规,财务机构设置合理,财务管理制度健全,会计核算规范。 2. 人员配置合理,岗位职责明确。 3. 三级公立医院实行总会计师制度。
衡量要素	【合格】 1. 根据相关法律、法规制定医院财务管理制度,并根据政策法规变动情况及时更新。 2. 设立专门财务管理部门,实行"统一领导,集中管理"的财务管理体制,包括成本核算等财务活动均由医院财务部门集中管理。无违法、违规案件,无"小金库"。 3. 有月度、季度、年度财务报告。 4. 年度财务报告按规定经过注册会计师审计。 5. 定期开展财务管理制度的培训与教育,对更新后财务管理制度有培训记录。 【良好】符合"合格",并满足以下条件: 财务监督实行事前、事中、事后监督相结合,日常监督与专项检查相结合,并接受上级相关部门监督,对存在问题有改进措施。 【优秀】符合"良好",并满足以下条件: 持续改进有成效,财务管理分析报告满足决策需求。
	【合格】 1. 财务人员配置合理,会计人员持证上岗。 2. 各级各类人员有明确的岗位职责。 3. 财务部门负责人具备会计师以上专业技术职务资格或至少从事会计工作5年以上经历。 4. 重要岗位有轮转机制,转岗前进行新岗位上岗培训。 【良好】符合"合格",并满足以下条件: 主管部门对相关人员岗位配置和轮岗情况有检查与监管,对存在问题有改进建议。 【优秀】符合"良好",并满足以下条件: 持续改进有成效,财务部门各级人员管理完全符合相关要求。

续表

衡量要素	【合格】 1. 按照《关于加快推进三级公立医院建立总会计师制度的意见》（国卫财务发〔2017〕31号）设置总会计师。 2. 有总会计师制度及岗位资质要求，明确岗位职责和权限。 3. 总会计师知晓本岗位的履职要求。 【良好】符合"合格"，并满足以下条件： 医院对总会计师履职有保障机制与评估，对存在问题有改进建议。 【优秀】符合"良好"，并满足以下条件： 持续改进有成效，总会计师对医院财务管理与监督发挥作用。
	【合格】 1. 有医院内部审计部门及专职审计人员，有医院内部审计制度和岗位职责。 2. 有年度审计计划，对医院相关部门和项目进行内部审计；对政府采购项目全过程、重大经济事项进行专项审计与监督。 3. 向职工代表大会报告审计工作情况。 【良好】符合"合格"，并满足以下条件： 主管部门落实审计报告相关意见和建议，有整改措施和成效追踪。 【优秀】符合"良好"，并满足以下条件： 持续改进有成效，财务管理规范，审计中各类问题完全得到落实。
评价方法	文件查阅、记录查看、职工访谈、现场检查、职工操作
推荐责任科室	财务科

（二）按照《中华人民共和国预算法》与相关预算管理规定编制和执行预算，加强预算管理、监督和绩效考评

实施细则	1. 按照《中华人民共和国预算法》与相关预算管理规定编制和执行预算，加强预算管理、监督和绩效考评。 2. 建立健全预算管理制度，包括预算编制、审批、执行、调整、决算、分析、考核等制度。 3. 实行全面预算管理，医院所有经济活动全部纳入预算管理。
衡量要素	【合格】 1. 建立健全预算管理制度，包括预算编制、审批、执行、调整、决算、分析、考核等制度。 2. 医院所有收支全部纳入预算管理；实行全面预算管理，除了财务预算，还要有业务预算、专门决策预算。 3. 按规范程序进行预算编制、审批和调整。 【良好】符合"合格"，并满足以下条件： 主管部门定期对预算制度的执行情况进行检查、分析、反馈，对存在问题有改进建议。 【优秀】符合"良好"，并满足以下条件： 持续改进有成效，预算管理水平不断提高。

续表

衡量要素	【合格】 1. 执行批复的预算，无预算不支出；预算落实到责任科室和责任人。 2. 定期进行预算执行结果的分析、考核，将预算考核结果、成本控制目标作为内部业务综合考核的依据之一。 3. 按照规定及时编制年度决算报财政部门审核。 4. 根据财政部门的决算批复意见及时调整相关数据。 【良好】符合"合格"，并满足以下条件： 主管部门定期检查、评估、分析、反馈，对存在问题有改进建议。 【优秀】符合"良好"，并满足以下条件： 持续改进有成效，预算执行结果良好。
评价方法	文件查阅、记录查看、职工访谈、现场检查
推荐责任科室	财务科

（三）实行全成本核算管理，控制运行成本和医院债务规模，降低财务风险，优化投入产出比，提高医疗资源利用效率

实施细则	1. 实行全成本核算管理，控制运行成本，优化投入产出比，提高医疗资源利用效率。 2. 控制医院债务规模，降低财务风险。
衡量要素	【合格】 1. 建立成本核算管理体系，健全成本定额管理、费用审核等管理制度，成立成本核算工作领导小组和成本核算部门，工作职责明确。 2. 按时完成成本核算报表，开展成本核算结果分析，并反馈给相关部门。 3. 在全院推行全成本核算管理培训。 4. 开展科室成本核算、诊次成本核算、床日成本核算、医疗服务项目成本核算、按病种分值付费（DIP）或按疾病诊断相关分组（DRGs）成本核算。 【良好】符合"合格"，并满足以下条件： 主管部门根据成本分析报告，定期检查、分析、反馈，并检查科室整改落实情况。 【优秀】符合"良好"，并满足以下条件： 成本费用得到控制，成本效益提升。有案例体现改进效果，或者形成新制度、规范、流程、举措。
评价方法	文件查阅、记录查看、职工访谈、现场检查
推荐责任科室	财务科、经济运营管理科

（四）全面落实《医疗机构内部价格行为管理规定》，制定医疗服务价格公示制度，提高收费透明度；完善医药收费复核制度；确保医药价格管理系统信息准确；规范新增医疗服务价格项目内部审核流程和申报程序

实施细则	1. 确保医疗机构内部价格管理部门建设和人员配备达到管理规定要求。 2. 制定落实医疗服务价格公示制度，提高收费透明度。

续表

实施细则	3. 完善医疗服务价格自查制度，做好自查、抽检记录，及时纠正不规范收费行为。 4. 确保医药价格管理系统信息准确。 5. 规范新增医疗服务价格项目内部审核流程和申报程序。
衡量要素	【合格】 1. 设置价格管理部门；健全医院医药收费及收费复核等管理制度，收费人员和财会人员熟悉并严格执行。 2. 有医药价格信息管理系统并落实国家相关规定，调整价格；保障价格信息真实、准确。医疗服务价格公示制度得到落实。 3. 有新增医疗服务价格项目管理制度，有内部申请、审核、复核、申报流程，程序规范，相关人员知晓并落实。 4. 专职物价员及兼职物价员对国家物价政策与实施细则知晓度高且有培训。 【良好】符合"合格"，并满足以下条件： 1. 科室有定期自查、总结分析，对存在问题有改进措施。 2. 主管部门定期督导、分析、反馈医疗服务价格公示、收费透明度、收费复核等状况，并检查科室整改落实情况。 【优秀】符合"良好"，并满足以下条件： 有价格管理案例体现改进效果，或形成新制度、规范、流程、举措。无违规收费。
评价方法	文件查阅、记录查看、职工访谈、现场检查、职工操作
推荐责任科室	经济运营管理科

（五）执行《中华人民共和国政府采购法》《中华人民共和国招标投标法》及政府采购相关规定，制定药品、耗材、设备、基建、货物、服务等采购制度与流程，加强集中采购管理

实施细则	1. 执行《中华人民共和国政府采购法》《中华人民共和国招标投标法》及政府采购相关规定，建立药品、耗材、设备、基建、货物、服务等采购制度与流程。 2. 有采购管理和监督部门，实行采购业务的决策、实施、监督相分离，加强集中采购管理。
衡量要素	【合格】 1. 有采购管理和监督部门，实行采购业务的决策、实施、监督相分离。 2. 按照规定制定药品、耗材、设备、基建、货物、服务等采购制度和流程并落实。 3. 无违规采购。 【良好】符合"良好"，并满足以下条件： 1. 科室有定期自查、总结、分析，对存在问题有改进措施。 2. 主管部门和监管部门对招标工作的执行情况有检查、分析、反馈，并检查科室整改落实情况。 【优秀】符合"良好"，并满足以下条件： 有采购工作案例体现改进效果，或者形成新制度、规范、流程、举措。
评价方法	文件查阅、记录查看、职工访谈、现场检查
推荐责任科室	招标采购办公室

（六）医院实行同工同酬、多劳多得、优绩优酬的绩效工资管理制度。以综合绩效考核为依据，突出服务质量、数量，逐步扩大分配，提高职工待遇。医务人员薪酬分配不得与业务收入直接挂钩

实施细则	1. 医院实行同工同酬、多劳多得、优绩优酬的分配制度。 2. 以综合绩效考核为依据，突出服务质量、数量，逐步扩大分配，提高职工待遇。 3. 医务人员薪酬分配不得与药品、卫生材料、检查、化验等业务收入挂钩。
衡量要素	【合格】 1. 有实行同工同酬多劳多得、优绩优酬的绩效工资管理制度，医务人员薪酬分配不得与业务收入直接挂钩。 2. 综合绩效考核体现医德医风、技术能力、服务质量和数量等。 3. 绩效考核与分配方案经过职工代表大会讨论通过。 【良好】符合"合格"，并满足以下条件： 主管部门有检查、分析、反馈，对存在问题有改进措施。 【优秀】符合"良好"，并满足以下条件： 持续改进有成效，同工同酬、多劳多得、优绩优酬的绩效考核方案有效落实，促进医院发展。
评价方法	文件查阅、记录查看、职工访谈、现场检查
推荐责任科室	经济运营管理科

第四节　信 息 管 理

（一）建立以院长为核心的医院信息化建设领导小组，有负责信息管理的专职机构；建立各部门间的组织协调机制；制定信息化发展规划；制定与信息化建设配套的相关管理制度

实施细则	1. 建立以院长为核心的医院信息化建设领导小组，有负责信息管理的专职机构，承担信息化建设规划与管理的行政管理职责。 2. 建立各部门间的组织协调机制。 3. 制定信息化发展总体规划，强化顶层设计，将信息化建设发展纳入医院中长期发展规划和年度工作计划。 4. 制定信息化建设配套的相关管理制度。
衡量要素	【合格】 1. 有以院长为核心的医院信息化建设领导小组和医院信息管理委员会，有负责信息管理的专职部门，有明确职责。医院信息管理委员会每年至少召开多部门的信息化建设专题会议2次，并有相关记录。 2. 有医院信息化建设中长期规划和年度工作计划，包括实施方案、实施步骤、信息化建设及运行维护的年度预算并落实。

续表

衡量要素	3. 有保障信息系统建设、管理的规章制度，建立信息使用与信息管理部门沟通协调机制。 4. 相关工作人员知晓并落实。 【良好】符合"合格"，并满足以下条件： 1. 各职能部门参与互联网与智慧医疗应用，有对网络运行情况、引入新技术产品、临床管理、服务效率、患者体验及就诊满意度等方面定期自查、分析、整改。 2. 主管部门定期督导检查、分析、反馈，并检查整改落实情况。 【优秀】符合"良好"，并满足以下条件： 持续改进有成效，年度计划落实和调整符合中长期规划目标。
	【合格】 1. 岗位设置合理，岗位职责、技术等级明确。 2. 有人员档案，有教育培训、授权审批、岗位交接等考核制度，并落实。 【良好】符合"合格"，并满足以下条件： 主管部门有检查、分析、反馈，对存在问题有改进建议。 【优秀】符合"良好"，并满足以下条件： 持续改进有成效，人员配置和专业技能满足医院发展需求。
评价方法	文件查阅、记录查看、职工访谈、现场检查
推荐责任科室	信息科

（二）医院信息系统能够系统、连续、准确地采集、存储、传输、处理相关信息，为医院管理、临床医疗和服务提供包括决策支持类的信息技术支撑，并根据国家相关规定，实现信息互联互通、交互共享

实施细则	1. 医院信息系统能够系统、连续、准确地采集、存储、传输、处理相关信息。 2. 医院信息系统能够为医院管理、临床医疗和服务提供包括决策支持类的信息技术支撑。 3. 根据国家相关规定，实现信息互联互通、交互共享。
衡量要素	【合格】 1. 有医院管理信息系统（HIS）、医院资源管理信息系统（HRP）及相关子系统（如办公信息管理、患者咨询服务、自助服务等），为患者提供便捷结算服务，为医院管理提供信息技术支撑。 2. 信息系统符合《基于电子病历的医院信息平台建设技术解决方案》相关要求，符合国家医疗管理相关管理规范和技术规范。 3. 有临床信息系统（CIS），建立基于电子病历（EMR）的医院信息平台。 4. 医院信息系统满足临床诊疗需求，如临床路径、单病种管理等。 【良好】符合"合格"，并满足以下条件： 主管部门对信息系统满足临床需求的具体情况有检查、分析、反馈，对存在问题有改进建议。 【优秀】符合"良好"，并满足以下条件： 持续改进有成效，有决策支持系统（DSS）。

续表

衡量要素	【合格】 1. 按国家相关规定，有实现信息互联互通、交互共享的设备、技术力量和实施方案，并贯彻执行。 2. 有信息互联互通、交互共享的管理制度，相关工作人员知晓并落实。 3. 医院信息系统具备信息集成与交互共享功能，实现业务系统与运营系统相融合。 4. 强化公共卫生责任，围绕新发传染病预防控制、突发公共卫生事件应急处置等内容，按要求向属地卫生健康行政部门报告情况，与公共卫生专业机构共享相关数据。在医院开发或升级信息系统过程中，提供共享对接公共卫生相关信息的功能接口。 【良好】符合"合格"，并满足以下条件： 主管部门对与基本医疗保障系统、卫生健康行政部门等系统的信息交换有检查与监管，对存在问题有改进建议。 【优秀】符合"良好"，并满足以下条件： 持续改进有成效，区域医疗信息共享和交换（电子数据上报、医疗机构间的临床数据共享）能够实现。 【合格】 1. 有医疗质量与安全管理信息相关数据库，并有提取数据的管理制度。 2. 信息部门能为职能部门与临床科室提供质量与安全管理的相关数据。 3. 主管部门负责收集和处理相关信息，数据实行集中归口管理，管理部门能够调阅、使用相关数据。 【良好】符合"合格"，并满足以下条件： 1. 建立支持医院管理和运行的数据库：①医院基本监测（资源配置、人力资源、科研成果、患者诊治费等）；②运行基本指标监测（工作负荷、工作效率、资产运营等）；③药品和耗材管理（抗菌药物及其他药品、耗材使用情况等）；④血液和血制品管理（血液和血制品使用等）；⑤质量管理（手术分级、病历质量、围手术期、各类手术、麻醉与介入操作、血液透析、各类并发症、医院感染、代表性疾病、代表性手术、临床路径、单病种或特定病种等管理）；⑥医技科室（检验质量、医学影像质量、病理质量等）；⑦医疗安全管理（医疗纠纷与事故管理、投诉管理、医疗安全不良事件管理等）。 2. 主管部门与科室能够运用数据库开展质量管理活动。 【优秀】符合"良好"，并满足以下条件： 持续改进有成效，能够根据质量管理相关需求自动生成统计结果，为质量与安全管理决策提供支持。
评价方法	文件查阅、记录查看、职工访谈、现场检查
推荐责任科室	信息科

（三）落实《中华人民共和国网络安全法》，实施国家信息安全等级保护制度，实行信息系统按等级保护分级管理，保障网络信息安全，保护患者隐私。推动信息系统运行维护的规范化管理，落实突发事件响应机制，保证业务的连续性

实施细则	1. 落实《中华人共和国网络安全法》，实施国家信息安全等级保护制度，实行信息系统按等级保护分级管理，保障网络信息安全，保护患者隐私。 2. 推动信息系统运行维护的规范化管理，落实突发事件响应机制，保证业务的连续性。 3. 医院定期对信息系统开展信息网络检查，保障信息安全。
衡量要素	【合格】 1. 按照国家信息安全等级保护规定和国家标准，有信息安全保护制度。 2. 信息系统运行稳定、安全，具有防灾备份系统，实行网络运行监控，有防病毒、防入侵措施及应急处理预案。 3. 实行信息系统操作权限分级管理，信息安全采用身份认证、权限控制（包括数据库和运用系统）、患者数据使用控制，保障网络信息安全，保护患者隐私。 4. 临床科室和医技科室执行信息安全和健康医疗数据保密规定，严格管理患者信息、诊疗数据，保护患者隐私，保障信息安全，有定期自查、总结、分析，并有整改措施。 【良好】符合"合格"，并满足以下条件： 主管部门有安全监管记录，定期分析，及时处理安全预警，对存在问题有改进建议。 【优秀】符合"良好"，并满足以下条件： 持续改进有成效，信息系统安全保护等级完全符合相关要求。 【合格】 1. 有信息网络运行、设备管理和维护、技术文档管理记录。 2. 有信息系统变更、发布、配置管理制度及相关记录。 3. 有信息值班、交接班制度，有完整的日常运维记录和值班记录，及时处置安全隐患。 4. 有信息系统运行事件（如系统瘫痪）应急预案并组织演练，保障运行。 【良好】符合"合格"，并满足以下条件： 主管部门定期检查、分析、反馈，对存在问题有改进建议。 【优秀】符合"良好"，并满足以下条件： 持续改进有成效，信息系统能够保证全院工作运行，并能有效应对突发事件。
评价方法	文件查阅、记录查看、职工访谈、现场检查
推荐责任科室	信息科

（四）根据《中华人民共和国统计法》与卫生健康行政部门规定，完成医院基本运行状况、医疗质量安全、医疗技术、诊疗信息和临床用药监测信息等相关数据报送工作，确保数据真实可靠，可追溯

实施细则	1. 根据《中华人民共和国统计法》与卫生健康行政部门规定，完成医院基本运行状况、医疗质量安全、医疗技术、诊疗信息和临床用药监测信息等相关数据报送工作。 2. 有内部数据核查制度，确保数据真实可靠，可追溯。

续表

衡量要素	【合格】 1. 有向卫生健康行政部门报送的数据与其他信息的制度与流程，按规定完成相关信息的报送工作。 2. 有保证信息真实、可靠、完整的具体核查措施。 【良好】符合"合格"，并满足以下条件： 主管部门对信息报告有检查与监管，信息报送前有审核，对存在问题有改进措施。 【优秀】符合"良好"，并满足以下条件： 持续改进有成效，所有报送信息真实、可靠、完整，无统计数据上报信息错误。
评价方法	文件查阅、记录查看、职工访谈、数据核查、现场检查、病历检查、病案检查
推荐责任科室	质量控制科、医务部、财务科、药学部、信息科

第五节 医学装备管理

（一）根据国家法律、法规及相关规定，建立和完善医学装备管理组织架构，人员配置合理，制定常规与大型医学装备配置方案

实施细则	1. 根据国家法律、法规及相关规定，建立和完善医学装备管理组织架构，人员配置合理。 2. 制定常规与大型医学装备配置方案。
衡量要素	【合格】 1. 建立医学装备三级管理体系，成立院级领导、医学装备管理部门、相关部门人员和专家组成的医学装备管理委员会，负责对医院医学装备发展规划、年度装备计划、采购活动等重大事项进行评估、论证、咨询，并有记录。 2. 医学装备管理部门根据医院功能和任务需求，配备专业管理人员和专业技术人员。 3. 遵循"统一领导、归口管理、分级负责、责权一致"原则，制定医院医学装备管理制度、工作流程及岗位职责，并执行。 【良好】符合"合格"，并满足以下条件： 主管部门对医学装备管理委员会工作计划进展和人员管理有检查、分析、反馈，对存在问题有改进建议。 【优秀】符合"良好"，并满足以下条件： 持续改进有成效，医学装备发展规划落实到位。
	【合格】 1. 根据国家法律、法规及卫生健康行政部门规章、管理办法、标准要求，制定常规与大型医学装备配置方案。 2. 有医学装备论证、决策、购置、验收、使用、保养、维修、应用分析、更新、处置等相关制度与工作流程，并执行。

续表

衡量要素	3. 医学装备使用部门设专职或兼职管理人员。医学装备使用人员有培训和考核，考核合格后方可上岗操作。 【良好】符合"合格"，并满足以下条件： 主管部门有检查、分析、反馈，对存在问题有改进建议。 【优秀】符合"良好"，并满足以下条件： 持续改进有成效，医学装备配置方案和管理要求得到有效落实。
评价方法	文件查阅、记录查看、职工访谈、现场检查
推荐责任科室	设备科

（二）根据医院功能定位和发展规划，有大型医用设备使用、功能开发、社会效益、成本效益等分析评价

实施细则	1. 根据医院功能定位和发展规划，鼓励、规范大型医用设备使用与功能开发。 2. 开展大型医用设备的社会效益、成本效益等分析评价。 3. 配置大型医用设备应当符合国家卫生健康主管部门制定的大型医用设备配置规划，与功能定位、临床服务需求相适应，有满足相应技术条件与配套设施、具备相应资质与能力的专业技术人员，并经省级以上卫生健康主管部门批准，取得大型医用设备配置许可证。
衡量要素	【合格】 1. 有医学装备购置论证的相关制度与决策程序，单价在50万元及以上的医学装备有可行性论证。 2. 有根据全国卫生系统医疗器械、仪器设备分类与代码建立医学装备分类、分户电子账目，实行信息化管理。 3. 医学装备档案管理有制度与档案资料，落实档案、账目、账物相符且准确等管理规定。单价在5万元及以上的医学装备遵循集中统一管理原则。 4. 有医学装备使用评价相关制度。有大型医用设备使用、功能开发、社会效益、成本效益等分析评价。 【良好】符合"合格"，并满足以下条件： 1. 医学装备管理部门对制度建设、档案资料、账目、设备管理和使用情况等有自查，对存在问题有改进措施。 2. 主管部门对医学装备配置、审计结果、分析报告有监管，提出改进建议，及时报送医学装备委员会。 【优秀】符合"良好"，并满足以下条件： 评价分析报告有对大型医学装备使用、功能开发、成本效益案例，体现改进效果，或者形成新制度、规范、流程、举措。
评价方法	文件查阅、记录查看、职工访谈、数据核查、现场检查
推荐责任科室	设备科

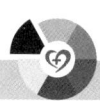

（三）加强医学装备安全管理，有明确的医疗器械临床使用安全控制和风险管理工作制度与流程。建立医疗器械临床使用安全事件监测与报告机制

实施细则	1. 加强医学装备安全管理，有明确的医疗器械临床使用安全控制和风险管理工作制度与流程。 2. 建立医疗器械临床使用安全事件监测与报告机制。
衡量要素	【合格】 1. 有医学装备临床使用安全控制与风险管理、医疗器械临床使用安全监测和安全事件报告相关制度与流程，并落实。 2. 有医学装备质量保障要求，如操作者自我检查，医学装备计（剂）量准确，安全防护、性能指标符合要求。对暂停或终止使用的高风险器械有记录。 3. 有生命支持类、急救类、植入类、辐射类、灭菌类和等医学装备及大型医用设备的临床使用安全监测与报告制度。 4. 临床及医技科室使用部门与医学装备管理部门工作人员知晓上述要求。 【良好】符合"合格"，并满足以下条件： 1. 使用部门和医学装备管理部门对医学装备、医疗器械安全管理情况有自查，有风险程度分析和使用情况的分析与记录，对存在问题有改进措施。 2. 主管部门有监管、分析、反馈，对存在问题有改进建议。 【优秀】符合"良好"，并满足以下条件： 持续改进有成效，医学装备安全管理措施到位，保障临床工作安全使用。
	【合格】 1. 放射检查与放射治疗等医学装备的机房设计、建设、防护装修和设施符合安全、环保等相关要求。 2. 机房显著位置有规范的警示标识。 3. 医学装备管理部门与机房的工作人员知晓防护相关要求与措施。 【良好】符合"合格"，并满足以下条件： 1. 医学装备使用部门对机房环境有自查和监测，并有记录，对存在问题有改进措施。 2. 主管部门有检查与监管，对存在问题有改进建议。 【优秀】符合"良好"，并满足以下条件： 持续改进有成效，机房安全管理措施落实到位。
	【合格】 1. 高压容器等特种设备和放射装置等特殊医学装备具有生产、安装合格证明及根据规定必备的许可证明。 2. 特种设备和特殊医学装备操作人员经过规范培训，具有上岗资格。 【良好】符合"合格"，并满足以下条件： 1. 医学装备使用部门对特殊装备定期自查和监测，并有记录，对存在问题有改进措施。 2. 主管部门有检查、分析、反馈，对存在问题有改进建议。 【优秀】符合"良好"，并满足以下条件： 持续改进有成效，特种设备和特殊医学装备安全措施得到有效落实。

续表

衡量要素	【合格】 1. 有放射和诊断影像设备的管理制度，并落实。 2. 定期检查、维护、校准、监测，并有记录。 3. 技术指标和安全、防护性能符合相关标准与要求，有行政监管部门检测报告。 【良好】符合"合格"，并满足以下条件： 1. 使用科室对放射诊疗设备使用情况有自查，对存在问题有改进措施。 2. 主管部门对放射和诊断性影像等设备定期检查、维护、校准的落实情况有监管，对存在问题有改进建议。 【优秀】符合"良好"，并满足以下条件： 持续改进有成效，所有放射诊疗设备监测均符合要求。
	【合格】 1. 有计量设备监测管理的相关制度，并落实。 2. 有计量设备清单、定期检测记录和维修记录等相关资料。 3. 经检测的计量器具有计量检测合格标志，标志显示检测时间与登记记录一致。 4. 相关工作人员知晓上述内容。 【良好】符合"合格"，并满足以下条件： 1. 使用科室对计量设备使用情况有自查，并有记录，对存在问题有改进措施。 2. 医学装备管理部门对计量设备定期自查和监测，并有记录，对存在问题有改进建议。 【优秀】符合"良好"，并满足以下条件： 持续改进有成效，计量设备使用均符合规范。
评价方法	文件查阅、记录查看、职工访谈、现场检查、职工操作
推荐责任科室	设备科

（四）加强医疗仪器设备管理和使用人员的培训，为医疗器械临床合理使用提供技术支持与咨询服务

实施细则	1. 加强医疗仪器设备管理和使用人员的培训，有考核。 2. 为医疗器械临床合理使用提供技术支持与咨询服务。
衡量要素	【合格】 1. 有保障常用仪器、设备和抢救物品使用者培训的制度、培训计划及具体课程安排。 2. 医疗装备部门为临床使用的医疗器械提供技术支持、业务指导、安全保障与咨询服务。 3. 培训内容涵盖仪器设备使用中可能出现的意外情况处理预案及措施。 4. 有医疗设备操作手册并随设备存放，供方便查阅。 5. 对设备操作人员的培训情况有考核，并有记录。 【良好】符合"合格"，并满足以下条件： 1. 科室对培训情况和效果有自查，对存在问题有改进措施。 2. 主管部门有检查、分析、反馈，对存在问题有改进建议。 【优秀】符合"良好"，并满足以下条件： 持续改进有成效，全院仪器设备使用人员操作和维护规范。
评价方法	文件查阅、记录查看、职工访谈、现场检查、职工操作
推荐责任科室	设备科

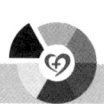

（五）建立保障医学装备处于完好状态的制度与规范，急救、生命支持系统仪器装备要始终保持在待用状态，建立全院应急调配机制

实施细则	1. 建立保障医学装备处于完好状态的制度与规范。 2. 急救、生命支持系统仪器装备应始终保持在待用状态。 3. 建立医院应急调配机制。
衡量要素	【合格】 1. 有保障医学装备管理相关制度与规范。有全院装备配置和使用情况清单。 2. 医学装备管理部门对医学装备保养、维修、校验等实施统一管理，并指导操作人员进行日常保养和维护。 3. 有使用部门和医学装备管理部门对医学装备保障情况的登记资料。 【良好】符合"合格"，并满足以下条件： 1. 医学装备使用部门对医学装备故障维修情况有分析报告。 2. 主管部门根据医学装备使用监管、分析结果提出整改措施。 【优秀】符合"良好"，并满足以下条件： 持续改进有成效，全院医学装备全程管理和使用规范，满足临床使用需求。 【合格】 1. 有急救类、生命支持类医学装备应急预案，保障紧急救援工作需要。 2. 各科室急救类、生命支持类装备时刻保持待用状态。 【良好】符合"合格"，并满足以下条件： 主管部门对急救类、生命支持类装备完好情况与使用情况进行实时监管，对存在问题有改进建议。 【优秀】符合"良好"，并满足以下条件： 持续改进有成效，急救类、生命支持类装备完好率100%。 【合格】 1. 建立设备应急管理程序，装备故障时有紧急替代流程。 2. 优先保障急救类、生命支持类装备的应急调配。 3. 医务人员知晓医疗装备应急管理与替代程序。 【良好】符合"合格"，并满足以下条件： 主管部门对医学装备应急调配有演练和监管，对存在问题有改进建议。 【优秀】符合"良好"，并满足以下条件： 持续改进有成效，全院医学装备应急调配有保障。
评价方法	文件查阅、记录查看、职工访谈、现场检查、职工操作
推荐责任科室	设备科

（六）依据国家相关规定，加强对医用耗材的溯源、不良事件监测与报告的管理

实施细则	1. 依据国家相关规定，加强对医用耗材的溯源管理。 2. 医用耗材不良事件监测与报告工作机制健全，流程规范，报告质量与数量符合相关规定。

续表

衡量要素	【合格】 1. 依据国家与相关规定制定高值医用耗材、一次性使用的无菌器械及其他医用耗材管理制度及实施细则。 2. 对高值医用耗材、一次性使用的无菌器械及其他医用耗材的采购记录有管理，可追溯每批产品的进货来源。 3. 有高值医用耗材使用程序与记录。 4. 有医用耗材使用不良事件报告与监测管理流程，并执行。 【良好】符合"合格"，并满足以下条件： 1. 科室对高值医用耗材使用情况有自查，对存在问题有改进措施。 2. 主管部门和监管部门对高值医用耗材管理的全过程有检查、评估、分析、反馈，对存在问题有改进建议。 【优秀】符合"良好"，并满足以下条件： 持续改进有成效，医用耗材实施全程管理，并符合相关要求。
评价方法	文件查阅、记录查看、职工访谈、数据核查、现场检查
推荐责任科室	设备科

（七）医学装备部门与使用部门共同管理医学装备，医学装备部门建立质量安全小组，使用部门将医学装备纳入科室管理

实施细则	1. 建立医学装备部门与使用部门共同管理医学装备的机制。 2. 医学装备部门建立质量安全小组。 3. 医学装备使用部门将医学装备纳入科室管理。
衡量要素	【合格】 1. 医学装备部门与使用部门管理人员应接受医学装备管理基本技能培训，有质量管理基本知识。 2. 定期分析全院医学装备发展规划、采购计划的完成、管理、使用情况；分析医学装备维修、报废等管理过程中存在的问题，并有记录或总结报告。 【良好】符合"合格"，并满足以下条件： 1. 医学装备部门有检查、分析、反馈，对存在问题有改进措施。 2. 医学装备部门定期到科室巡视检查医学装备，并有分析、评估、反馈记录，对存在问题有改进建议。 【优秀】符合"良好"，并满足以下条件： 持续改进有成效，医学装备管理规范，使用科室满意度不断提高。 【合格】 1. 医学装备使用部门执行安装、验收、使用、存放、维修、保养、报废等相关管理制度，并设专职或兼职人员管理科室的医学装备。 2. 有医学装备日常管理工作和意外应急管理等相关制度，并执行。 3. 医学装备相关使用人员接受基本技能培训，合格后方可上岗。 4. 建立大型医用设备管理台账，实施大型医用设备预防性维护保养计划。

续表

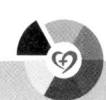

衡量要素	【良好】符合"合格",并满足以下条件: 1. 科室对维护保养和管理情况有自查,并有记录,对存在问题有改进措施。 2. 主管部门对质量与安全管理情况有检查、分析、反馈,对存在问题有改进措施。 【优秀】符合"良好",并满足以下条件: 持续改进有成效,全院医学装备使用管理规范。
评价方法	文件查阅、记录查看、职工访谈、现场检查
推荐责任科室	设备科

第六节　后勤保障管理

(一) 有后勤保障管理组织、规章制度与人员岗位职责。后勤保障服务能够坚持"以患者为中心",满足医疗服务流程需要,注重职工的合理需求

实施细则	1. 有后勤保障管理组织、规章制度与人员岗位职责。 2. 后勤保障服务能够坚持"以患者为中心",满足医疗服务流程需要。 3. 对职工的合理需求,应当尽力予以满足。
衡量要素	【合格】 1. 后勤保障管理组织机构健全,规章制度完善,岗位职责明确,体现"以患者为中心",满足医疗服务流程需要。 2. 后勤人员知晓岗位职责和相关制度,有定期教育培训活动。 3. 后勤保障部门有为患者、职工服务的具体措施并得到落实。 【良好】符合"合格",并满足以下条件: 主管部门有检查与监管,对存在问题有改进建议。 【优秀】符合"良好",并满足以下条件: 持续改进有成效,患者和职工对后勤服务满意度不断提高。
评价方法	文件查阅、记录查看、职工访谈、现场检查
推荐责任科室	总务科

(二) 后勤专业人员与特种设备操作人员持证上岗,按技术操作规范开展工作

实施细则	1. 后勤专业人员与特种设备操作人员持证上岗。 2. 按技术操作规范开展工作。
衡量要素	【合格】 1. 有后勤相关人员持证上岗管理制度与岗位人员分布目录。 2. 相关岗位操作人员有上岗证、操作证,非专业特殊工种的工作人员相关级别的培训合格。 3. 操作人员熟悉并掌握相关岗位的技术操作规程,且无安全事故。

续表

衡量要素	【良好】符合"合格",并满足以下条件: 1. 科室对相关工作有自查、分析、总结,对存在问题有改进措施。 2. 主管部门有检查与监管,对存在问题有改进建议。 【优秀】符合"良好",并满足以下条件: 持续改进有成效,后勤所有岗位人员管理要求落实到位。
评价方法	文件查阅、记录查看、职工访谈、现场检查、职工操作
推荐责任科室	总务科

(三)控制与降低能源消耗,水、电、气、物资供应等后勤保障满足医院运行需要

实施细则	1. 控制与降低能源消耗。 2. 水、电、气、物资供应等后勤保障满足医院运行需要。
衡量要素	【合格】 1. 有水、电、气、电梯等人员岗位配置、岗位职责、操作规范。 2. 水、电、气供应机房有标识,有24小时应急值班制。 3. 机房有日常运行检查、定期维护保养记录。 4. 有明确的故障报修、处理流程,有夜间、节假日出现故障时的联系维修方式与方法。 5. 有水、电、气等后勤保障应急预案,有演练。 6. 有节能降耗的改造计划或方案。 7. 有特种设备清单和档案资料,按规定定期检测并按相关要求张贴检测标签。 【良好】符合"合格",并满足以下条件: 主管部门有检查、分析、反馈,对存在问题有改进建议。 【优秀】符合"良好",并满足以下条件: 持续改进有成效,后勤保障工作满足全院工作需要。
	【合格】 1. 物流系统建设满足临床工作需求,有专职部门负责。 2. 有物资申购、采购、验收、入库、保管、出库、供应、使用等相关制度与流程,采购业务的决策、实施、监督相分离,并有记录。 3. 依据使用部门业务需求和意见,制定物资采购计划,配送到所需科室(部门)。 【良好】符合"合格",并满足以下条件: 主管部门有检查、分析、反馈,对存在问题有改进建议。 【优秀】符合"良好",并满足以下条件: 持续改进有成效,科室对物资供应满意度不断提高。
评价方法	文件查阅、记录查看、职工访谈、数据核查、现场检查
推荐责任科室	总务科

(四)为职工提供膳食服务,保障饮食卫生安全

实施细则	1. 为职工提供膳食服务。 2. 保障饮食卫生安全。

续表

衡量要素	【合格】 1. 有专职部门和人员负责膳食服务和指导工作，有配送餐饮服务、食品安全与卫生管理制度并落实。 2. 有食品安全事件应急预案，定期组织演练。 3. 医院确认供应商生产、运输及院内分送场所的设施与卫生条件符合国家食品卫生法规要求。 4. 有餐饮设备日常运行检查、定期维修保养制度与流程。 5. 有餐饮人员培训、健康检查制度；并落实。 【良好】符合"合格"，并满足以下条件： 1. 科室对相关工作有自查、分析，对存在问题有整改。 2. 主管部门有检查和监管，并检查科室落实整改情况。 【优秀】符合"良好"，并满足以下条件： 有案例体现职工膳食服务改进效果，或者形成新制度、规范、流程、举措。
	【合格】 1. 有食品原料采购、仓储、加工的卫生管理相关制度与规范，符合卫生管理要求。 2. 有保障食品卫生及安全管理的相关制度与规范。所有食品管理符合食品卫生管理要求。 3. 有食品留样相关制度，并落实。 4. 相关人员知晓本部门、本岗位的履职要求，并落实。 【良好】符合"合格"，并满足以下条件： 1. 科室对相关工作有自查、分析，对存在问题有整改。 2. 主管部门有检查和监管，并检查科室落实整改情况。 【优秀】符合"良好"，并满足以下条件： 有案例体现食品安全管理改进效果，或者形成新制度、规范、流程、举措。
评价方法	文件查阅、记录查看、职工访谈、现场检查
推荐责任科室	总务科

（五）医疗废物、废液管理符合医院感染管理要求。污水管理和处置符合规定

实施细则	1. 医疗废物、废液管理符合医院感染管理要求。 2. 污水管理与处置符合规定。
衡量要素	【合格】 1. 有医疗废物、废液处理管理规章制度和相关人员岗位职责。 2. 医疗废物、废液处理系统符合相关法律、法规的要求。 3. 有专人负责医疗废物、废液处理工作，上岗前经相关知识培训。 4. 医院各科室按要求进行医疗废液处置，并有记录。 【良好】符合"合格"，并满足以下条件： 主管部门定期对医疗废物、废液处置有检查、分析、反馈，对存在问题有改进措施。

续表

衡量要素	【优秀】符合"良好",并满足以下条件: 持续改进有成效,医疗废物、废液管理规范,均符合要求。 【合格】 1. 医疗废物处置暂存点、设施设备运转正常,有运行日志,且交接记录完整。 2. 污水处理系统设施设备运转正常,有运行日志与监测的原始记录。 3. 医疗废物处理符合环保要求,污水处理系统通过环保部门评价。 4. 无环保安全事故。 【良好】符合"合格",并满足以下条件: 主管部门定期检查、分析、反馈,对存在问题有改进建议。 【优秀】符合"良好",并满足以下条件: 持续改进有成效,医疗废物处置和污水处理均到达要求。
评价方法	文件查阅、记录查看、职工访谈、数据核查、现场检查
推荐责任科室	感染控制科、总务科

(六) 安全保卫组织健全,制度完善。安全保卫设备设施完好,重点环境、重点部位安装视频监控设施,监控室符合相关标准

实施细则	1. 安全保卫组织健全,制度完善。 2. 安全保卫设备设施完好,重点环境、重点部位安装视频监控设施。 3. 监控室符合相关标准。
衡量要素	【合格】 1. 有安全保卫管理部门,人员配备结构合理,岗位职责明确。 2. 有全院安全保卫部署方案和管理制度,医务人员人身安全有相关制度和保障措施。 3. 相关人员对岗位职责和相关制度知晓,并执行。 4. 创建"平安医院"有措施并落实要求。 【良好】符合"合格",并满足以下条件: 主管部门有检查与监管对存在问题有改进建议。 【优秀】符合"良好",并满足以下条件: 持续改进有成效,医务人员对安全保卫管理满意度提高。 【合格】 1. 有全院安全设备设施清单,安全保卫设备设施配置完好,满足要求。 2. 有视频监控系统应用解决方案,在重点环境、重点部位(如财务、仓库、档案室、计算机中心、新生儿室、麻醉药品库房、重要设备等)安装视频监控设施,有完善的防盗监控系统。 3. 视频监控室符合相关标准,有管理制度,有完整的监管记录和维护记录,并执行。 4. 视频监控系统的技术要求应符合公安部《视频安防监控系统技术要求(GA/T 36T-2001)》。 5. 监控系统出现故障时,维护能在1小时内现场响应。 【良好】符合"合格",并满足以下条件: 主管部门有检查与监管,对存在问题有改进建议。

续表

衡量要素	【优秀】符合"良好",并满足以下条件: 持续改进有成效,重点环境、重点部位监控完全达到要求。 【合格】 1. 有视频监控资源和使用制度与程序。 2. 有视频监控资源使用审批记录和使用记录。 3. 进行 24 小时图像记录,保存时间≥30 日。 4. 系统应具有时间、日期的显示、记录、调整功能,时间误差≤30 秒。 【良好】符合"合格",并满足以下条件: 主管部门有检查与监管,对存在问题有改进建议。 【优秀】符合"良好",并满足以下条件: 持续改进有成效,视频监控信息完全符合国家相关要求。
评价方法	文件查阅、记录查看、现场检查
推荐责任科室	保卫科

(七)医院消防系统、特种设备、危险品管理符合国家相关法律、法规和标准

实施细则	1. 医院消防系统管理符合国家相关法律、法规和标准。 2. 医院特种设备管理符合国家相关法律、法规和标准。 3. 医院危险品管理符合国家相关法律、法规和标准。
衡量要素	【合格】 1. 有消防安全管理部门,有消防安全管理措施和管理人员岗位职责,科室消防安全职责管理落实到人,每班人员有火灾时的应急分工。 2. 有消防安全管理制度、培训制度和应急预案;开展年度、季节性、专项检查等,每年至少进行一次消防安全重点部门的消防演练,每月至少组织一次消防安全检查,有记录。 3. 消防通道通畅,防火器材(灭火器、消防栓等)完好。重点部门、重要部位防范有监管,有记录。 4. 新职工培训考核有消防安全教育内容,至少每年一次进行全院职工的消防安全教育,包括报警、初起火灾处理程序和方法,灭火器材使用、自救、互救和逃生,按照预案疏散患者等相关知识。 【良好】符合"合格",并满足以下条件: 1. 科室、部门对消防通道、职工消防知识和技能、防火器材等有自查,且责任到人。 2. 主管部门对全院消防安全管理有检查、分析、反馈,对存在问题有改进建议。 【优秀】符合"良好",并满足以下条件: 持续改进有成效,所有部门及建筑、通道均符合消防安全要求;全体职工熟悉消防安全常识,掌握基本消防安全技能;演练中存在的问题得到改进。

续表

衡量要素	【合格】 1. 有特种设备管理的相关制度、操作规范和岗位职责。 2. 有专人负责，相关人员持证上岗，并有相关操作记录；有培训及三级安全教育卡。 3. 有维护、维修、验收记录。 4. 年检合格，并公示年检标签。 【良好】符合"合格"，并满足以下条件： 1. 科室对所拥有的特种设备制度落实、维护情况等有自查，对存在问题有改进措施。 2. 主管部门对特种设备清单、科室自查和档案资料等管理有检查、分析、反馈，对存在问题有改进建议。 【优秀】符合"良好"，并满足以下条件： 持续改进有成效，特种设备管理规范，无违规使用现象。 【合格】 1. 有危险品安全管理部门、制度和岗位职责，尤其对易燃、易爆、有毒、有害物品和放射源等危险品及危险设施实施重点管理。 2. 有完整的危险品采购、使用、消耗等登记资料，账物相符。 3. 有全院的危险品种类与目录清单、统一的危险品标识，有危险品库或专用储存柜。 4. 作业人员熟悉岗位职责和管理要求，有培训，并有资质。 5. 有相应的危险品安全事件处置预案，相关人员熟悉预案及处置程序。 【良好】符合"合格"，并满足以下条件： 1. 科室、部门对危险品的管理情况有自查，对存在问题有改进措施。 2. 主管部门定期进行检查、分析、反馈，对存在问题有改进建议。 【优秀】符合"良好"，并满足以下条件： 持续改进有成效，无危险品管理违规现象。
评价方法	文件查阅、记录查看、职工访谈、职工操作、现场检查
推荐责任科室	保卫科、总务科、设备科、评审办

（八）为患者提供清洁、温馨、舒适的医院环境，符合爱国卫生运动相关要求，美化、硬化、绿化达到医院环境标准要求

实施细则	1. 深入开展爱国卫生运动，落实好医院病媒生物防治、健康宣传、厕所环境整洁、无烟医院建设等各项重点任务，为患者提供清洁、温馨、舒适的医院环境。 2. 美化、硬化、绿化达到医院环境标准要求。
衡量要素	【合格】 1. 有爱国卫生运动委员会，有指定的部门和人员负责医院环境卫生工作，制定环境卫生工作计划并组织实施。 2. 医院环境优美、整洁、舒适，符合爱国卫生运动委员会要求。 【良好】符合"合格"，并满足以下条件： 主管部门有检查与监管，对存在问题有改进建议。

续表

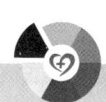

衡量要素	【优秀】符合"良好",并满足以下条件: 持续改进有成效,工作计划落实到位,完全符合爱国卫生运动相关要求。
评价方法	文件查阅、记录查看、职工访谈、现场检查、患者访谈
推荐责任科室	总务科

第七节　应急管理

(一) 成立医院应急工作领导小组,建立医院应急指挥系统,落实责任,建立并不断完善医院应急管理机制

实施细则	1. 成立医院应急工作领导小组,建立医院应急指挥系统。 2. 落实责任,建立并不断完善医院应急管理机制。
衡量要素	【合格】 1. 有医院应急指挥系统,院长是医院应急管理的第一责任人。 2. 有各部门、各科室负责人在应急工作中的具体职责与任务。 3. 医院总值班有应急管理的明确职责与流程。 4. 有院内、外和院内各部门、各科室间的协调机制,有明确的协调部门和协调人。 5. 相关工作人员知晓本部门、本岗位的履职要求。 6. 有信息报告和信息发布相关制度。 【良好】符合"合格",并满足以下条件: 主管部门对应急管理有检查与监管,对存在问题有改进建议。 【优秀】符合"良好",并满足以下条件: 持续改进有成效,应急管理责任落实到位。
评价方法	文件查阅、记录查看、职工访谈、现场检查
推荐责任科室	医务部

(二) 明确医院需要应对的主要突发事件策略,制定和完善各类应急预案,提高快速反应能力

实施细则	1. 明确医院需要应对的主要突发事件策略。 2. 制定和完善各类应急预案,提高快速反应能力。
衡量要素	【合格】 1. 有灾害脆弱性分析报告,制定医院应对各类突发事件的总体预案和部门预案,明确各个部门及相关人员职责,以及应急反应行动的程序。 2. 建立健全本单位突发公共卫生事件报告与风险管理机制,做好传染病和突发公共卫生事件的发现、登记、报告。

续表

衡量要素	【良好】符合"合格",并满足以下条件: 主管部门定期进行灾害脆弱性分析、评估,有监管,并对存在问题有改进建议。 【优秀】符合"良好",并满足以下条件: 持续改进有成效,及时完善应急预案,调整应对策略。
评价方法	文件查阅、记录查看、职工访谈、现场检查、职工操作
推荐责任科室	医务部

(三)开展应急培训和演练,提高各级、各类人员的应急素质和医院的整体应急能力

实施细则	1. 有对各级、各类人员进行应急培训和演练,并落实。 2. 有考核,职工知晓,提高各级、各类人员的应急素质和医院的整体应急能力。
衡量要素	【合格】 1. 医院有应急技能培训计划与考核计划,定期对各级、各类人员进行应急相关法律、法规、预案及应急知识、技能、能力的培训,组织考核。 2. 各科室(部门)每年至少组织一次系统的应急演练。 3. 开展各类突发事件的总体预案与专项预案应急演练。 4. 核查医院停电管理的应急预案与管理流程。对医院备置的应急发电装置与线路等情况进行现场核验。 5. 培训考核的内容涵盖本地及医院需要应对的主要公共突发事件。 6. 相关人员掌握主要应急技能和防灾技能。 【良好】符合"合格",并满足以下条件: 主管部门对应急培训和演练情况有检查与监管,对存在问题有改进建议。 【优秀】符合"良好",并满足以下条件: 持续改进有成效,医院应急能力不断提升。
评价方法	文件查阅、记录查看、职工访谈、现场检查、职工操作
推荐责任科室	医务部

(四)合理进行应急物资和设备的储备

实施细则	1. 合理进行应急物资和设备的储备。 2. 有应对应急物资设备短缺的紧急供应渠道。
衡量要素	【合格】 1. 有应急物资和设备的储备计划与紧急供应保障措施。 2. 有应急物资和设备的管理制度、审批程序。 3. 有必备物资储备目录,有应急物资和设备的使用登记。有定期维护,确保效期,自查有记录。 【良好】符合"合格",并满足以下条件: 主管部门定期对应急物资和设备储备情况有检查与监管,对存在问题有改进建议。

续表

衡量要素	【优秀】符合"良好",并满足以下条件: 持续改进有成效,应急物资和设备储备能够满足医院应急需求。
评价方法	记录查看、职工访谈、现场检查
推荐责任科室	医务部、总务科、设备科、药学部

第八节　科研教学与图书管理

（一）有鼓励全院职工参与科研工作的制度与办法，促进科研成果向临床应用转化，并提供适当的经费、条件、设施及人员支持

实施细则	1. 有鼓励全院职工参与科研工作的制度与办法。 2. 促进科研成果向临床应用转化。 3. 提供适当的经费、条件、设施及人员支持科研工作。
衡量要素	【合格】 1. 有科研工作管理制度，有鼓励全院职工参与科研工作的具体措施。 2. 有科研经费支持及相应的科研条件与设施，设立科研支持基金和鼓励性科研经费的相关资料。 3. 有将研究成果转化为实践应用的激励政策，并落实。 4. 有专门部门和人员对医务人员参与科研工作进行管理。 【良好】符合"合格"，并满足以下条件： 主管部门有检查、分析、反馈，对存在问题有改进建议。 【优秀】符合"良好"，并满足以下条件： 持续改进有成效，科研项目数量和科研支持经费与医院发展同步增加。
评价方法	文件查阅、记录查看、职工访谈、数据核查、现场检查
推荐责任科室	科研科

（二）开展药物、医疗器械临床试验以及研究者发起的临床研究应当符合《药物临床试验质量管理规范》《医疗器械临床试验质量管理规范》《医疗卫生机构开展临床研究项目管理办法》等相关规定

实施细则	1. 开展药物临床试验应当符合《药物临床试验质量管理规范》相关规定。 2. 开展医疗器械临床试验应当符合《医疗器械临床试验质量管理规范》相关规定。 3. 开展研究者发起的临床研究应符合《医疗卫生机构开展临床研究项目管理办法》相关规定。 4. 开展的临床试验及临床研究应按要求在国家医学研究登记备案信息系统及时进行备案。

衡量要素	【合格】 1. 开展药物、医疗器械、体外诊断试剂临床试验需有临床试验机构和专业组备案资质。 2. 有药物、医疗器械、体外诊断试剂临床试验和研究者发起的临床研究管理制度与流程，并执行。 3. 对研究者、受试者相关制度执行情况有监督与保障措施，并有可查询的安全记录；保证受试者在试验期间出现不良事件时得到适当的治疗，并及时上报严重不良事件。 4. 临床试验用药品、医疗器械、体外诊断试剂管理规范。试验用药品、医疗器械、体外诊断试剂的供给、使用、储藏及剩余实物的处理过程有记录。 5. 研究者将数据真实、准确、完整、及时、合法地载入病历和病例报告表。 【良好】符合"合格"，并满足以下条件： 1. 临床科室对相关单位与部门的监查、质量控制和检查所发现的问题有改进，有记录。 2. 主管部门定期督导检查、分析、反馈，并检查科室整改落实情况，对存在问题有改进建议。 【优秀】符合"良好"，并满足以下条件： 持续改进有成效，药物、医疗器械、体外诊断试剂临床试验和研究者发起的临床研究管理规范，资料完整。
评价方法	文件查阅、记录查看、职工访谈、现场检查
推荐责任科室	科研科

（三）开展涉及人的生物医学研究应经医学伦理委员会审查。医学伦理委员会的人员组成、日常管理及审查工作应符合《涉及人的生物医学研究伦理审查办法》规定

实施细则	1. 开展涉及人的生物医学研究应经医学伦理委员会审查。 2. 医疗机构应设有完善的伦理审查工作制度或操作规程。 3. 医学伦理委员会的人员组成、日常管理及审查工作应符合《涉及人的生物医学研究伦理审查办法》规定。
衡量要素	【合格】 1. 有开展涉及人的生物医学研究应经医学伦理委员会审查制度。 2. 医学伦理委员会承担涉及人的生物医学研究伦理审查工作。 3. 开展涉及人的医学研究应获得受试者自愿签署的知情同意书。 4. 无违规擅自开展涉及人的生物医学研究案例。 【良好】符合"合格"，并满足以下条件： 主管部门定期督导检查、分析、反馈，并检查整改落实情况。 【优秀】符合"良好"，并满足以下条件： 有数据或案例体现改进效果，或者形成新制度、规范、流程、举措等。
评价方法	文件查阅、记录查看、职工访谈
推荐责任科室	科研科

（四）承担临床医学教育任务的医院师资、教学管理干部、设备设施等资源配置符合相关教育教学标准要求，并取得相应资质认可

实施细则	1. 承担临床医学教育任务的医院师资、教学管理干部取得相应资质认可并符合有关教育教学标准要求。 2. 设备设施等资源配置符合相关教育教学标准要求。
衡量要素	【合格】 1. 有教学规划、资金投入和保障制度，有师资激励机制，并落实。 2. 医学院校教学师资、设施设备符合教育部对教学医院的规定要求。 3. 有主管医院领导，专门部门和专职人员、专业教研组、专（兼）职教师负责教学管理工作。 4. 完成本科临床教学与实习任务，资料完整。 【良好】符合"合格"，并满足以下条件： 主管部门有检查与监管，对存在问题有改进建议。 【优秀】符合"良好"，并满足以下条件： 持续改进有成效，师资、设备设施、资金投入到位，教学管理规范。
评价方法	文件查阅、记录查看、职工访谈、现场检查
推荐责任科室	教师发展与教学评价科

（五）根据临床、教学、科研、管理的需要，有计划、有重点地收集国内外各种医学及相关学科的图书和文献，开展多层次、多种方式的读者服务工作，提高信息资源的利用率

实施细则	1. 根据临床、教学、科研和管理的需要，有计划、有重点地收集国内外各种医学及相关学科的图书和文献。 2. 开展多层次、多种方式的读者服务工作，提高信息资源的利用率。
衡量要素	【合格】 1. 有医学图书馆工作制度和信息服务制度，能提供文献查询服务。 2. 图书馆由专人管理，基本设置和藏书数量能满足临床科研教学需求。 3. 可提供网络版医学文献数据库（中文、外文期刊库等）全文文献检索服务。 【良好】符合"合格"，并满足以下条件： 有网上图书预约、催还、续借及馆际互借。 【优秀】符合"良好"，并满足以下条件： 开展定题检索、课题查新、信息编译、分析研究及最新文献报道等信息服务工作，满足临床、教学、科研、管理需求及职工的文献信息需求。
评价方法	文件查阅、记录查看、职工访谈、现场检查
推荐责任科室	科研科

第九节 行风与文化建设管理

(一) 医院应当加强医务人员职业道德教育,弘扬社会主义核心价值观和新时代医疗卫生职业精神,坚持"以患者为中心",尊重患者权利,履行防病治病、救死扶伤、保护人民健康的神圣职责

实施细则	1. 医院应当加强医务人员职业道德教育。 2. 弘扬社会主义核心价值观和新时代医疗卫生职业精神,在医院工作中予以体现。 3. 坚持"以患者为中心",尊重患者权利,履行防病治病、救死扶伤、保护人民健康的神圣职责。
衡量要素	【合格】 1. 有医务人员职业道德建设和教育的制度,并落实。 2. 有开展弘扬社会主义核心价值观和新时代医疗卫生职业精神的实施方案,并对践行过程中涌现的先进典型进行宣传。 3. 坚持"以患者为中心",尊重患者权利。 4. 职工知晓职业道德规范要求、社会主义核心价值观及新时代医疗卫生职业精神内涵。 【良好】符合"合格",并满足以下条件: 主管部门定期督导检查、分析、反馈,并检查整改落实情况。 【优秀】符合"良好",并满足以下条件: 有数据或案例体现改进效果,或者形成新制度、规范、流程、举措等。
评价方法	文件查阅、记录查看、职工访谈、患者访谈
推荐责任科室	院办

(二) 重视医院文化建设,建立医院文化建设制度,将医院文化培育成核心竞争力,逐步建立以患者为中心、注重医疗质量安全、根植于医院服务理念的特色价值取向和行为标准

实施细则	1. 重视医院文化建设,建立医院文化建设制度,将医院文化培育成核心竞争力。 2. 逐步建立以患者为中心、注重医疗质量安全、根植于医院服务理念的特色价值取向和行为标准。
衡量要素	【合格】 1. 医院文化建设纳入医院建设发展规划,有建设方案,能够体现以患者为中心导向,根植于医院服务理念。 2. 有指定部门负责开展医院文化调研活动。 3. 有对职工医院价值取向的培训和教育。 4. 有开展多种形式的医院文化建设活动。

续表

衡量要素	【良好】符合"合格",并满足以下条件: 主管部门有检查与监管,对存在问题有改进建议。 【优秀】符合"良好",并满足以下条件: 持续改进有成效,医院文化氛围和职工行为体现医院文化特色。
评价方法	文件查阅、记录查看、职工访谈
推荐责任科室	宣传科

(三) 贯彻执行《关于建立医务人员医德考评制度的指导意见（试行）》，建立行风建设与管理的组织和制度体系，完善工作机制

实施细则	1. 贯彻执行《关于建立医务人员医德考评制度的指导意见（试行）》。 2. 建立行风建设与管理的组织和制度体系，完善工作机制。
衡量要素	【合格】 1. 建立和完善医务人员医德考评制度，有定性、定量相结合的考评标准，并落实。 2. 医德考评结果与医务人员的晋职晋级、岗位聘用、评先评优、绩效工资、定期考核等直接挂钩。 3. 为医务人员建立医德档案，考评结果记入医德档案。 4. 有医德考评结果公示制度，并落实。 【良好】符合"合格",并满足以下条件: 1. 科室定期自查、分析、整改，对存在问题有改进措施。 2. 主管部门定期督导检查、分析、反馈，对存在问题有改进建议。 【优秀】符合"良好",并满足以下条件: 持续改进有成效，医务人员医德考评制度落实到位，有数据或案例支撑。 【合格】 1. 建立行风建设与管理的组织部门，有人员分工，明确岗位职责。 2. 制定行风建设、管理、监督、考评、追责等制度，有相关标准，并落实。 3. 建立多途径的监督举报机制，正确约束和引导医疗服务行为。 4. 有措施并落实"行风建设九不准"行为。 5. 行风考评结果与医疗卫生人员年度考核、职称晋升、医德考评、定期考核等直接挂钩。 【良好】符合"合格",并满足以下条件: 1. 科室定期自查、分析、整改，对存在问题有改进措施。 2. 主管部门对重点环节、重点领域有检查和评估，对存在问题有改进建议。 【优秀】符合"良好",并满足以下条件: 持续改进有成效，行风建设取得成效，有数据或案例支撑。
评价方法	文件查阅、记录查看、职工访谈
推荐责任科室	院办、医务部